中医适宜技术在肿瘤内科的运用

蔡姣芝 主审

吴巧玲 李柳宁 主编

中山大学出版社
·广州·

版权所有　翻印必究

图书在版编目（CIP）数据

中医适宜技术在肿瘤内科的运用 / 吴巧玲，李柳宁主编. -- 广州：中山大学出版社，2025.6. -- ISBN 978-7-306-08449-1

Ⅰ. R273

中国国家版本馆 CIP 数据核字第 20250MG477 号

出 版 人：	王天琪
策划编辑：	鲁佳慧
责任编辑：	鲁佳慧
封面设计：	曾　婷
责任校对：	吴茜雅
责任技编：	靳晓虹
出版发行：	中山大学出版社
电　　话：	编辑部 020 - 84110771，84110283，84113349，84110779
	发行部 020 - 84111998，84111981，84111160
地　　址：	广州市新港西路 135 号
邮　　编：	510275　　　传　真：020 - 84036565
网　　址：	http://www.zsup.com.cn　E-mail：zdcbs@mail.sysu.edu.cn
印 刷 者：	广州小明数码印刷有限公司
规　　格：	787mm×1092mm　1/16　15.375 印张　376 千字
版次印次：	2025 年 6 月第 1 版　2025 年 6 月第 1 次印刷
定　　价：	98.00 元

如发现本书因印装质量影响阅读，请与出版社发行部联系调换

本书编委会

主　　审：蔡姣芝
主　　编：吴巧玲　李柳宁
副 主 编：刘　杨　郑飞辉　李月芳
参编人员：吴利敏　姚　曼　寇隋静　徐　娴
　　　　　张力文　何春霞　陈志坚　洪宏喜
　　　　　刘　柏　陆雅晴　高梦霞　陶岚婷
　　　　　李祎琳　杨　玉

序

肿瘤内科护理作为现代医学的重要分支，始终面临着复杂多变的临床挑战。患者在肿瘤进展及手术、放疗、化疗、靶向治疗过程中，既要应对骨髓抑制、神经毒性等生理损伤，又要承受焦虑、抑郁等带来的心理压力。中医适宜技术凭借其"简、便、验、廉"的独特优势，通过整体-个体化调节模式，可有效改善症状集群并促进机体代偿机制重建。本书系统整合传统医学与循证证据，构建症状管理路径，为肿瘤全周期护理提供理论与实践的双重支撑。

通览全书，其结构清晰、内容翔实，融临床实践与理论指导于一体。第一章聚焦肿瘤内科常见症状及不良反应，从癌性疼痛到靶向药物相关性皮疹，每节皆以临床验案为引，抽丝剥茧剖析病因病机，更将中医外治技术与现代护理评估相结合。尤为可贵的是，书中案例皆源自一线护理实践，既有症状处理的标准化流程，亦不乏辨证施护的灵活思路，为临床护士提供了"从症到因、从因到术"的完整路径。

第二章系统梳理21项中医适宜技术，构建肿瘤护理中医技术规范体系。从耳穴压豆、火龙罐等经典技法，到刘氏火熨术、赵氏雷火灸等特色疗法，每一疗法均从适应证、禁忌证、操作流程、注意事项等多维度展开阐述。书中技术选择既重传统根基，亦强调临床实效，充分体现了"以患者为中心"的护理理念。

第三章"饮食调护"、第四章"情志调护"，则体现了中医"治未病""形神共调"的核心理念。饮食调护膳食方兼顾药食同源与患者体质；情志调护方案融入五行音乐、移情易性等非遗疗法，为肿瘤患者的心身同治提供了科学指引。第五章"相关评价量表"更将中医护理效果评价推向客观化、标准化，为学术研究与临床推广奠定基础。

近年来，随着《"健康中国2030"规划纲要》慢性病管理框架的总体部署和《健康中国行动——癌症防治实施方案》的深化实施，中医护理技术在肿瘤全程管理中的价值日益凸显。本书聚焦肿瘤患者生存期延长背景下的长期照护需求，通过症状管理、技术操作、情志干预的全流程覆盖，搭建起中西医结合肿瘤慢病护理干预体系。书中技术介绍兼顾安全性与创新性，既可助力护理人员快速掌握中医外治要领，亦能为资深从业者提供科研思路。

值此书稿成册之际，我尤感欣慰。广东省中医院肿瘤科吴巧玲护士长带领的肿瘤护理团队，多年来深耕中医特色技术临床实践，其成果凝聚于此书字里行间。这些扎根临床的宝贵经验，终成体系，惠泽同仁，实为肿瘤护理界之幸事。

愿《中医适宜技术在肿瘤内科的运用》成为一盏明灯，指引护理人员探索肿瘤患者带瘤生存的照护之路，同时温暖陪伴千万患者走向康复。是为序。

南方医科大学南方医院党委副书记、纪委书记
广东省中医院护理部原主任

张广清

2025 年 5 月

前 言

广东省中医院自 20 世纪 80 年代开展肿瘤疾病临床诊治工作，1992 年正式成立肿瘤大科并于 2012 年被评为国家中医药管理局重点专科，为国家中医肿瘤临床研究基地科研协作单位、卫生部首批"全国规范化疼痛治疗示范病房"建设单位、广东省抗癌协会癌症康复与姑息治疗专业委员会"无痛示范病房""CINV 规范化治疗示范病房"、广东省肿瘤专科护士唯一中医培训基地。历经 40 余年的发展，广东省中医院肿瘤大科不断壮大和完善，诊疗手段日益丰富，逐渐形成了以中医特色鲜明、临床疗效显著为标志的全国一流中医肿瘤专科。

广东省中医院大学城医院肿瘤科于 2007 年 12 月成立，现已发展成为集医疗、教学、科研于一体的现代化中医肿瘤治疗中心。该科是"十三五"国家中医药管理局重点专科建设单位、南方中医肿瘤联盟成员之一、广东省癌痛规范化治疗示范基地，同时还承担着广东省肿瘤专科护士培训基地、广东省癌痛专科护士培训基地、广东省肿瘤康复专科护士培训基地以及粤港澳大湾区安宁疗护专科护士实践教育基地的重要角色。该科秉承"辨证论治、辨病施治、对症处理"的原则，注重中西医结合的综合治疗方法，致力于发挥中医药的独特优势，为各类恶性肿瘤患者提供个体化、精准化的医疗服务。

随着肿瘤发病率的不断上升，中国新发恶性肿瘤病例和死亡人数在全球占比逐年增加，恶性肿瘤已成为影响国民健康的重大公共卫生问题。在肿瘤治疗过程中，手术、放疗、化疗等现代医学手段虽然显著提高了患者的生存率，但随之而来的各种并发症也严重影响着患者的生活质量。如何有效地控制和缓解这些症状，成为肿瘤防治中不可忽视的重要环节。

本书由主编带领的专业团队精心编撰，强调中医特色疗法在肿瘤治疗中的协同作用，系统总结了针对肿瘤内科患者常见并发症的管理经验，包括围化疗期、围放疗期，以及免疫、靶向治疗期间出现的各种症状的治疗方法。书中详细介绍了多种中医适宜技术的具体应用方法，以及营养支持、心理社会支持等综合干预措施，内容丰富、图文并茂、简练易懂，便于读者学习掌握。本书既体现了中医适宜技术对传统中医智慧的传承与发展，又展现了其在现代医疗实践中的创新应用，是一部兼具学术价值与实用性的参考书籍。

作为广东省中医院大学城医院肿瘤科多年深耕与实践的成果，《中医适宜技术在肿瘤内科的运用》代表了该科在中西医结合领域的一次里程碑式探索。它不仅记录了医护患共同努力对抗疾病的历程，更是中西医结合理念在具体临床实践中的一次成功示范。正如星星之火可以燎原，我们满怀期待，愿此书能化作一座桥梁，横跨古今中外的医学智慧之海，为肿瘤患者及其照护者带去温暖与希望的光芒，并为医疗实践提供有价值的参考。

编　者

2024 年 10 月

目 录

第一章 肿瘤内科常见症状及不良反应的临床验案 ……………………（ 1 ）
    第一节 癌性疼痛 ……………………………………………………（ 1 ）
    第二节 恶心呕吐 ……………………………………………………（ 10 ）
    第三节 咳嗽咯痰 ……………………………………………………（ 14 ）
    第四节 便秘 …………………………………………………………（ 19 ）
    第五节 肠梗阻 ………………………………………………………（ 24 ）
    第六节 腹胀腹痛 ……………………………………………………（ 28 ）
    第七节 失眠 …………………………………………………………（ 34 ）
    第八节 呃逆 …………………………………………………………（ 42 ）
    第九节 骨髓抑制 ……………………………………………………（ 46 ）
    第十节 周围神经毒性 ………………………………………………（ 59 ）
    第十一节 癌因性疲乏 ………………………………………………（ 64 ）
    第十二节 化疗性口腔黏膜炎 ………………………………………（ 69 ）
    第十三节 癌性发热 …………………………………………………（ 73 ）
    第十四节 手足综合征 ………………………………………………（ 79 ）
    第十五节 放射性皮炎 ………………………………………………（ 82 ）
    第十六节 放射性口腔黏膜炎 ………………………………………（ 85 ）
    第十七节 免疫性皮炎 ………………………………………………（ 90 ）
    第十八节 靶向药物相关性皮疹 ……………………………………（ 96 ）

第二章 中医适宜技术 ………………………………………………（100）
    第一节 耳穴压豆 ……………………………………………………（100）
    第二节 耳部铜砭刮痧 ………………………………………………（104）

第三节　平衡火罐 …………………………………………………………（108）
第四节　火龙罐 ……………………………………………………………（112）
第五节　温针灸 ……………………………………………………………（116）
第六节　火龙灸 ……………………………………………………………（119）
第七节　刘氏火熨术 ………………………………………………………（123）
第八节　赵氏雷火灸 ………………………………………………………（127）
第九节　皮内针 ……………………………………………………………（132）
第十节　腕踝针 ……………………………………………………………（136）
第十一节　颊针 ……………………………………………………………（140）
第十二节　穴位注射 ………………………………………………………（144）
第十三节　放血疗法 ………………………………………………………（148）
第十四节　中药灌肠 ………………………………………………………（151）
第十五节　中药沐手足 ……………………………………………………（154）
第十六节　穴位贴敷 ………………………………………………………（157）
第十七节　中药紫草油外涂 ………………………………………………（160）
第十八节　中药四子散热奄包 ……………………………………………（163）
第十九节　开天门 …………………………………………………………（166）
第二十节　刺络拔罐 ………………………………………………………（169）
第二十一节　腹部按摩 ……………………………………………………（173）

第三章　饮食调护 ……………………………………………………………（177）
第一节　饮食调护的目的及原则 …………………………………………（177）
第二节　经典膳食方 ………………………………………………………（180）

第四章　情志调护 ……………………………………………………………（186）
第一节　情志调护概述 ……………………………………………………（186）
第二节　中医情志调护 ……………………………………………………（190）

第五章　相关评价量表 ………………………………………………………（194）

参考文献 …………………………………………………………………………（234）

第一章
肿瘤内科常见症状及不良反应的临床验案

第一节 癌性疼痛

案例一

【治疗实录】

2023年12月20日上午，患者陈女士向正在查房的管床护士小刘诉说："护士，我的左侧屁股真的好疼，我几乎走不动了。"刘护士俯下身子关切地问道："您能告诉我疼痛的程度吗？"患者面带痛苦地说："护士之前教过我疼痛评分，疼痛程度大概是4分或5分，我感觉每走一步都特别痛苦。"刘护士说："会好起来的，还有其他什么症状吗？"患者继续说道："我觉得屁股有些肿胀，而且很难抬腿。我听其他人说，你们这里的中医治疗效果很好，有没有什么方法帮我缓解一下，我现在真的太痛苦了。"刘护士安慰患者后，立即查看患者的舌苔、脉象，其表现为舌质淡白，舌苔薄白，脉象弦细。刘护士查阅了患者的病程记录：患者71岁，症状特点为左侧髋部疼痛，跛行，行走欠佳。结合患者既往病史、症状、体征及相关检查结果，患者为"肺癌恶性肿瘤 腺癌"（术后复发，多发淋巴结、骨、脑转移），基因检测结果显示 EGFR 第19号外显子缺失，已行第2程化疗，化疗方案为贝伐珠单抗注射液＋紫杉醇（白蛋白结合型）。该患者2023年12月19日复查 MR 提示多发骨转移较前相仿。西医治疗目前给予普瑞巴林、盐酸羟考酮止痛；中医治疗结合舌诊，选用温通散寒、活血化瘀的中医适宜技术。刘护士安慰患者道："我已经了解到您的情况，我会将您的症状告诉医生，尽快确定您的治疗方案。"刘护士将患者疼痛及辨证情况告知管床医生，并建议采用赵氏雷火灸（图1-1）＋中药温经方热敷疼痛处。管床医生结

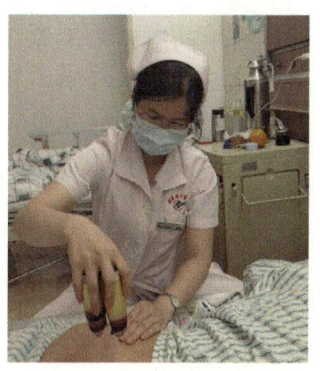

图1-1 赵氏雷火灸

合患者的情况后开具医嘱，管床护士予床边执行。次日管床护士再次询问患者疼痛情况，患者诉左髋部疼痛明显缓解，且夜间无疼痛。

【诊疗经过】

陈某某，女，71岁，广州人，2023年12月18日因"右肺癌术后9年，脑及多发骨转移综合治疗8年余"入院，诊断：肺癌恶性肿瘤　腺癌（术后复发，多发淋巴结、骨、脑转移）。入院后完善相关辅助检查，包括三大常规检查（血常规、尿常规、便常规）、生化检查、凝血功能检查、心电图检查、腰椎MR检查、骨盆MR检查等，了解患者一般情况，查肺相关抗原、癌胚抗原（carcinoembryonic arrtigen，CEA）了解肿瘤情况。治疗上，西医给予普瑞巴林25 mg qd po、盐酸羟考酮160 mg q12h po止痛。中医治以"标本兼治"为则，以益气化痰祛瘀为法，予康艾注射液扶正抑癌，配合耳穴、皮内针等中医特色疗法调整脏腑功能，中药汤剂辨证给予。12月18日，患者夜间出现3次暴发痛，部位左髋部，疼痛强度数字评定量表（Numerical Rating Scale，NRS）评分为6分，均给予吗啡10 mg h。12月19日，主管医生调整盐酸羟考酮剂量为200 mg q12h po，并复查腰椎及盆骨MR，对比2023年11月8日MR结果（图1-2）：①腰骶椎多发椎体及附件、骨盆诸组成骨、左侧股骨上段多发骨转移瘤，尤以左侧股骨上段为著，累及左侧髂腰肌、左侧闭孔内外肌、左侧臀肌、左侧股外侧肌群、子宫及左侧附件、膀胱，与前大致相仿，建议随访复查。②腰椎退行性变：L2/L3、L3/L4椎间盘膨出并突出（左后外侧型）。L4/L5椎间盘突出（后正中型）。L4椎体不稳前移。MR结果提示：多发骨转移较前相仿。患者疲乏，舌质淡白，舌苔薄白，脉象弦细，NRS评分为4分，结合MR结果，考虑患者左髋部疼痛由骨转移引起，予中药热奄包外敷治疗后，症状缓解不明显。12月19日，管床护士与患者沟通后，予赵氏雷火灸+中药温经方热敷治疗。嘱患者取侧卧位，充分暴露左髋部疼痛处皮肤，将雷火灸条对准施灸部位行补法，距离皮肤3～5 cm施灸，灸时以纵向灸法（从上到下）和横行灸法（从左到右）为主，依次进行，至皮肤发红、深部组织发热为度，每日1次，每次30分钟；同时配合中药温经方热敷背部，qd，每次20分钟。12月20日，患者左髋部疼痛较前缓解，NRS评分为3分，按计划行第2程靶向+化疗，具体用药：贝伐珠单抗注射液（500 mg ivd q3w）+紫杉醇（白蛋白结合型）（350 mg ivd q3w）+甲磺酸伏美替尼片（80 mg po qd）。赵氏雷火灸+中药温经方热敷连续治疗4天后，患者左髋部疼痛症状消失，NRS评分为0分，于12月22日顺利出院。临床观察显示，采用赵氏雷火灸+中药温经方热敷能有效缓解恶性肿瘤骨转移引起的左髋部疼痛症状（图1-3）。

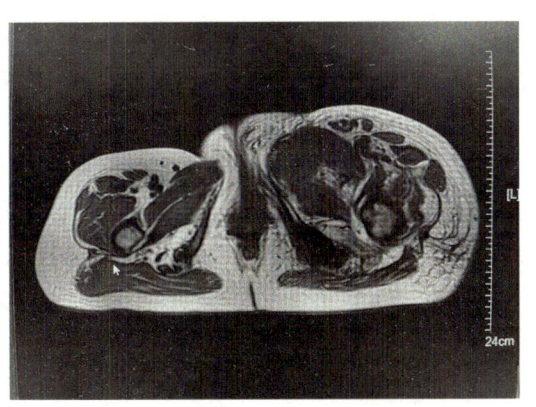

图 1-2　2023 年 11 月 8 日盆骨 MR

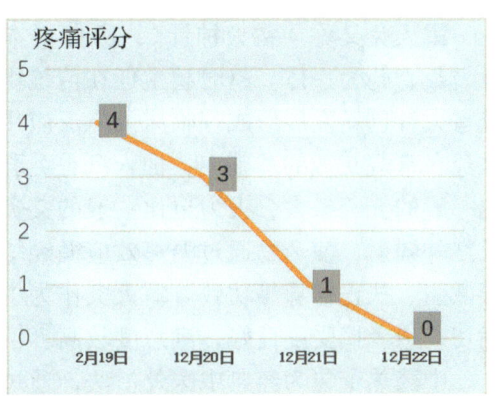

图 1-3　患者赵氏雷火灸 + 中药温经方热敷治疗效果

【专家评述】

原发性肺癌发病率居全球每年新发恶性肿瘤的第二位，而 70% 的患者就诊时已为晚期。骨转移是晚期肺癌第二常见的转移部位，其中非小细胞肺癌骨转移发生率为 31%～39%，而 70%～80% 发生骨转移的患者会遭受中重度癌性疼痛，其性质顽固、痛势剧烈，不仅给患者身体和心理健康造成不良影响，也给患者家庭和社会带来沉重的医疗负担。

骨转移癌性疼痛是一种慢性难治性疼痛，常合并炎性和神经病理性疼痛，治疗上以缓解疼痛、降低不良反应发生率及提高患者生活质量为原则。现代医学治疗以三阶梯止痛药物为主，并联合双膦酸盐药物治疗、姑息性放疗、骨靶向治疗等，其中阿片类镇痛药物是骨转移癌痛患者的首选。临床发现长时间服用阿片类药物可能出现不同程度恶心呕吐、食欲减退、便秘、嗜睡、呼吸抑制等不良反应，且易产生耐药性，给患者造成一定的困扰。由于骨转移癌性疼痛机制复杂，单用阿片类药物治疗尚不能使患者得到满意的镇痛效果，临床上多采用综合治疗的方法医治骨转移癌性疼痛。

中医将癌症骨转移归于"骨痹"范畴，其最早记载于《黄帝内经·素问》"长刺节论"篇："病在骨，骨重不可举，骨髓酸痛，寒气至，名曰骨痹。"中医对于骨转移的机制在《黄帝内经·灵枢》中有论述："虚邪之中人也，洒淅动形，起毫毛而发腠理。其入深，内搏于骨，则为骨痹。"《黄帝内经》将其归为"传舍"。肺癌以"癌毒"为理论基础，其骨转移的发生与肾精亏损密不可分，其病机为正虚邪入，肺失宣降，气机不利，毒邪阻于肺络，日久随气血经络运行散于皮肉筋骨。由于外因相互影响，本病的病位在肺，与脾和肾也关系密切。本病之本为正气亏虚，且虚以阴虚、气阴两虚多见，实为多种毒邪结聚，是一种全身为虚、局部为实的疾患。可以通过中药调理气血，补益正气，调和阴阳，如服用人参、黄芪、党参等补气药物，或者服用当归、熟地黄、枸杞子等滋阴药物，并配合针刺、艾灸等中医外治法治疗，有较好的临床疗效。

雷火灸又称"雷火神针"，源自《本草纲目》，作为传统中医外治法的一种，其集针、灸、药为一体。赵时碧主任在传统雷火针的基础上结合自身丰富的临床经验，将传统雷火针创新发展形成现临床上广泛应用的"赵氏雷火灸"。相对于传统的艾条灸，雷火灸在常规艾绒的基础上，加入沉香、乳香、没药、干姜等多种中药成分，其直径不仅比一般的艾灸条大，火力也比一般的艾灸条猛，燃烧时温度可达240℃，有巨大的热力及红外辐射，使药物通过温热效应循经络感传直达病所，具有温通散寒、活血化瘀、散瘿散瘤、扶正祛邪等功效。雷火灸作为中医适宜技术之一，在癌症患者症状干预中疗效确切，患者接受度良好，满意度较高。

中药热奄包为经典中医外治法，通过辨证论治，选取具有相应药性的药物施治。本案例中采用的温经方是我院（广东省中医院）肿瘤科治疗癌痛的经验外用药处方，以温通阳气、温化寒痰、行气活血、通络止痛为法，温敷背部经络用以治疗癌痛。温经方由吴茱萸、芥子、麻黄、细辛四味中药组成。方中吴茱萸具有散寒止痛的功效；芥子具有温肺豁痰利气、散结通络止痛的作用，外用时可起到祛风除湿、消肿止痛的效果；麻黄主治伤寒表实，有发汗散寒、宣肺平喘、利水消肿等功效；细辛外用时辛味浓烈，性善走散，性辛、温，具有解表散寒、祛风止痛、通窍、温肺化饮之功。四味合用，有温通阳气、温化寒痰、行气活血、通络止痛之功。人体背部有督脉、华佗夹脊穴、足太阳膀胱经循行。督脉为"阳经之海"，统摄一身之阳，全身阳气的运行无不与之相关；脊柱两旁是足太阳膀胱经，各脏腑背俞穴均在足太阳膀胱经上，这些经穴是运行气血、联络脏腑的通路，与五脏六腑关系密切。背为阳，为五脏六腑精气之所注，为经络气血之总归，又为元气之所散，气结之所止，是人体脏腑与体表相联系的部位。对背部经络进行温经方温敷治疗，可以起到温通阳气、调畅气血、通络止痛的功效。

（吴巧玲　刘杨）

案例二

【治疗实录】

2020年10月27日下午，李主任的门诊像往常一样人头攒动。其中有一位打扮精致、左手扶着腰部的黄女士，尽显疲惫和焦虑。她是从广东揭阳专门来到李主任的门诊就医的。这位58岁的黄女士是一位卵巢癌患者，外院术后15天来就诊。李主任看到黄女士紧张不安又疲惫的样子，连忙扶她坐下，关切耐心地进行问诊。黄女士说："我15天前在揭阳的医院做了手术，手术后就开始腰痛。之前我有腰椎间盘突出，医生给我做腰椎MR，没发现什么大问题，出现腰痛可能与手术体位以及腰椎间盘突出病史有关。在揭阳的医院也做了一些理疗，好转后就出院了。但是到家2天后又开始腰痛，有时甚至不能平卧，睡眠都受到影响。"李主任仔细询问了黄女士的生活习惯，了解到黄女士平素生活作息不太规律，有熬夜刷剧的习惯；平时也不注意坐姿，喜欢窝在软沙发里。

李主任查看了患者的腰椎 MR 片及结果,未发现大问题,安慰患者后,予腕踝针及颊针(图 1-4)治疗。首次治疗后患者自诉腰痛缓解了 70%~80%。李主任让黄女士回去后好好休息,平时需注意坐姿,保持良好的生活习惯等。经过 2 次治疗,黄女士腰背部和骶部疼痛症状缓解明显。

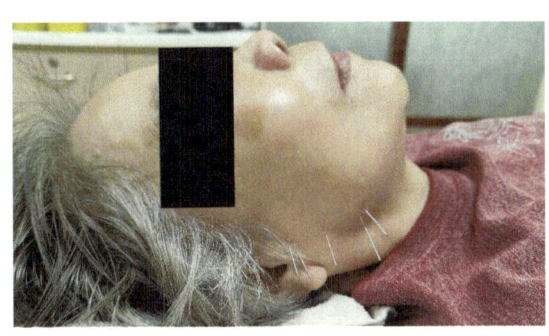

图 1-4 颊针

【诊疗经过】

黄某某,女,58 岁,广东揭阳人。诊断:卵巢恶性肿瘤。患者来自揭阳,2020 年 4 月 23 日因腹胀就诊于外院。腹部 CT 检查提示:肝 S6 段包膜下多发结节,邻近肝肾间隙模糊,肾前筋膜稍增厚,未除转移灶,伴有大量腹水,肾上腺转移及多发淋巴结肿大。引流腹水提示:腺癌细胞(黏液性腺癌)。后行 5 次化疗,于 2020 年 10 月 12 日行卵巢肿瘤细胞减灭术,术后病理检查提示:大网膜原发腹膜浆液性癌(高级别),诊断为卵巢癌ⅢC 期。术后患者出现背部和腰骶部疼痛,腰椎 MR 提示:腰椎序列整齐,曲度变直,各椎体边缘可见多发骨质增生改变,椎体内信号不均,多椎体上下缘可见 Schmorl 结节形成及终板变性,各椎间盘 T2WI 信号减低。椎间盘向后方隆起,硬膜囊及脊髓明显受压,椎管狭窄,黄韧带增厚。出院后仍有腰背骶痛,有时影响睡眠。2020 年 10 月 27 日下午,患者至我科(广东省中医院大学城医院肿瘤科)门诊就诊,主诉腰背骶疼痛,伴有嗳气,纳差,二便可,NRS 评分为 7 分,舌苔、脉象表现为舌淡红、偏干,苔白腻,脉弦细。李主任行床边腹部和腰背骶部查体,排除禁忌证后,予腕踝针+颊针治疗。2020 年 10 月 27 日下午予第一次治疗,时间 20 分钟,治疗期间患者酣然入睡,醒后自诉疼痛减轻,感觉全身轻松,精神佳,治疗后 NRS 评分为 3 分。患者要求再次行针刺治疗,后续安排复诊,频率为每 7 天 1 次。10 月 27 日至 11 月 10 日共 2 次治疗后,患者背部和腰骶部疼痛症状完全缓解,睡眠、气色、食欲、精神均得到明显改善。门诊治疗期间 NRS 评分变化情况详见图 1-5。

具体治疗方案如下:

腕踝针:针刺双上 1 区、双下 5 区、双下 6 区。

颊针:双侧面颊部取背穴(颧弓根下缘颞颌关节下)、腰穴(背穴与骶穴连线中点)、骶穴（下颌角前上0.5寸）。嘱患者保持站立位或坐位，采用华佗牌一次性针灸针（0.16 mm×20 mm）针刺，直刺双侧背穴、腰穴、骶穴，进针深度0.5 mm左右。背穴采用菱形刺，腰穴采用双刺，骶穴采用三角刺以强化效果，留针时间为20分钟，每7天1次。

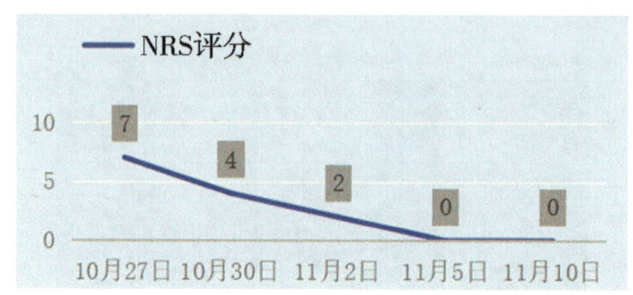

图1-5 患者门诊治疗期间腕踝针+颊针治疗NRS评分变化情况

【专家评述】

妇科患者术后腰肌酸痛往往与手术方式和手术体位有关，开腹时常借助拉钩暴露术野，拉钩位置及手术体位不当可导致患者腰背部疼痛。多数妇科恶性肿瘤患者从麻醉到术后麻醉清醒需3～4小时，长时间卧床也容易造成腰背部肌肉群过度疲劳，出现腰背部酸痛等不适。中医学认为，腰痛其本在肾虚，腰为肾之府。妇科手术伤及胞宫胞脉，进而耗伤肾之元气精血，精不化血，血虚至子宫失于涵养，冲任血海不满，藏泄失司。加上术后瘀血滞留不能速祛，冲任不通，新血不生，气血受阻，致使经络不通，不通则痛，进而导致术后较多患者出现腰骶部疼痛症状。若患者既往合并有腰椎间盘突出等腰部病症，将加重腰骶部疼痛等不适，西医难治且易复发，但艾灸、针刺等中医药技术在补肾益气、活血化瘀等方面有较好的疗效。随着针灸技术的发展，近年来无痛针灸技术越来越受到患者喜爱，腕踝针及颊针给患者带来了新的治疗思路和希望，也增加了针刺治疗的受益人群。

腕踝针疗法由海军军医大学第一附属医院（上海长海医院）张心曙教授提出，是在经络学说中皮部理论的启示下逐步形成和发展起来的。腕踝针对机体损伤极微小，操作简便，在临床广泛应用于各种疼痛的治疗，且对焦虑失眠，以及内、外、妇、儿科的常见疾病均有疗效，可用于治疗全身疾病。操作中，依据腕踝针独特的分区理论划分体表区域，再根据特定规则定位具体针刺点。本案例中患者精神紧张，焦虑面容，选择双上1区缓解焦虑情绪；触摸患者背部和腰骶部疼痛位置，位于横膈以下，确定对应身体的下5区和下6区，且在身体的两侧均有出现疼痛，左右同取，故针刺双下5区、双下6区。腕踝针主要根据三阴三阳理论，通过针刺振奋经气，调节经络气血，以达到活血通络、化瘀止痛之效。因其不需要"得气"，无须有酸、麻、胀、痛感，且操作在腕踝部即可，故临床应用广泛，易被广大患者接受。

颊针疗法是王永洲教授及其团队近20年的临床经验总结。从中医角度看，《黄帝内经·灵枢》"邪气脏腑病形"篇曰"十二经脉，三百六十五络，其血气皆上于面而走空窍"；从西医角度看，颊针穴位分布区域存在三叉神经和面神经，针刺刺激可通过调节神经传导通路治疗疾病。该法将中医的气化功能、西医的人体结构及身心整合融为一体，构建相互贯通的全息-三焦-身心同治的理论体系，为认识生命和疾病提供了一个多元立体的全新视域。该疗法以16个穴位为人体在面颊部的全息对应点，即头穴、上焦、中焦、下焦、颈穴、背穴、腰穴、骶穴、肩穴、肘穴、腕穴、手穴、髋穴、膝穴、踝穴、足穴，取穴方便，靶点明确，对于各种疼痛类疾病疗效显著。面颊部作为人体投射缩影区，位置暴露，受体位、环境等影响较小，取穴简单方便。颊针选用的针具短小而细，不要求产生强烈的针感，遵循"气至而有效"的原则，安全性高，易被接受，可有效增强患者痊愈的信心，提升其依从性。临床中，颊针与腕踝针联合使用时，颊针通过局部全息调控与三焦整合发挥核心作用；腕踝针则通过四肢经络贯通强化气血运行，二者形成双向互补，在改善患者疼痛、焦虑等症状方面疗效显著，值得推广。

【相关知识】

（一）腕踝针的相关理论

1. 身体分区和针刺点

（1）身体分区：将身体两侧各划分为6个纵行区，用数字1至6编号，用于症状和体征的定位。身体分为躯体和肢体两部分，躯体包括头、颈和躯干，肢体包括上肢和下肢。臂干线和股干线为四肢与躯干的分界线，臂干线环绕肩部三角肌附着缘至腋窝，股干线自前面的腹股沟至后面的髂嵴。以横膈为界，按区选点进行治疗。

（2）针刺点：腕部和踝部各定6个针刺点，在腕踝部各区的中央，以肌腱和骨缘做定位标志，以数字1至6编号，与区同名。每一个编号的针刺点治疗与其编号对应的身体分区内出现的病症。

2. 针刺步骤

针刺步骤包括进针、调针、留针和出针。

（1）进针：持针手势为右手拇指、示指和中指夹持针柄，使针身与皮肤呈30°；针尖靠近皮肤，右手拇指、示指和中指快速轻转针柄，使针尖快速进入皮下，确认针尖刺入真皮后，轻捻针柄，使针循着肢体纵轴沿真皮下尽可能表浅地缓慢推进。进针时应松软而没有阻力，以患者无酸、麻、胀、重、痛等感觉为宜，进针宜慢，不必捻转。

（2）调针：腕踝针疗法不使用补泻手法，但在针刺过程中常常要调针。若针刺入后患者症状未能缓解或改变，其原因除与疾病本身相关外，往往与针刺入时体位不正、针刺点位置在区内不够居中、针刺入皮下不够表浅、针刺方向不够正直、针刺入长度不恰当等因素有关，需要将针尖缓慢退至真皮下，酌情纠正后再将针刺入。

（3）留针：通常为30分钟，也可视病情需要适当延长留针时间，但一般不超过48小时。

（4）出针：一手用无菌干棉签轻压进针点，另一手将针拔出。拔针须迅速，出针后用消毒干棉签适当按压穿刺点，以防皮下出血，确定无出血后离开。

3. 针刺点的定位

（1）腕部定位：

上1区：腕部腕横纹上两横指，小指侧尺骨缘与尺侧腕屈肌腱之间的凹陷处。

上2区：腕部掌面的中央，握紧拳时掌面突起最明显的掌长肌腱和桡侧腕屈肌中间，相当于内关穴。

上3区：在桡骨缘向掌面1 cm，桡骨缘与桡动脉之间，腕横纹上两横指。

上4区：腕部掌面与背面交界的桡骨缘上，在桡骨内外缘的中点，腕横纹上两横指。

上5区：腕背的中央，在腕背桡骨外侧骨缘和尺骨的外侧缘的中点，腕横纹上两横指。

上6区：小指侧腕背的尺骨缘，腕横纹上两横指，正对尺骨茎突。

（2）踝部定位：

下1区：靠跟腱内侧缘处，患者仰卧，足处于外展位置，在拇指触及跟腱内缘处。

下2区：踝部内侧面中央，靠胫骨后缘，相当于三阴交穴处。

下3区：胫骨前嵴向踝内侧1 cm处。

下4区：以两手拇指内缘触及胫骨前嵴及腓骨前缘，在其中间点，正当胫骨前肌中点。

下5区：以拇指内缘顺外踝后侧而上，靠腓骨后缘之浅沟处，在踝的外侧面中央，正对外踝尖。

下6区：靠跟腱外侧缘处，患者侧卧或俯卧，或单膝跪地，在拇指端触及跟腱外缘处。

（二）颊针的相关理论

1. 颊针穴位定点

王永洲教授经过20多年的临床研究，总结出16个颊针穴位，均以骨性标志为基础，定位相对标准化。穴位主要包括头穴与三焦穴位、脊柱穴位、上肢穴位、下肢穴位。穴位代码：C（cheek，面颊）A（acupuncture，针灸）数字（穴位序号）。具体定位如下：

头穴CA-1：为颧弓中点上缘向上1寸。

上焦穴CA-2：为下颌骨冠突后方与颧弓下缘交叉点。

中焦穴CA-3：为上焦穴与下焦穴连线的中点。

下焦穴CA-4：为下颌内角前缘。

颈穴CA-5：为颧弓根上缘。

背穴 CA-6：为颧弓根下缘颞颌关节下。
腰穴 CA-7：为背穴与骶穴连线中点。
骶穴 CA-8：为下颌角前上 0.5 寸。
肩穴 CA-9：为颞颧缝中点。
肘穴 CA-10：为眼外眦与颧骨最下端连线中点。
腕穴 CA-11：为鼻孔下缘引水平线与鼻唇沟交点。
手穴 CA-12：为鼻孔下缘中点与上唇线连线中点。
髋穴 CA-13：为咬肌粗隆，下颌角前上 1 寸。
膝穴 CA-14：为下颌角与承浆穴连线中点。
踝穴 CA-15：为膝与承浆穴连线靠人体中线 1/3 处。
足穴 CA-16：为承浆穴旁 0.5 寸处。

颊针穴位和病变部位呈全息对应关系，临床运用这 16 个颊针穴位，能够治疗全身疾病，包括筋骨疾病及脏腑疾病等。

2. 针具选择及针刺步骤

（1）针具选择：提倡使用一次性消毒针具和质量有保障的针具品牌，要求针体纤细光滑，具有弹性，不易折曲。通常选用针具：毫针直径 0.14～0.20 mm，长度 7～30 mm。目前市面上有不同规格的颊针专用针具。

（2）针刺深度：直刺 0.2～0.5 寸，斜刺 0.5～1 寸，透刺 0.5～1.5 寸。针刺深度根据病位进行调整，病轻则浅，病重则深，具体参照疾病的性质和部位及患者个人情形而定。

（3）操作手法：颊针疗法强调"气至而有效"，重视调神调气，不追求针感，着眼于病理靶点的变化。根据效果判断是否"得气"，将有效视为"得气"，无效视为尚未"得气"，纠错后继续治疗。提倡无痛进针、快速进针，飞针和套管进针都可以。

（4）出针：出针后用干棉球压迫片刻，切忌揉挤，以防出血、渗血，特别是在靠近眼周围的组织疏松部位。有出血倾向者禁针，可使用灸法或点、压、揉手法；畏针者和小儿可用手指按压或橡皮刮擦对应穴区。

（5）留针时间：20～40 分钟。留针期间，可根据患者的反应调针、补针，以确保疗效。慢性、顽固性疼痛，以及需要精神放松者，留针时间应长一些；其他患者则留针时间短一些。

（6）疗程：通常 3 天 1 次，5 次为 1 个疗程。

3. 注意事项

（1）颊针穴位选取：要融会三种理论指导选穴，取穴少而精，定位要精准，需要与颊针全息图谱对应。

（2）颊针穴位刺激：以针刺为主，要求无痛，不强求针感，勿过多提插捻转。

（3）颊针穴位针刺疗效：治疗筋骨、脏腑疼痛即时效果肯定，脏腑疾病腹诊所见有所改变。若疗效欠佳，可在同一穴区多针刺以强化刺激；结合腹诊发现，强化刺激腹结点以加速起效。

（4）颊针穴位应用禁忌：明确掌握颊针穴位的适应证，部分面部疾病不宜使用颊针刺激，如三叉神经痛及面肌痉挛等。

（5）强调三焦穴的运用：慢性疾病要重视配伍三焦穴，调理整体气机。治疗时要根据患者实际情况灵活调整治疗方案。

（6）颊针穴位与其他穴位的配合：颊针穴位不宜与传统针灸或其他微针系统的穴位混用，确定颊针穴位治疗效果不佳时，可适当配合其他疗法。

（李柳宁　吴巧玲　洪宏喜　吴利敏）

第二节　恶心呕吐

【治疗实录】

2023年8月27日8:30，护士长带着护理组长及夜班护士查房时，看到患者王阿姨眼睛微闭，转了一下身。护士长与患者打招呼，患者睁开眼睛后转向护士长一边侧躺，但没有其他回应。护士长看到患者的早餐还在桌上，切片的柠檬放在枕边，问患者是否吃了早餐，她也没有回答。隔壁床的陪护人员帮忙回答道："今早她起床吃了几口就吐，后面没再吃了，昨晚的晚饭也基本上没动。"护士长关切地问患者现在感觉怎么样，患者说："这次化疗后比之前难受，恶心想吐，昨天白天吐了几次，没和你们讲，想着忍忍就过去了，今早一吃就又吐出来了，不敢吃不敢喝，也没什么力气。"护士长说："这只是暂时的，我们想想办法，会好起来的。"护士长接着说："您之前做了耳穴压豆治疗失眠，耳穴压豆也可以治疗恶心呕吐，我们试一下好吗？"患者听了似乎来了些精神，说道："好啊，好啊，我之前做了耳穴压豆后睡眠确实好了很多。那快给我试试吧。"护士长查看患者舌苔、脉象，表现为舌淡暗，苔薄白，脉弦细；耳诊发现患者耳甲腔肺区近外耳道口有点状暗红色及隆起，脾区点状苍白色，对耳屏外侧有片状红晕。根据中医辨证思维，护士长予王阿姨进行耳穴压豆治疗（图1-6）。

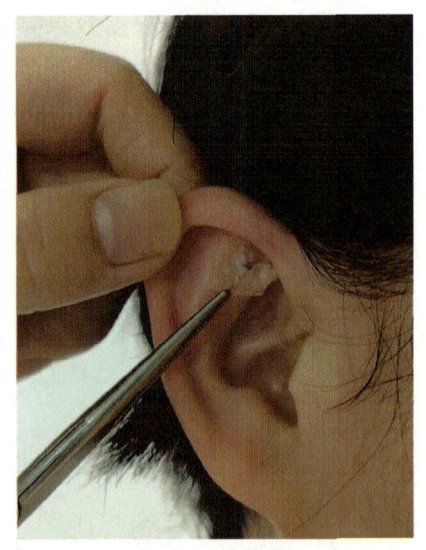

图1-6　耳穴压豆

1. 耳穴压豆治疗思路

（1）选穴：脾穴、胃穴、贲门穴、交感穴。

（2）配穴：肝穴、神门穴、皮质下穴。

脾穴、胃穴：调中焦，柔脾，和胃降逆。

贲门穴：止呕要穴。

交感穴：调节自主神经功能，缓解因迷走神经末梢兴奋所致的恶心呕吐。

肝穴：疏肝理气降逆。

神门穴、皮质下穴：安神、止呕，缓解来自高级神经中枢反射作用所致的恶心呕吐。

上穴合用，共奏健脾和胃止呕、疏肝调畅气机及情志之功效。

2. 甲氧氯普胺穴位注射双足三里穴

考虑到患者恶心呕吐严重，且其化疗方案中的顺铂为高致呕性化疗药物，单一的耳穴压豆难以满足止呕需要。而穴位注射具有即时效应，在数分钟至数小时内可产生作用；甲氧氯普胺具有中枢性止吐作用，主要是通过抑制5－羟色胺受体、多巴胺受体的表达，提高呕吐中枢的反应阈值而起作用。二者联合使用，可以有效提高疗效。

（1）选穴：双足三里穴。

（2）功效：健胃和中，降逆止呕，调理气机。

（3）定位：在小腿前外侧，犊鼻穴下3寸，距胫骨前缘一横指（中指）。

（4）医嘱：盐酸甲氧氯普胺注射液（规格：1 mL/10 mg）10 mg穴位注射双侧足三里穴，每天1次。

【诊疗经过】

王某某，女，53岁，2023年8月24日因"确诊肺癌3月余"入院，诊断：肺恶性肿瘤。患者于2023年4月初无诱因出现频繁咳嗽咳痰，且痰中带血，遂于2023年5月3日于三亚市某医院就诊。行胸部CT平扫检查提示：右肺上叶后段肿块，大小约4.6 cm×3.1 cm，伴纵隔内淋巴结肿大，最大者短径约2.3 cm，边界清晰。后患者为求进一步诊治，于广东省某三甲医院治疗。住院期间行PET-CT检查提示：①右肺上叶周围型肺癌侵犯右侧第5后肋，伴区域多组淋巴结、双肺转移；右侧胸腔积液。②左乳钙化结节，糖代谢未见明显增高；左侧腋窝稍大淋巴结，糖代谢增高；建议进一步检查除外恶性病变。2023年5月11日行穿刺活检，病理检查提示：（右主支气管新生物）非小细胞肺癌，倾向腺癌。基因检测结果：*BRCA2*：*p. N863fs* 突变；TMB：8.97个突变/Mb；MSI：MSS。2023年6月3日、6月23日、7月14日、8月3日行4程靶向治疗＋化疗，具体用药：贝伐珠单抗注射液（400 mg ivd q3w）＋注射用培美曲塞二钠（0.7 g ivd q3w）＋卡铂注射液（600 mg ivd q3w）。

8月25日复查CT提示疾病缓慢进展，医生重新调整治疗方案（将原化疗方案中的卡铂改为顺铂）。8月26日行靶向治疗＋化疗，具体用药：贝伐珠单抗注射液（400 mg ivd q3w）＋注射用紫杉醇（白蛋白结合型）（300 mg ivd q3w）＋顺铂注射液（90 mg ivd q3w），化疗前使用甲磺酸多拉司琼注射液（100 mg ivd qd）＋注射用艾普拉唑钠

(10 mg ivd qd) +地塞米松磷酸钠注射液（5 mg ivd qd）+奥氮平片（5 mg po qn）四联止呕药物。8月27日，患者仍出现严重恶心，呕吐频繁，需卧床休息，24小时内呕吐超过5次，恶心呕吐分级（采用欧洲临床学术会议标准恶心呕吐分级）为Ⅲ级。当天医护一体化查房后决定在原西药止呕方案的基础上，加用耳穴压豆（选穴：脾穴、胃穴、贲门穴、交感穴、肝穴、神门穴、皮质下穴）+穴位注射（甲氧氯普胺穴位注射双足三里穴）治疗，每天1次，连续治疗3天，患者恶心呕吐明显缓解（表1-1）。8月30日，患者无恶心呕吐。恶心呕吐分级为0级，顺利出院。

表1-1 治疗效果

时间		患者表现
8月27日	9:10（耳穴压豆后25分钟，甲氧氯普胺穴位注射双足三里穴30分钟）	尝试喝水，无恶心呕吐，饮水量150 mL
8月27日	9:20	尝试吃粥，少许恶心，未呕吐，进食瘦肉粥1碗、鸡蛋1个
8月27日	11:30	尝试进食盒饭，不敢吃，换成肠内营养粉6勺冲调，30分钟内小口啜饮
8月27日	15:00	尝试喝中药200 mL，少许恶心，未呕吐，30分钟内喝完
8月27日	17:30	尝试进食盒饭，无恶心呕吐，进食盒饭1份
8月28日	全天	偶有恶心呕吐，饮食正常，精神较前好转
8月29日	全天	无恶心呕吐，饮食正常，精神明显好转

【专家评述】

化疗是各种癌症晚期患者的主要治疗手段之一，目前铂类药物的化疗方案占所有化疗方案的70%~80%，铂类化疗药均属于中、高级别致吐的细胞毒性药物。使用顺铂化疗的患者约90%可发生急性呕吐，36%~62%可发生迟发性呕吐。化疗相关性恶心呕吐（chemotherapy-induce nausea and vomiting，CINV）除了会对患者的身体造成损伤，导致患者营养失调、脱水和内环境稳态被打破，造成电解质平衡紊乱之外，还会降低肿瘤患者对治疗的信心，甚至有些患者会因此而选择放弃治疗。现代医学对化疗相关性恶心呕吐的治疗药物主要为5-羟色胺受体拮抗剂、多巴胺受体拮抗剂、神经激肽-1受体拮抗剂、糖皮质激素等，效果欠佳且不良反应较大。

化疗相关性恶心呕吐属于中医"呕吐"范畴，中医学对其治疗具有良好的效果。中医理论认为呕吐是胃失和降、胃气上逆所致，以饮食、痰涎等胃内之物从胃中上涌，自口而出为临床特征的一种病症，其基本病机为胃失和降、胃气上逆。肿瘤治疗方案中的化疗药物多为有毒、苦寒之物，往往会伤及脾肾，脾肾亏虚导致气血生化无源，再加上肿瘤患者久病体虚、正气虚耗，以及情志不畅等，进一步使机体气血耗损、脾胃功能受损，导致运化失常、胃气上逆，终致恶心呕吐。虽然临床已按化疗药物致吐级别规范采用西医止吐方案，但效果不尽满意。

"耳为宗脉之聚，十二经通于耳。"通过对耳穴的刺激，可达到和胃降逆止呕的作用。本案例患者恶心呕吐属于脾胃虚寒，加上久病情志不畅而导致恶心呕吐发生。予耳穴压豆治疗：主穴选用脾穴、胃穴以调中焦，柔脾，和胃降逆；贲门穴为止呕要穴；交感穴以调节自主神经功能，缓解迷走神经末梢兴奋所致的恶心呕吐。配穴选肝穴以疏肝理气降逆；神门穴、皮质下穴以安神、止呕，缓解高级神经中枢反射作用所致的恶心呕吐。上穴合用，共奏健脾和胃止呕、疏肝调畅气机及情志之功效。临床试验表明，刺激耳穴可以调节人体气血、疏通经络，从而达到相关治疗效果。现代研究也发现，耳穴贴压可以有效缓解迷走神经兴奋，改善情志异常等。此方法简单有效、副作用少、患者容易接受，临床使用广泛。

甲氧氯普胺穴位注射双足三里穴属于中西医结合治疗。以经络理论为依据，将少量的甲氧氯普胺注射入阳性反应点或相应的穴位，通过药穴交互作用，迅速激活药效，并产生持久作用，进而减轻患者恶心、呕吐症状。此方法具有操作简单、用药量少、作用迅速等优点，临床应用效果良好。

本案例中，由于治疗方案的调整，即将中级别致吐细胞毒性药物卡铂调整为高级别致吐细胞毒性药物顺铂，加上患者既往化疗药物毒副作用的叠加，患者化疗后出现明显的恶心呕吐。护理人员应根据患者自身用药情况及特点，及时进行辨证施护，帮助患者找到解决问题的方式及方法，使患者受益，同时临床护士的价值也得以体现。

【相关知识】

（一）化疗药物引起的恶心呕吐类型

恶心呕吐是化疗最常见的不良反应之一，根据化疗后恶心呕吐发生时间的不同，可分为以下类型（表1-2）。

表1-2 化疗相关性恶心呕吐类型

类型	描述
急性恶心呕吐	给予抗肿瘤药物后24小时内发生的恶心呕吐
延迟性恶心呕吐	给予抗肿瘤药物后24小时后发生的恶心呕吐，用药后48～72小时达到最强，可持续6～7天
暴发性恶心呕吐	给予抗肿瘤药物前预防性给予止吐药物，仍然发生恶心呕吐，需要给予解救性止吐治疗，可发生在抗肿瘤药物后的任何阶段
难治性恶心呕吐	以往的化疗周期中使用预防性和/或解救性止吐治疗失败，而在接下来的化疗周期中仍然出现恶心呕吐
预期性恶心呕吐	接受化疗前即出现的恶心呕吐。恶心较呕吐常见，且随着化疗周期增加而发生率增高，特别是急性或延迟性恶心呕吐控制不佳的患者

（二）化疗药物致吐风险分级

化疗药物的种类、使用方法和剂量等的不同导致的恶心呕吐程度也不同，不同方案的联合治疗及抗止呕药物的使用也会导致呕吐的发生。美国国立综合癌症网络（National Comprehensive Cancer Network，NCCN）公布的《NCCN 止吐临床实践指南 2022 年第 2 版》中将化疗药物按致吐风险分为 4 级，为临床治疗和护理提供参考。

1. **高度致吐风险（呕吐发生率大于 90%）**

常见的注射用化疗药物有顺铂、氮芥、达卡巴嗪，以及大剂量的环磷酰胺、卡莫司汀、阿霉素、表柔比星、异环磷酰胺等。常见的口服化疗药有六甲蜜胺、丙卡巴肼等。

2. **中度致吐风险（呕吐发生率 30%～90%）**

常见的注射用化疗药物有卡铂、奥沙利铂、伊立替康、柔红霉素。剂量限制性药物有阿米福汀、环磷酰胺、卡莫司汀、阿糖胞苷、氨甲蝶呤、阿霉素、表柔比星、异环磷酰胺等。常见的口服化疗药物有替莫唑胺等。

3. **低度致吐风险（呕吐发生率 10%～30%）**

常见的注射用化疗药物有多西他赛、依托泊苷、5－氟尿嘧啶（5-Fu）、吉西他滨、紫杉醇、培美曲塞、拓扑替康等。常见的口服化疗药物有卡培他滨、替加氟、沙利度胺等。

4. **轻微致吐风险（呕吐发生率小于 10%）**

常见的注射用化疗药物有博来霉素、长春瑞滨、氟达拉滨等。常见口服化疗药物有苯丁酸氮芥、羟基脲等。

（吴巧玲　吴利敏）

第三节　咳嗽咯痰

【治疗实录】

2023 年 1 月 29 日早上，李护士正在为新收治入院的患者行入科宣教。李护士询问患者："周叔叔，您好，这次住院是来复查吧，有没有哪里不舒服呀？"患者回答道："现在不怎么痛了，就是这几天一直咳嗽。"李护士又问："那您咳嗽时有没有痰呀？痰是稀痰还是黏稠痰，容易咳出来吗？有没有服用止咳化痰的药呀？"患者答道："能自己咳出来，白色，黏糊糊的，白天咳嗽得比较厉害，晚上偶尔会咳嗽，吃了点西药，好像没啥明显效果。"李护士带患者到病房后，立即查看患者舌苔、脉象，其表现为舌质淡暗，苔白腻，脉弦细。李护士查阅了患者的病程记录：患者 66 岁，症状特点为精神疲倦，咳嗽，咳白色黏痰，活动后气促。结合患者既往病史、症状、体征及相关检查结果,患者为"肺癌恶性肿瘤 腺癌"(cT4N2M1a ⅣA期,双肺多发转移,无敏感驱动基因突变),确诊并治疗7年余。李护士将患者情况告知患者的主管医生,西医方面给予复方甲氧那明胶囊口服止咳平喘,并雾化治疗以化痰。1月30日,患者的咳嗽咯痰情况改善不明显,护士根据辨证同时结合舌诊,采用中药穴位贴敷中医适宜技术,予肉桂沉香穴位贴敷双肺俞穴、双定喘穴、天突穴(图1-7,图1-8)。起初患者对中医外治法很是疑惑。护士解释说:"用肉桂、沉香、生姜混合外贴在指定的穴位上可以缓解咳嗽咯痰。肉桂补火助阳,沉香温中行气、纳气平喘,生姜有散寒止痛的功效,将这些药物混合外敷穴位上可以达到平喘、止咳的作用。"行穴位贴敷后,2月1日,患者少许咳嗽,无痰液咳出,继续予肉桂沉香穴位贴敷。2月3日,患者咳嗽明显缓解,白天偶有咳嗽,夜间无咳嗽。2月4日,患者无明显咳嗽。经过6天的连续治疗,患者于2月5日顺利出院。

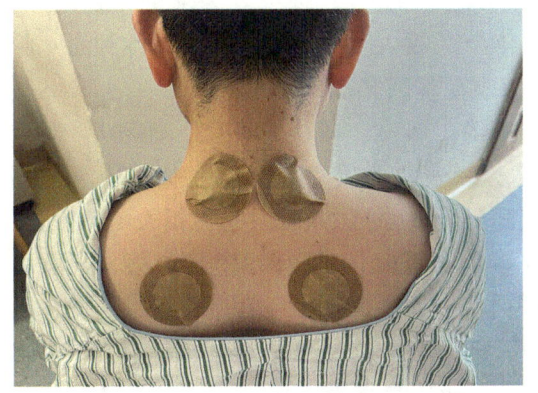

图1-7 定喘穴、肺俞穴贴敷

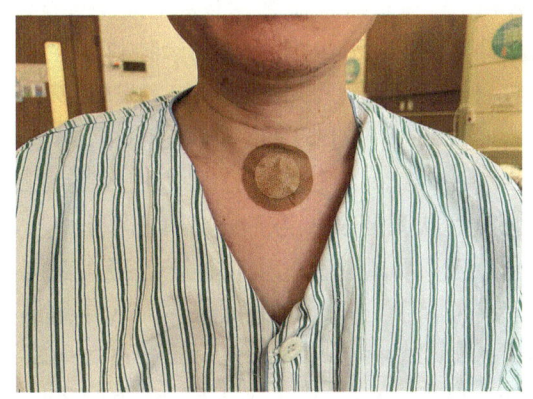

图1-8 天突穴贴敷

【诊疗经过】

周某某,男,66岁,广州人。2015年9月,因咳嗽咯痰行胸部CT检查提示:右肺下叶占位,考虑周围型肺癌。纤维支气管镜涂片检查未见癌细胞。PET-CT检查提示:右肺下叶占位,考虑周围型肺癌。病理检查提示:(右下肺肿物)肺腺癌。基因检测结果:EGFR(-)、ALK + ROS1联检(-)。当时患者拒绝手术、放疗及化疗。后分别于2016年6月、2017年6月、2018年1月、2018年8月、2019年3月多次复查CT提示病情缓慢进展,双肺多发转移。后于2019年4—9月行6程AC方案化疗,具体方案:注射用培美曲塞二钠(0.9 g ivd q3w)+卡铂注射液(0.5 g ivd q3w)。2019年11月至2020年2月行3程维持化疗,具体用药:注射用培美曲塞二钠(0.9 g ivd q3w)。其间复查CT提示部分缓解(PR),后患者拒绝继续化疗。2020年8月患者感觉咳嗽加重,复查CT提示疾病进展(PD)。2020年8月17日开始安罗替尼(12 mg po qd)靶向治疗。2020年10月复查CT提示PD。2020年12月、2021年4月复查CT提示PR。2021

年5月复查CT提示PD。2021年6月行第1程化疗+抗血管生成方案治疗，具体方案：注射用培美曲塞二钠（0.9 g ivd d1）+注射用奈达铂（140 mg ivd d1）+重组人血管内皮抑制素注射液（210 mg civ 72h）。2021年8月复查CT提示PR，患者拒绝继续治疗。2021年9月患者再次感觉咳嗽加重，于2021年9月至2022年1月行5程Bev+A治疗，具体方案：贝伐珠单抗注射液（500 mg ivd q3w）+注射用培美曲塞二钠（0.9 g ivd q3w），疗效评价疾病稳定（SD）。2022年2月至2022年4月行3程酒石酸长春瑞滨软胶囊（40 mg po tiw）节拍化疗。2022年4月复查CT提示SD。2022年5—12月行盐酸安罗替尼胶囊（12 mg d1—14 q3w）+酒石酸长春瑞滨软胶囊（40 mg po tiw）节拍化疗。2022年8月复查CT提示SD。2022年12月患者感觉咳嗽、气促明显加重，2022年12月、2023年1月复查CT提示PD。2023年1月10日行1程免疫+抗血管维持治疗，具体方案：信迪利单抗注射液（200 mg ivd d1）+注射用紫杉醇（白蛋白结合型）（400 mg ivd d1）+重组人血管内皮抑制素注射液（210 mg civ 72h）。现患者为求下一程治疗，于2023年1月29日因"确诊肺腺癌并治疗7年余"收入院。诊断：肺癌恶性肿瘤　腺癌（cT4N2M1a ⅣA期，双肺多发转移，无敏感驱动基因突变）。

2023年1月29日，入院症见：患者精神疲倦，咳嗽，咳白色黏痰，活动后气促。专科评分：痰液黏稠度分级（采用痰液黏稠度分级表）为Ⅱ度，咳嗽症状积分（采用咳嗽症状积分表）为3分（日间积分2分，夜间积分1分）。入院后完善相关辅助检查，包括三大常规检查、生化检查、凝血功能检查、心电图检查、胸部CT检查等，了解患者一般情况，查肺相关抗原、CEA了解肿瘤情况。护理上，指导患者进行呼吸运动，以锻炼肺功能。治疗上，西医给予复方甲氧那明胶囊（2粒po tid）止咳平喘，0.9%氯化钠注射液（5 mL）+吸入用盐酸氨溴索溶液（30 mg）雾化吸入化痰，每日1次。

1月30日，患者仍有咳嗽，咳白色黏痰。专科评分：痰液黏稠度分级为Ⅱ度，咳嗽症状积分为3分（日间积分为2分，夜间积分为1分），咳嗽咳痰症状改善不明显。患者舌质淡红，苔薄白，脉弦细，结合患者临床表现及辨证分型，考虑为肺气虚弱。治疗上给予肉桂沉香穴位贴敷（选穴：双肺俞穴、双定喘穴、天突穴）疗法，每日2次，每次30分钟，以调和肺气，促进气血运行。

2月1日，患者行第2程免疫+抗血管维持治疗，具体方案：信迪利单抗注射液（200 mg ivd d1）+注射用紫杉醇（白蛋白结合型）（400 mg ivd d1）+重组人血管内皮抑制素注射液（210 mg civ 72h）。患者少许咳嗽，无痰液咳出，无气促。专科评分：咳嗽症状积分为2分（日间积分为1分，夜间积分为1分）。继续予肉桂沉香穴位贴敷疗法，改为每日1次，每次30分钟。

2月3日，患者咳嗽明显缓解，白天偶有咳嗽，夜间无咳嗽。专科评分：咳嗽症状积分为1分（日间积分1分，夜间无咳嗽）。继续予肉桂沉香穴位贴敷疗法，每日1次，每次30分钟。

2月5日，经过连续6天的治疗，患者无咳嗽咳痰，咳嗽症状积分为0分，顺利出院。

2月8日电话随访，患者自出院以来未出现咳嗽咯痰等不适症状。临床观察显示，采用肉桂沉香穴位贴敷疗法能有效改善患者咳嗽咳痰的症状。

【专家评述】

原发性支气管肺癌（简称肺癌）是指发生于各级支气管上皮细胞及细支气管肺泡上皮细胞的恶性肿瘤。肺癌依据病理分型主要分为小细胞肺癌（small cell lung cancer，SCLC）和非小细胞肺癌（non-small cell lung cancer，NSCLC），其中以 NSCLC 占绝大多数，约占所有肺癌患者的 85%。在全球范围内，NSCLC 最常见的组织学亚型是腺癌（40%），其次是鳞状细胞癌（25%）。肺癌以咳嗽、咳血痰或咯血、胸闷、胸痛、气急、发热等为主要临床表现。咳嗽是机体受刺激引起的一种突然的、爆发性的呼气运动，是清除呼吸道的分泌物及有害因子的防御反射，由咽喉部、气管或支气管黏膜受炎症、异物、物理或化学性刺激引起。咯痰是呼吸道内的分泌物借助于支气管黏膜上皮细胞的纤毛运动、支气管平滑肌的收缩及咳嗽时的气流冲动，经口腔排出的动作。

中医学认为邪犯肺系，肺失宣降，肺气上逆导致咳嗽。有声无痰为咳，有痰无声为嗽，有痰有声为咳嗽，临床上多痰、声并见。咳嗽最早由《黄帝内经》提出，其对咳嗽的论述较为详细。《黄帝内经·素问》"宣明五气"篇中指出："五气所病……肺为咳。"《黄帝内经·素问》"咳论"篇认为咳嗽是"皮毛受邪气"所致及"五脏六腑皆令人咳，非独肺也"。"脾为生痰之源，肺为贮痰之器"，脾虚运化失司，湿聚为痰，湿痰上渍于肺，影响气机通畅则见咳喘、咯痰等症。《景岳全书》"咳嗽"篇中指出："咳嗽之要，止惟二证，何为二证？一曰外感，一曰内伤，而尽之矣。"它首次将咳嗽的病因归纳为外感、内伤两大类，并论述了外感咳嗽和内伤咳嗽的病理过程及治疗和转归，丰富了辨证论治的内容。

穴位贴敷疗法是以中医理论为基础，以整体观念和辨证论治为原则，根据经络学说，选取一定的腧穴，并采用适当的药物，将药物制成一定剂型，贴敷到人体穴位，通过药物对经络的刺激作用，调理脏腑阴阳，疏通经络气血，清热解毒，活血化瘀，消肿止痛，扶正强身，从而达到预防和治疗疾病的一种疗法。肺系疾病常选用背俞穴及任脉、督脉穴位，其中选用频率较高的穴位有：膀胱经的背俞穴（肺俞、心俞、膈俞、膏肓、脾俞、肾俞、大杼），任脉的穴位（天突、膻中、璇玑、神阙），督脉的穴位（命门、大椎），以及某些经外奇穴（百劳、定喘）。同时，根据不同症状选用局部穴位，如痰多加丰隆穴、天突穴，胸膈满闷加膻中穴、中府穴，喘重加定喘穴、外定喘穴，合并有鼻炎加膏肓俞穴。

本案例中患者咳嗽咳痰，考虑为肺气虚弱，治疗上给予肉桂沉香穴位贴敷疗法。肉桂又名桂皮，是一味温里药，性大热，味辛、甘，归肾、脾、心、肝经，有补火助阳、引火归元、散寒止痛、温经通脉的功效。沉香是一味理气药，为瑞香科植物白木香含有树脂的木材，性微温，味辛、苦，归脾、胃、肾经，有行气止痛、温中止呕、纳气平喘之功效，集理气、降逆、纳气于一身，且温而不燥，行而不泄，无破气之害，故为理气良药。本案例中，选取双肺俞穴、双定喘穴、天突穴。肺俞穴在背部第3胸椎棘突下旁开1.5寸（图1-9），具有调补肺气、补虚清热的功效；定喘穴在背部第7颈椎棘突下旁开0.5寸处（图1-10），具有止咳平喘、通宣理肺的作用；天突穴在颈部当前正中线上胸骨上窝中央（图1-11），主治咳嗽、气喘等肺部病症。因此，通过肉桂沉香穴位贴敷疗法，利用肉桂补火助阳，沉香温中行气、纳气平喘，生姜散寒止痛的功效，混合药物外敷其穴位上达到平喘、止咳、化痰的功效。

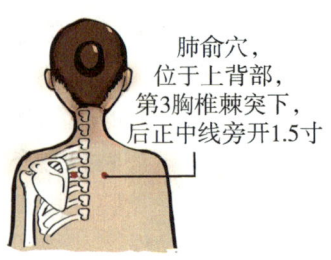 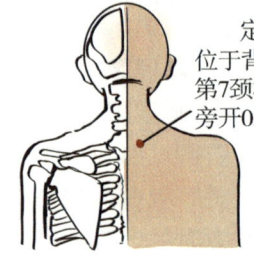 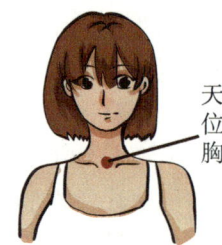

图1-9 肺俞穴　　　　图1-10 定喘穴　　　　图1-11 天突穴

【相关知识】

（一）咳嗽咯痰的中医发生机制

咳嗽的病因分为外感与内伤两类。外感包括天气、饮食失常等因素；内伤多为脏腑功能失调，伤及肺气。外感与内伤均可引起肺失宣降、肺气上逆而咳嗽或咳吐痰液。《河间六书》"咳嗽论"载："寒、暑、燥、湿、风、火六气，皆令人咳嗽"，指出咳嗽是由六淫外邪侵袭肺部，多因肺的卫外功能失调，在天气冷热失常、气候突变时，六淫外邪从口鼻或皮毛侵入体内。风为六淫之首，因此在外感咳嗽诸证中，多以风为先导，夹杂寒、暑、燥、湿等邪气入侵，肺失宣发肃降，气逆于上而为咳嗽。内伤致咳是由脏腑功能失调、内邪干肺所致，可分为肺脏本身的疾病及其他脏腑累及肺脏。素体亏虚或久病不愈者肺脏虚损，阴伤气耗，以致肺主气失司、肺失宣降、肺气上逆而产生咳嗽。肝与肺经络相连，肝气升发与肺气肃降相互协调、相互制约，使人体气机升降正常运动。《黄帝内经·灵枢》"经脉"篇说："其支者，复从肝别贯膈，上注肺。"若情志不畅，肝气郁结，气郁化火，气火上逆犯肺，致肺失肃降而咳嗽，此谓"木火刑金"。脾主运化，肺气依赖脾所运化的水谷精微来充养。脾的运化功能失调，饮食不能化生精微，水湿停滞，久蕴成痰，上渍于肺，导致咳嗽、咳痰，此谓"脾为生痰之源，肺为贮痰之器"。综上所述，肺是咳嗽、咳痰的主要病变部位，但咳嗽与肝、脾密切相关。外感咳嗽为外邪壅塞肺气，以邪实为主；内伤咳嗽多属邪实和正虚并存。

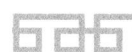

（二）咳嗽咯痰的发病原因

1. 疾病因素

咳嗽是肺癌患者的主要症状之一。肿瘤细胞侵袭肺部，呼吸道发生炎症，产生炎症介质，或呼吸道完整性受损可引发咳嗽反射。

2. 化疗

化疗药物可通过对肺部的直接毒性、机体的免疫反应及毛细血管通透性改变等病理生理变化，导致不同程度的肺损伤，包括可逆的气道反应性疾病及永久的弥漫性肺纤维化和结构破坏，产生肺毒性，咳嗽（多为干咳）、呼吸急促等为其主要临床表现。肺毒性一般较少见，但多种模式联合治疗以及多靶点治疗均会导致肺毒性的发生。

3. 放疗

放疗引起的咳嗽主要与放疗的位置、剂量、方案与范围等有关。照射胸部可能引起咳嗽。

4. 手术治疗

肿瘤切除手术也可引起咳嗽，咳嗽情况受手术的部位、范围、方式、镇痛方案及患者烟酒史、既往史等影响。

5. 精神、心理因素

恐惧、焦虑情绪及条件反射可直接刺激高级神经中枢引发咳嗽。

（三）咳嗽咯痰的分类

1. 咳嗽按持续时间分类

咳嗽按持续时间可分为急性咳嗽（＜3周）、亚急性咳嗽（3～8周）和慢性咳嗽（＞8周）三类。

2. 咳嗽按性质分类

咳嗽按性质可分为干咳和湿咳两类，以痰量每天大于10 mL为湿咳标准。干咳多见于非感染性咳嗽；而湿咳则多见于感染性咳嗽，尤其是痰量多、咳脓痰者。

（吴巧玲　寇隋静）

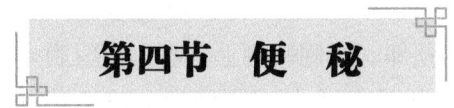

第四节　便　秘

【治疗实录】

2023年12月6日17点，护士站来了一位满脸愁容的患者。徐护士看到后立即上前询问："周阿姨，您怎么啦？有什么不舒服吗？"患者说："唉！我这肚子胀得很，3天没大便了，晚饭也吃不下，来回走动半个多小时了，还是不舒服。医生给我开的乳果糖口服溶液我也不想喝。我该怎么办呀?"看着患者着急又忧虑的神情,徐护士安慰道:"周阿姨,您别急,我们先回病房看看您腹部的情况。"徐护士带着患者回到病房,查体发现其腹部微微隆起,按压后少许疼痛。徐护士查看患者舌苔、脉象,其表现为舌质淡,苔薄白,脉沉细。徐护士说:"您的舌苔、脉象反映您目前气血两虚,应该是化疗导致脾胃运化无力,肠道蠕动无力,进而导致便秘。我会将您的症状告知医生,尽快确定您的治疗方案。"徐护士将患者便秘及辨证情况告知管床医生,并建议采用火龙罐(腹部)+大黄穴位贴敷(神阙穴)疗法。管床医生结合患者的情况开具医嘱,管床护士予床边执行。治疗后患者感觉腹部少许疼痛,去厕所可解少量颗粒样粪便。患者住院期间,护士每日行腹部火龙罐疗法联合大黄穴位贴敷疗法,患者每日可排便1次,未出现便秘。

【诊疗经过】

周某,女,58岁,广州人,2021年6月无明显诱因开始出现吞咽困难。2021年6月28日,于惠东县某医院就诊,行胃镜检查示食管下端距门齿32~36 cm,可见散在不规则块状或结节状隆起,凹凸不平,边缘不齐,取活检,考虑食管癌。2021年7月8日,至我院行食管全切除术:经颈+胸腔镜+腹腔镜(食管)+肺部分切除术(含肺楔形切除术),经胸腔镜(右肺)+肺门淋巴结清扫术(右肺)+纵隔淋巴结清扫术(右肺)+胸腔闭式引流术(胸腔)+气管插管(气管)。术后病理检查示:(食管)鳞状细胞癌,中分化;病理学分级 pT3N3;(胃壁肿物)胃肠道间质瘤。(右肺中叶肿物)肺腺癌,腺泡为主型,中分化。2021年9—11月行4程TP方案化疗,具体用药:注射用紫杉醇(白蛋白结合型)(400 mg ivd q3w)+顺铂注射液(120 mg ivd q3w)。末次化疗时间为2021年11月9日。2021年11月复查CT提示:肝S5转移瘤较前缩小(2021年8月CT检查提示:肝S5转移瘤)。2021年12月4日、2021年12月30日行2程免疫+口服化疗药物治疗,具体用药:替吉奥(40 mg po bid d1—14)+帕博利珠单抗注射液(200 mg ivd d1),后因无法耐受,患者自行停用替吉奥。2022年1—6月行3~7程免疫治疗维持(末次治疗时间为2022年6月2日),具体用药:帕博利珠单抗注射液(200 mg ivd d1)。2022年6月、9月、12月复查CT提示:未见复发转移。2023年3月复查CT提示:双侧颈部、左侧锁骨上下窝、腹膜后多发淋巴结,较前有所增多,部分较前肿大;考虑转移。2023年6月出现腹痛。2023年6月14复查CT提示:邻近肝胃间隙、腹主动脉旁多发肿大淋巴结,较前明显增大;肝S7、S11新发病灶,考虑病情进展。2023年6月27日至11月7日行5程免疫+XP方案化疗,具体用药:帕博利珠单抗注射液(200 mg ivd d1)+奈达铂注射液(110 mg ivd d1)+卡培他滨片(1.5 g po bid d1—14 q3w)。2023年9月7日、11月7日复查CT提示PR。现患者为求下一程免疫治疗和化疗,于12月5日由门诊拟"食管恶性肿瘤"收入我科。

2023年12月5日,患者入院症见:少许腹胀腹痛,大便2天1次,自述排便困难,小便调。NRS评分为2分;Wexner评分(便秘评分,总分数为0~30分,分数越高,便秘症状越严重)为17分。医嘱予乳果糖口服溶液10 mL口服,每日3次。12月6日上午,患者行第6程免疫+XP方案化疗,具体用药:帕博利珠单抗注射液(200 mg ivd d1)+奈达铂注射液(110 mg ivd d1)+卡培他滨片(1.5 g po bid d1—14 q3w)。12月6日17时,患者诉腹部胀痛加重,大便3天未解,便秘改善不明显,NRS评分为3分,Wexner评分为17分。查看患者舌苔、脉象,表现为舌质淡,苔薄白,脉沉细,符合气血两虚型,考虑化疗导致脾胃运化无力,肠道蠕动无力,进而导致便秘,改用火龙罐(腹部)+大黄穴位贴敷(神阙穴)疗法。12月6日20时夜间巡房,患者自述有少量排气,排少许颗粒状粪便。12月7日上午,患者腹部胀痛较前缓解,NRS评分为1分,Wexner评分为10分,继续予火龙罐(腹部)+大黄穴位贴敷(神阙穴)疗法。12月7日下午,患者可排少量成条状硬便。采用火龙罐(腹部)+大黄穴位贴敷(神阙穴)疗法连续治疗5天,每日1次。12月11日,患者无腹痛腹胀,大便每日1次,可排成形软便,NRS评分为0分,Wexner评分为5分,予顺利出院。患者住院治疗期间便秘Wexner评分、NRS评分情况见图1-12。

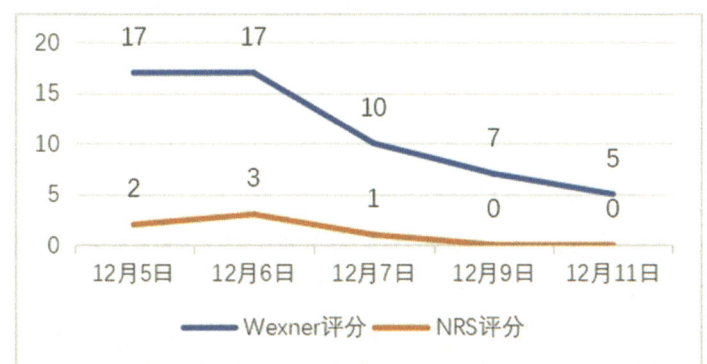

图1-12 患者住院治疗期间便秘Wexner评分、NRS评分情况

火龙罐治疗:
部位:腹部。
操作方法:患者呈仰卧位,暴露施术部位,注意保护隐私。操作者坐于患者一侧,在施术部位涂抹精油后,双手置于腹部皮肤上,以推、按、捏、揉等推拿手法促进血液循环。检查罐口无破损后,将艾炷轻插于火龙罐内,压实点燃,燃烧均匀之后,用掌心试罐口温度合适,小鱼际接触皮肤后再落罐。沿着升结肠、横结肠、降结肠的方向,运用推法、运法、拨法、灸法、推刮、回旋灸、温和灸、透热灸等不同手法交替作用于腹部(图1-13),重点干预大横、气海、关元、天枢等穴。每次20分钟,每日1次。
注意事项:施术时间约20分钟,以皮肤红润、微微汗出为度。操作强度由轻到重,以患者可接受为准。罐体外温度适当(不超过70 ℃),不可过高或过低(罐温过高时将配套毛巾打湿包裹罐口放入罐座中冷却几秒再用）。治疗结束后嘱患者饮淡盐水 1 杯，4 小时内禁淋浴，注意保暖。

大黄穴位贴敷：

取穴：神阙穴。

制备方法：选取大黄 5～10 g 研磨成粉，使用醋搅匀并调和成膏状，用挖勺取大小合适的药物涂抹于固定敷料上，厚薄一般以 0.2～0.5 cm 为宜。

操作方法：患者呈仰卧位，对其肚脐周围皮肤实施常规消毒，将制好的药饼敷贴于神阙穴上（图 1 - 14），并指导患者留置 4～6 小时后撕除，每日 1 次。

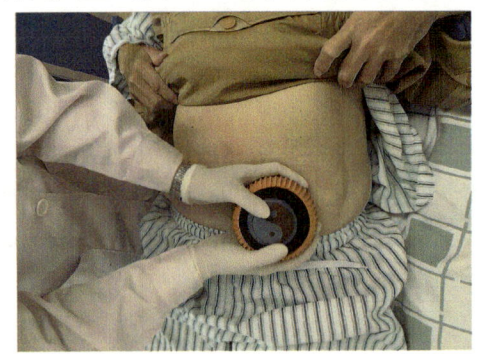

图 1 - 13　火龙罐操作

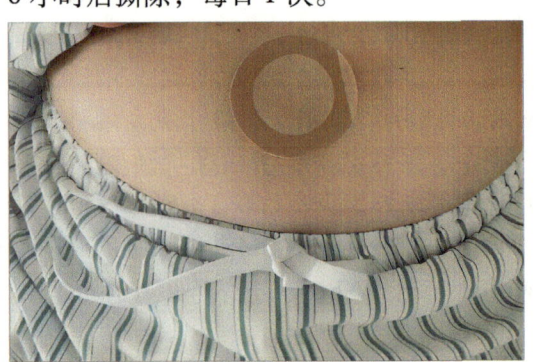

图 1 - 14　大黄贴敷神阙穴

【专家评述】

便秘是指大肠传导功能失调导致的排便困难，主要表现为排便时间或排便间隔时间延长，是由多种因素引起的常见临床症状。国内研究统计数据显示，肿瘤患者便秘的发生率达到 44.77%，尤其化疗后出现便秘的比例可达 71.6%。目前认为，化疗后便秘主要与药物、饮食、排便习惯、精神状态、活动量等有关，化疗期间辅助用药可能干扰神经体液调节，减慢胃肠道蠕动；若饮水不足、食物搭配不合理、活动量减少及精神高度紧张等，均可进一步影响肠道肌张力与蠕动功能，增加便秘风险。

张仲景在《伤寒论》中以"大便硬""内实""不更衣"等来阐述便秘。宋代医家开始使用"大便秘"的病名。而"便秘"的名称由清代沈金鳌在《杂病源流犀烛》中最先提出并一直沿用至今。中医学认为，便秘的产生与人体正气强弱、脏腑气机津液功能、个人的饮食习惯、感受的外邪以及情绪关系密切。便秘不仅与大肠的传导功能失司有关，还与胃、脾、肺、肝、肾等脏腑的功能失调密不可分。便秘可分为寒、热、虚、实四类：燥热内结于肠胃者，属热秘；气机郁滞者，属实秘；气血阴阳亏虚者，为虚秘；阴寒积滞者，为冷秘或寒秘。肿瘤患者便秘的病机特点是以虚为主、虚实夹杂，气、血、痰、瘀、虚兼夹为病。

中医学认为，癌症的发生主要是机体正气不足、无力祛邪所导致，病至晚期更是处于"虚劳"的状态。该患者病邪郁久，本已素体亏虚，加之手术及化疗，更伤气耗血，使得气虚推动无力，不能运行津液，则津不润肠，糟粕内生。而化疗药损伤脾胃，脾胃虚弱，则气血生化匮乏，气不能行于五脏六腑，不能推动糟粕排出，故而出现便秘。

穴位贴敷疗法最早见于《五十二病方》，其理论基础为整体观念。在经络学说中，腧穴作为脏腑经络气血汇聚处，具有独特的生理功能，药物吸收后激发经气从而达到治疗的目的。中医学指出，神阙穴于脐部隐窝之处，可连通五脏六腑、诸经百脉，乃经络之总枢；同时，脐部肤质较薄，无脂肪组织，皮肤可与腹膜、筋膜直接相通，加之脐周具有较为丰富的神经组织、血管、淋巴管等，有较强的渗透性，神阙穴穴位贴敷，有助于促进药物的吸收及渗透，达增效减毒之效。大黄性寒，味苦，具有泻下攻积、清热泻火、凉血解毒、逐瘀通经、利湿退黄之效，且可抑制肠内水分吸收，促进肠蠕动，以达到通便之功效。此外，现代药理学表明，大黄中含有大黄鞣酸及大黄素等物质，对大肠壁有一定刺激作用；可抑制小肠上皮细胞离子转运，促使肠腔容积及肠内渗透压上升，存留大量水分，增强推进性蠕动，促进排便，加速滞留在肠道内的代谢物及有毒物质排出，以达到通便之效。

火龙罐是集刮痧、推拿、艾灸于一体的新型中医治疗技术。其罐体由玄石加紫砂混合烧制，具有良好的导热性，且改良后罐口呈花瓣状，利于施罐时合理调控温度，从而保证治疗的恒温性、安全性。应用过程中，在罐内镶嵌相应的艾炷，艾炷点燃后产生的热量，通过摇振、摇拨、反旋、正旋罐体，并结合按、摇、揉、碾、点、闪、推、震、熨、烫10种手法，发挥补、通、温、调四大功效。其重点干预大横、气海、关元、天枢等穴。大横为足太阴脾经腧穴，刺激之可健脾理气、通调肠胃；气海主一身气机，属任脉之经穴，刺激之可培补真元，达到疏导任脉、调畅气机之效；关元为足三阴经与任脉交会穴，刺激之可增强益肺补脾、行气导泻之功；天枢为大肠经之募穴，刺激之可理气导滞、疏调肠腑，可明显缓解便秘症状，加速肠道功能的恢复。多种手法并用，加之罐内升温所产生的温热效应，可理气行滞，益气助阳，温补脾肾，调经止带，有效促进胃肠蠕动，调理机体的阳虚之证，从而使患者的便秘症状得到缓解。

火龙罐联合大黄穴位贴敷治疗，操作方便、疗效佳，不良反应少，患者舒适度高，易于为患者所接受。

（吴巧玲　徐娴）

第五节 肠梗阻

【治疗实录】

2023年3月25日早晨,医护人员查房时,患者张先生说:"李主任、吴护士长啊,真的太感谢你们了!我前天来的时候已经5天没拉大便了,肚子胀痛,都无法站直,睡眠不好,脾气也暴躁了,真的是太难受了。住院后,护士帮我敷了药包,按摩腹部,按的时候不停地有气排出来,按完后肚子变软了,也没有那么痛了。昨天晚上护士又帮我洗了肠,不到1个小时就拉出大便了,昨晚终于睡了个好觉。这1个月,我都没能好好睡觉,每天半夜就痛醒。真的太感谢你们了!"

原来患者张先生上次治疗结束回家后,大便不畅,出现腹胀、腹痛,于当地医院就诊,被确诊为"不完全性肠梗阻",治疗效果不明显,遂求助中医治疗。患者于2023年3月23日入院,入院时下腹持续性胀痛,腹肌紧张,肠鸣音弱,食欲减退,腰酸,大便5天未解。入院后予禁食、禁饮,芬太尼透皮贴剂外用对症止痛,醋酸奥曲肽注射液减少消化液分泌,患者拒绝行胃肠减压。排除禁忌证后予行四子散热敷+腹部按摩(图1-15),在治疗过程中患者频频排气,当晚腹胀、腹痛症状自觉较前缓解。3月24日,患者腹部胀痛,未解大便,舌淡暗,苔薄白,脉数滑。查体:腹部膨隆,肠鸣音弱,腹软,下腹部压痛。请消化科会诊,建议予行大承气汤中药灌肠通便。患者行大承气汤灌肠后可解烂便1次,量多。3月25日,患者腹胀腹痛缓解,继续进行四子散热敷。在护士长的指导下,采用四子散热敷(腹部)+腹部按摩(颤法)+中药大承气汤灌肠治疗。3月26日,患者不完全性肠梗阻缓解,予全流质饮食。3月27日,患者腹胀、腹痛完全缓解,可自主排气、排便。复查腹平片提示不完全性肠梗阻较前进一步缓解。予半流质饮食。后续顺利完成化疗后出院。

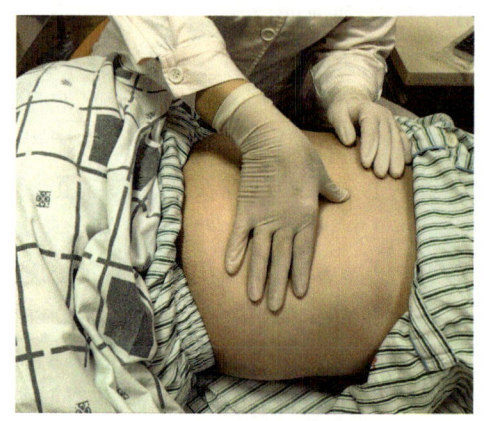

图1-15 腹部按摩

【诊疗经过】

张某某,男性,46岁,广东湛江人,因"结肠癌术后2年余,下腹胀痛2周"于2023年3月23日收入院,诊断:结肠恶性肿瘤。患者于2019年5月因脐周疼痛就诊,肠镜检查提示：结肠肿瘤可能；病理检查提示：中分化腺癌。2019年5月12日起在外院行3程CapeOX方案化疗，具体用药：卡培他滨（具体剂量不详，po）+奥沙利铂注射液（具体剂量不详，ivd）。2019年8月6日行（右半）结肠根治性切除，术后行5程CapeOX方案化疗，具体用药：卡培他滨（具体剂量不详，po）+奥沙利铂注射液（具体剂量不详，ivd）。术后定期复查未见复发。2022年6月，患者开始反复腹胀，排便次数减少，外院检查示直肠占位性病变，病理检查提示：管状腺瘤。2022年7月，于外院行PET-CT检查提示：结肠吻合口处略增厚，肿瘤复发可能。2022年7月至2023年2月行7程mFOLFOX6+BEV方案化疗，具体方案：贝伐珠单抗注射液（300 mg ivd）+奥沙利铂注射液（125 mg ivd）+注射用亚叶酸钠（0.6 g ivd）+注射用氟尿嘧啶（4.375 g civ 46 h）。化疗期间规律复查，疗效评价SD。2023年3月6日，患者出现腹胀腹痛，食欲减退，大便5天未解，至当地医院就诊，查腹平片提示：不完全性肠梗阻。现患者为进一步系统诊治，遂于我科就诊，拟"结肠恶性肿瘤"收入该科。患者入院症见：神清，精神疲倦，下腹持续性胀痛，腹肌紧张，肠鸣音弱，食欲减退，腰酸，纳差，眠欠佳，小便调，大便5天未解，舌淡暗，苔薄白，脉弦滑。专科评分：NRS评分为7分，腹胀数字评分（采用腹胀数字评分量表，分数越高代表症状严重程度越高）为7分，匹兹堡睡眠质量指数（Pittsburgh sleep quality index，PSQI，得分越高，表示睡眠质量越差）评分为12分。

2023年3月23日入院后给予禁食，完善相关检查，CT检查提示：不完全性肠梗阻。排除禁忌证后，拟留置胃管行胃肠减压，患者拒绝。治疗上，西医予芬太尼透皮贴剂外用（8.4 mg q3d）、醋酸奥曲肽注射液（0.1 mg h q8h）。中医予四子散热敷（腹部）+腹部按摩（颤法）治疗。治疗后，患者腹胀腹痛症状稍缓解。3月24日，患者腹部胀痛，大便难解，舌淡暗，苔薄白，脉数滑。查体：腹部膨隆，肠鸣音弱，腹软，下腹部压痛。专科评分：NRS评分为5分，腹胀数字评分为4分，PSQI评分为10分。消化科会诊建议予行大承气汤中药灌肠通便。结合患者检验检查结果及临床表现，在原有治疗基础上给予中药大承气汤灌肠治疗：大黄（川军）30 g，厚朴（川朴/姜）30 g，芒硝（朴硝）30 g，莱菔子30 g，麸炒枳实30 g，煎煮汤剂保留灌肠，每天1次，共5天。患者行大承气汤灌肠后解烂便1次，量多。3月26日，患者腹胀腹痛少许，可自行排气排便，予全流饮食。3月27日，患者腹胀腹痛完全缓解，可自主排气排便，肠鸣音恢复正常，腹软，无腰酸，纳眠可。专科评分：NRS评分为0分，腹胀数字评分为0分，PSQI评分为4分。复查腹平片提示不完全性肠梗阻较前进一步缓解，予半流饮食。3月28日行A+FOLFOX6方案化疗，具体用药：贝伐珠单抗注射液（300 mg ivd）+奥沙利铂注射液（125 mg ivd）+注射用亚叶酸钠（0.6 g ivd）+注射用氟尿嘧啶（3.875 g civ 46 h）。3月31日，患者无腹痛、腹胀，眠可。专科评分：NRS评分为0分，腹胀数字评分为0分，PSQI评分为3分。予顺利出院。患者治疗期间NRS评分、腹胀数字评分、PSQI评分情况见图1-16。

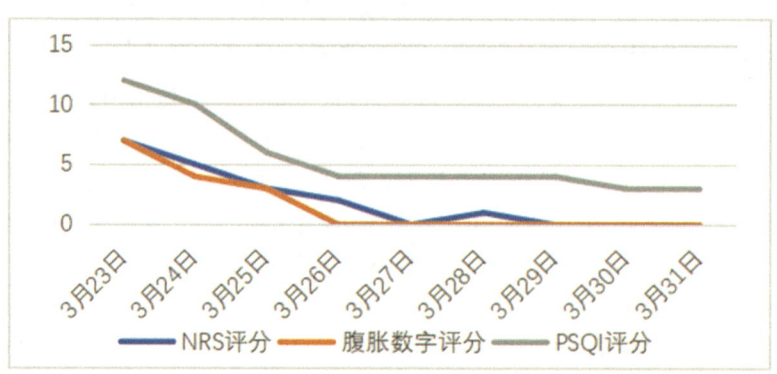

图 1-16 患者治疗期间 NRS 评分、腹胀数字评分、PSQI 评分情况

四子散热敷治疗：

治疗部位：腹部。

操作方法：将吴茱萸 100 g、紫苏子 100 g、白芥子 100 g、莱菔子 100 g 混匀，装入治疗布袋中做成四子散热奄包，将布袋放入恒温箱中，加热至 60~70 ℃。协助患者取仰卧位，护士手持四子散热奄包在患者腹部热敷，温度降至 40 ℃ 左右时，将热奄包热敷于腹部。每次约 20 分钟，每天 3 次。

腹部按摩：

操作方法：协助患者屈膝取仰卧位，两手平伸于身体两侧。操作者将少量润滑油滴于掌心，双手掌均匀涂抹后，双手对搓至发热，将手掌心对着肚脐，停留 3 秒后顺时针将润滑油均匀涂抹于腹部。然后四指并拢，双手上下叠加，以外腹部为按摩部位，顺时针方向摩擦按摩腹部 5 分钟；后四指并拢，分别放在同侧剑突旁，沿季肋分推摩 5 分钟；最后施以颤法，大拇指垂直点在患者痛点、归来穴、天枢穴、大横穴，全腕用力颤动 5 分钟，颤动频率（3~4）次/秒。腹部按摩每次 15 分钟，每天 3 次。

中药灌肠：

操作方法：将大黄 30 g、姜厚朴 30 g、芒硝 30 g、麸炒枳实 30 g 煎煮成 100 mL 汤剂，药液放凉至 39~41 ℃。协助患者取左侧卧位，暴露肛门，将准备好的药液倒入灌肠袋中，并做好排气，再将液体石蜡油滴于纱块后润滑肛管前端及肛门入口处，嘱患者深呼吸、放松，将肛管轻柔插入 10~15 cm。缓慢注入药物，观察并询问患者反应。注药完毕，夹闭肛管并拔出。协助患者垫高臀部，取舒适体位，卧床休息，药液尽量保留 1 h。每天 1 次，共 4 天。

【专家评述】

肠梗阻（intestinal obstruction）是临床常见急腹症之一，好发于小肠，在结直肠癌患者中的发病率为 25%~40%，通常表现为腹痛、呕吐、腹胀和肛门停止排气、排便，严重者可出现休克,甚至死亡。化疗所致肠梗阻由多种因素引发,研究表明,奥沙利铂可影响肠神经系统,导致肠功能障碍及神经元丢失;5-氟尿嘧啶可引起肠系膜血管收缩,导致肠道炎症性损伤。肠梗阻依据梗阻程度可分为完全性肠梗阻和不完全性肠梗阻两类。西医治疗上,不完全性肠梗阻患者大多选用禁食、补液、胃肠减压、营养支持等保守治疗方法,虽可减轻症状,但显效慢且疗效不明确,对反复肠梗阻的疗效尤为不佳。中医治疗上,肠梗阻的主要症状为痛、呕、胀、闭,属中医"肠结""关格""腹痛"等范畴。中医学认为肠梗阻是肠道气机不畅,导致气滞、血瘀、水湿内停。根据中医的脏腑学说和辨证论治,涉及肺、大肠、小肠、脾、胃等脏腑,主要病机包括气滞、血瘀、热结、寒凝,脾胃功能虚弱,无法正常运化,导致气血生成减少,推动无力,肠腑通降失常、传导失职,致使糟粕内停,故而大便不出。

中医外治法种类繁多,治疗时需要遵循辨证论治体系,了解病因病机及患者体质,通过外用药物、按摩等治疗方法,调整人体脏腑、经络、气血,从而达到治疗的效果。相较于单纯西医治疗,西医常规治疗(禁食水、静脉营养、胃肠减压、抗感染)与中医适宜技术(中药外敷、中药灌肠、针灸、穴位贴敷、穴位注射等)联用在肠梗阻患者胃肠功能恢复方面具备一定优势,效果满意。

四子散由吴茱萸、紫苏子、白芥子、莱菔子组成,其中白芥子辛温,善走窜,其含有的白芥子苷经水解后对皮肤具有刺激作用,可使局部感觉温暖;莱菔子味辛,善行气消食除胀,能提高胃幽门部环行肌紧张性和降低胃底纵行肌紧张性;紫苏子辛温归大肠经,能润肠通便,也能降泄肺气以助大肠传导之功;吴茱萸辛烈大热,具有抗胃肠痉挛的作用。四药合用,取其辛温能温经散寒、通络止痛,以减轻腹胀不适等症状。

腹部按摩是靠手法直接作用于腹部产生良性刺激,从而使胃肠管腔发生形态改变,可促使其内容物发生运动变化,即胃肠蠕动加快加强,加快(或延缓)胃肠内容物的运动排泄过程。腹部按摩还可通过神经、经络的传达,间接增强胃肠道的蠕动功能。中医学认为,人体的五脏六腑与腹部有着密切的联系,五脏六腑除心、肺之外,均居于腹部。心与小肠相表里,心之经脉下行过膈络小肠;肺与大肠相表里,肺之经脉下络大肠。所以,动一腹而治全身,腹部按摩可通和上下,调理阴阳,去旧生新。现代医学认为,腹部按摩可增加腹肌和肠平滑肌的血流量,增强胃肠内壁肌的张力及淋巴功能,使胃、肠等脏器分泌活跃,加强对食物的消化、吸收和排泄,起到促进排便、消除便秘的作用。本案例中,患者腹部按摩重点按压归来穴、天枢穴、大横穴。归来穴属足阳明胃经,其解剖位置位于机体腹部,有润下通便之功;天枢穴位于足阳明胃经腧穴,大肠募穴,有升清降浊、调畅气机、通腑泻实之功;大横穴归足太阴脾经,可通调肠腑。结合穴位按摩,能达到事半功倍之效,而且按揉时能产生垂直向下的力,改变腹压,促进肠蠕动,反射性地引起肛门括约肌松弛,从而利于大便排出。

中药保留灌肠是中医治疗体系中古老的疗法,属中医内病外治法之一,在临床中是治疗肠梗阻的重要手段之一。在中医基础理论中,肺与大肠相表里,而肺权衡治理,主一身之气。《黄帝内经》亦有记载："肺者，相傅之官……朝百脉，主治节。"也就是说，人的周身气血均直接或间接汇聚于肺，再输布于全身，中药汤剂通过直肠或结肠吸收，通过肺的宣发肃降输布全身，从而达到治疗目的。大承气汤出自张仲景的《伤寒论》，为峻下热结的经典方剂，主治大便不通、脘腹痞满等阳明腑实证。方中大黄性寒，味苦，可泻下攻积、清热泻火、凉血解毒、逐瘀通经、利湿退黄；厚朴性温，味苦、辛，善燥湿消痰，下气除满。二者共为君药。芒硝性寒，味咸、苦，有泻火通便、润燥软坚、清火消肿之效；枳实性微寒，味苦、辛，能破气消积、化痰散痞。二者可助大黄消积，共为臣药。四药合用，可泄热通里、攻下热结。

因此，我科将四子散热敷、腹部按摩以及中药灌肠应用于肠梗阻患者，在临床中取得很好的疗效。四子散热敷还可以用于腹胀、脾胃虚寒胃脘痛、轻中度疼痛等，均有很好的疗效。

（吴巧玲　姚曼　陶岚婷）

第六节　腹胀腹痛

【治疗实录】

2023年12月25日，接诊台来了一位"大腹便便"的男性患者，身高168 cm，体重却达到90 kg。患者说："我这个大肚子太难受了，搞得我坐立不安，吃不好，睡不下，能帮帮我吗？"

患者洪先生来自广东韶关，近3个月逐渐出现腹胀，并伴有阵发性腹痛。初期症状轻微，未予重视，但随着病情加重，腹胀日益明显，腹痛发作频率及程度也逐渐增加。2023年10月在外院行上腹部MR提示：肝右叶多发占位性病变，考虑肝细胞癌并肝内多发子灶形成，门静脉右支癌栓。肿瘤指标提示：AFP 7 987 ng/mL。诊断：肝细胞癌。接诊时患者精神疲倦。查体：腹部膨隆，腹软，移动性浊音，肝大，约肋下5 cm，腹围达到106 cm。NRS评分为5分。"护士，我听说肝癌腹水很难治疗，是真的吗？"患者问道。主管护士小吴说："肝癌腹水的治疗难度虽然较大，但我们会尽力帮您缓解不适。目前的治疗方法包括药物治疗、腹水引流、腹腔灌注化疗等。主管医生会根据您的具体情况制定合适的治疗方案。但治疗方法和效果会因个体差异而有所不同，我们也会结合中医适宜技术减轻您的不适以获得最佳治疗效果。"主管护士小吴查看患者的舌苔、脉象，表现为舌质淡暗，苔白腻，脉沉滑。吴护士与主管医生商讨，结合患者临床表现及辨证分析，决定在腹水引流、抗病毒、护肝利胆、利尿的基础上，加用中药芒硝外敷及中药四子散热奄包热敷等中医特色治疗。芒硝能更好地发挥逐水外出的功效，四子散热奄包能够温通腹部经络，促进膀胱气化，有助于增加膀胱排尿，从而利于腹水从小便排出。此外，脐部是表皮角质层最薄、血管丰富的部位，透皮吸收作用好，更利于药物的吸收。经过治疗后，患者腹部胀痛症状得到有效缓解，顺利出院。

【诊疗经过】

洪某某，男性，40岁，2023年12月25日因"确诊肝细胞癌2月余"入院，诊断：肝恶性肿瘤 肝细胞癌（BCLC c 期，Child-Pugh B 级）。入院症见：患者精神疲倦，腹痛腹胀明显。查体：腹部膨隆，腹软，移动性浊音，肝大，约肋下5 cm，腹围达到106 cm。NRS评分为5分。入院后完善相关检验检查，全腹CT检查提示：①肝内多发结节、肿块，考虑肝右叶巨块型肝癌，并肝内多发子灶形成，肿块侵犯肝右静脉，门静脉右主干及分支内癌栓形成，腹膜多发转移，考虑肝右叶肿块下缘破裂出血，并腹盆腔少量积液、积血。②肝硬化。③左侧胸腔中等量—大量积液，左下肺受压迫致肺不张，左肺上叶舌段及右肺下叶多发炎症，建议治疗后复查。④右肺上叶尖段实性小结节。腹部超声结果提示：存在大量腹腔积液（图1-17）。管床医生立即为患者在超声引导下行腹腔穿刺引流置管术，术后6小时腹腔引流管引流出淡黄色液体800 mL，腹围降至105.2 cm，NRS评分仍为5分，患者腹部胀痛感缓解不明显。治疗上，西医予恩替卡韦分散片（0.5 mg po qd）抗病毒，大豆磷脂散（7 g po tid）护肝，螺内酯片（40 mg po qd）利尿，0.9%氯化钠（20 mL iv qd）+呋塞米注射液（20 mg iv qd）利尿，注射用丁二磺酸腺苷蛋氨酸（0.5 g iv qd）利胆退黄，白蛋白注射液（10 g ivd qd）补充蛋白。在此基础上加用中医外治法进行辨证治疗。该患者属肝郁脾虚之证，治疗上以标本兼治为则，疏肝健脾为法，采用中药芒硝外敷（部位为腹部，每次2小时，每日2次）消水肿，间隔1小时后给予中药四子散热奄包热敷（部位为腹部，每次30分钟，每日2次）缓解腹痛腹胀。

12月26日，患者仍有少许腹痛腹胀，但较前减轻，24小时腹腔引流管可引流出淡黄色液体1 000 mL，腹围降至104.6 cm，NRS评分为4分。12月31日，经过连续6天的治疗，患者腹围降至101 cm，NRS评分为1分，腹部胀痛感得到明显缓解。复查腹部彩超提示：少量腹腔积液（图1-18）。主管医生予拔除腹腔引流管，并行第1程靶向+免疫治疗，具体用药：仑伐替尼胶囊（12 mg po qd）+0.9%氯化钠（250 mL ivd qd）+信迪利单抗注射液（200 mg ivd q3w）。2024年1月2日，患者精神可，无腹痛腹胀，腹围降至98.2 cm，NRS评分为0分，顺利出院。

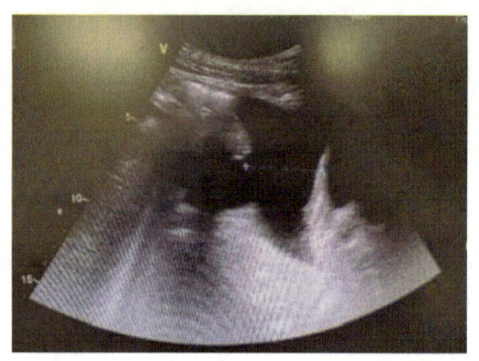
图1-17　2023年12月25日腹部彩超

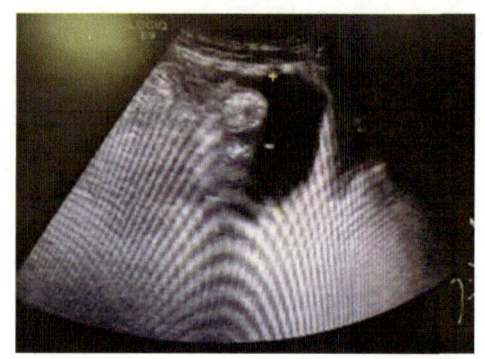
图1-18　2023年12月30日腹部彩超

临床观察显示，采用中药芒硝外敷+中药四子散热奄包热敷疗法，可以有效缓解肝癌合并腹水引起的腹部胀痛感。患者治疗期间腹围情况见图1-19，NRS评分情况见图1-20。

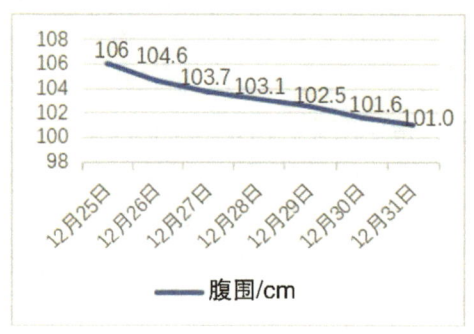
图1-19　患者治疗期间腹围情况

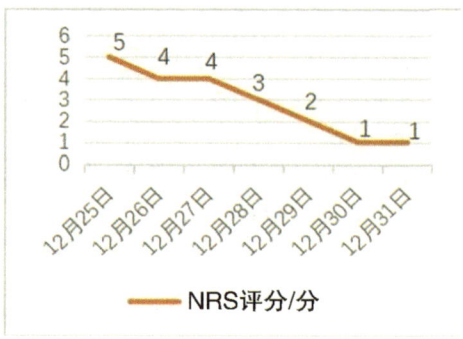
图1-20　患者治疗期间NRS评分情况

中药芒硝外敷操作方法：取芒硝500 g置于纯棉布袋中，其大小呈长方形（20 cm×40 cm），厚薄适宜（0.8～1 cm）（图1-21）。以脐为中心置于腹部，布袋上放置吸水垫，以免布袋潮湿后浸湿衣被，每日8:00、16:00各1次，每次2小时。

中药四子散热奄包热敷操作方法：在中药芒硝外敷1小时后，取紫苏子、莱菔子、白芥子、吴茱萸各100 g，混合装入纯棉布袋，放入60～70 ℃的恒温箱加热。将加热好的四子散热奄包置于治疗部位，用力均匀，来回推熨或回旋运动；推熨一定时间后，用温度计测量四子散热奄包的温度，将温度低于50 ℃的四子散热奄包置于腹部持续热敷（图1-22），热敷时间为30分钟，每日2次。

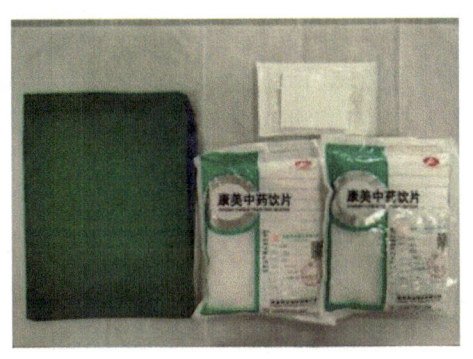

图 1-21 中药芒硝外敷用物

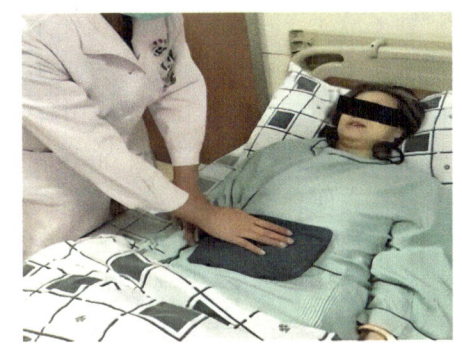

图 1-22 中药四子散热奄包热敷

测量腹围方法：护士定时用软尺以脐部为中心测量腹围，每日 1 次，每次测量时间固定在晨起大小便后，同时观察患者腹胀改善情况及腹围变化情况。

【专家评述】

肝癌是临床常见恶性肿瘤之一，属中医学的"癥瘕""积聚""胁痛""痞满""岩"等范畴。本病病位在肝脏、胁下，与脾胃、肾、胆腑关系密切。其主要病机为：正气亏虚，感受邪毒，肝气抑郁，饮食损伤，加之正气亏虚、脏腑失调，导致阴阳失调，气血逆乱，脏腑功能紊乱，瘀血留滞不去，而成积聚。患者平素情志郁闷，郁则伤肝，肝木乘脾，脾失健运，故见肝区胀满不适；脾虚气血生化乏源，故见疲倦乏力；肝气郁而化火，木火刑金，肺气失于和降，故见咳嗽、咳痰；灼伤脉络，出现咳血痰。其主要辨证为肝郁脾虚之证。张仲景在《金匮要略》中提出："见肝之病，知肝传脾，当先实脾。"肝中之气可以借助脾气之升而行其生理功能，肝气的疏泄与条达之性是借助胃气的和降而发挥生理功能。故采用疏肝理气、健脾益气的治疗方法。

腹胀是一种腹部膨隆、胀满的主观感觉，可由胃肠道积气、积食或积粪，腹腔积气或积液，胃肠功能紊乱，胃肠道梗阻及低钾血症等问题所致。腹胀常伴有纳差、嗳气、排气增多等症状。当腹水超过 1 000 mL 时，可出现明显腹胀。恶性腹水是由各种肿瘤引起的腹腔积液，是肿瘤患者常见的急症之一。恶性腹水常见于消化道肿瘤、妇科肿瘤及肺癌。腹水出现前常有腹胀不适感，以饭后最为明显。腹胀在中医中被称为"鼓胀"，"鼓胀"在古籍中又被称为"单腹胀""水蛊""蛊胀"等。《黄帝内经·素问》"阴阳应象大论"篇中说"浊气在上"；《诸病源候论》认为鼓胀与"水毒"有关；而朱丹溪和张景岳认为情志不畅、饮食不节及饮酒过度是导致鼓胀的原因。肿瘤患者发生腹胀、腹水后，生活质量明显下降，且五年生存率将大大降低。做好腹胀、腹水的护理工作不仅能提高患者的生活质量，同时也能减少致死性并发症的发生概率。

肝癌出现腹水提示病情严重，肝癌所致的腹水表现为腹部胀大、肤色苍黄、腹壁青筋暴露，肝癌腹水具有顽固、量大、反复的特点，属中医"鼓胀"病范畴。肝、脾、肾功能失调以致气滞、血瘀、水停腹中是形成鼓胀病的主要病机。肝气郁结日久，木郁克土，脾失健运，水湿不化，随体质不同或化寒致寒湿内困，或化热成湿热蕴结。治疗多采用中西医结合疗法，西医以利尿为主，严重者可考虑引流腹水。

中药芒硝外敷腹部（以脐周为中心），被广泛应用于危重患者的临床治疗。芒硝性寒、味咸、苦，具有泻下通便、润燥软坚、清火消肿的功效，将其研粉外敷具有毒副作用小、操作方便、患者接受程度高等特点。外敷时取半卧位，注意患者的皮肤护理，给患者穿宽松棉质的衣服，保持床单、衣物干燥。芒硝潮解后会变硬，需及时更换芒硝及芒硝袋。芒硝的主要化学成分是硫酸钠和少量氯化物，外敷时芒硝中的硫酸钠遇热后以硫酸根离子形式存在，其晶体渗透压明显大于人体组织渗透压，从而促进人体组织水分渗出体外。芒硝可使局部血管扩张，血流加快，改善微循环，也加速了组织肿胀的吸收、消散，可明显缓解腹腔内脏器水肿情况，进而减少肝癌患者腹水量，以起到减轻患者腹胀的作用。

中药热奄包为经典中医外治法，根据不同病症辨证论治，选取具有相应药性的药物施治，具有温经通络、散寒止痛及祛瘀消肿等功效。四子散由紫苏子、莱菔子、白芥子、吴茱萸组成。紫苏子降气化痰，止咳平喘，润肠通便；莱菔子消食除胀，降气化痰；白芥子温肺豁痰利气，散结通络止痛；吴茱萸取其辛而热之性，可散寒止痛，降逆止呕，助阳止泻。四种药物合用能温经通络止痛，共奏调理气机、活血化瘀、恢复胃肠功能之功效，再结合热奄包的热效应，使药效成分更好地经皮吸收，直达病灶。

【相关知识】

（一）腹胀、腹水发生机制

1. 西医学发生机制

腹胀是一种常见的消化系统症状，引起腹胀的原因主要有胃肠道胀气、各种原因所致的腹水和腹腔肿瘤等。腹腔内80%的液体是经淋巴系统引流至循环系统，若液体产生量远大于回流量，则导致腹水的发生。腹水是多种疾病的表现，根据引起腹水的原因可分为肝源性、癌性、心源性、血管源性（静脉阻塞或狭窄）、肾源性、营养不良性和结核性等。肝硬化和恶性肿瘤是引起腹水的最主要原因。部分腹水患者有2个或以上的病因。

恶性肿瘤患者产生腹胀的主要因素有：

（1）胃肠道胀气。胃肠道胀气指非机械性压迫引起的肠麻痹，由肠道蠕动功能减弱或缺失导致。一般是由电解质紊乱、药物副作用等引起。

（2）腹水。①腹膜新生血管的增加及糖蛋白共同作用，引起毛细血管通透性增加，血浆蛋白通过毛细血管壁进入组织液，使组织液量增加，形成腹水。②肿瘤细胞产生蛋白酶破坏组织基质，促进肿瘤细胞的转移，同时增加毛细血管的通透性而引起腹水。③肿瘤细胞侵袭淋巴管，纵隔下淋巴管阻塞，淋巴回流障碍，大量淋巴液自包膜表面漏入腹腔，形成腹水。④癌症合并腹膜炎症可引起毛细血管的通透性增加，形成腹水。

⑤肿瘤继发低蛋白血症，血浆胶体渗透压降低，毛细血管内液体漏入组织间隙及腹腔，形成腹水。⑥有效循环血容量不足，肾血流减少，肾素－血管紧张素－醛固酮系统被激活，抗利尿激素分泌增多，肾小球滤过率降低，导致发生水钠潴留。

（3）腹腔肿瘤压迫。肠道肿瘤可能阻塞肠道，造成梗阻，形成腹胀。另外，腹腔内其他脏器包括肝、胆、胰腺、脾脏、肾脏等肿瘤进展，都可能引起腹胀。例如，胰腺癌病情进展，肿瘤压迫肠管，可引起不全或完全性肠梗阻；盆腔内巨大肿瘤如卵巢癌等也可以压迫肠道造成梗阻，继而形成腹胀。

（4）肿瘤术后继发。消化道肿瘤切除手术也是造成腹胀的常见原因之一，多由手术创伤引起的吻合口水肿、肠道炎性渗出粘连、术后饮食不合理造成肠道功能紊乱等导致。但一般多为短期内腹胀，且症状不明显，少数可发展为肠梗阻。

2. 中医学发生机制

鼓胀是因肝病或蛊虫病、长期酗酒，或腹内有癌、瘀等病，阻碍气血水液运行，水积于腹，主要表现为腹胀如鼓、肤色苍黄及腹部皮肤青筋暴露。古籍中根据病因病机将鼓胀分为气鼓、水鼓、血鼓、虫鼓。

（1）饮食不节。嗜食过厚，酿湿生热，伤及脾胃，以致清气不升、浊阴不降、运气失司、肝失条达、气血瘀滞、水湿停聚不行而引起鼓胀。

（2）情志刺激。情志不畅，肝失疏泄，气机不利，以致脉络瘀阻，气血失司；肝气郁结，脾失健运，水湿滞留；水湿与血瘀蕴结，可累及肾脏，开阖不利。

（3）虫毒感染。在疫区感染血吸虫致病，未及时治疗，内伤肝脾，脉络瘀阻，致气机不利、气血失司、水湿滞留而导致鼓胀。

（4）病后续发。疾病迁延日久，伤及肝脾，以致肝失疏泄、脾失健运而续发鼓胀，如黄疸、久泻久痢等。

综上所述，鼓胀的病因主要有饮食不节、情志刺激、虫毒感染及病后续发，其病机是由肝、脾、肾功能障碍，气、血、水积聚腹腔而成。

（二）腹水分类

1. 根据腹水形成机制和性质分类

根据形成机制和性质，腹水可分为漏出液和渗出液。

2. 根据引起腹水的疾病性质分类

根据引起腹水的疾病性质，腹水可分为良性腹水和恶性腹水。

（吴巧玲　郑飞辉）

第七节 失 眠

案例一

【治疗实录】

2023年9月21日晨间护理时，56岁的谢女士高兴地和护士长说："护士长，我要表扬昨晚值班的小敏护士，这里的护士都很好，护士长您带领的团队太棒了。"通过询问，护士长了解到谢女士一直在外院接受治疗，最近一个月开始，偶尔会失眠，睡不着的时候还会头晕，在门诊就诊吃药后，睡眠仍没有改善。前一晚值班的小敏护士于23:30巡房时，观察到谢女士翻来覆去睡不着，了解到她的失眠情况，小敏护士提出给她按摩一下头部试试，结果按着按着谢女士就睡着了。谢女士说："凌晨2点左右我被隔壁床阿姨上厕所的关门声给吵醒了，但这已经是最近这段时间我睡得最舒服的2个小时了，我要特别表扬小敏护士。"护士长查看谢女士的舌苔、脉象，其表现为舌淡，苔薄，脉细弱，护士长指导谢女士平时可多做深呼吸，放松心情，饮食上可选择莲子百合粥、红枣桂圆煲汤等，这些对睡眠都有帮助。

护士长在与主管医生沟通时了解到，谢女士因其一位要好的病友最近出现肿瘤复发，病情比较严重，她也跟着紧张起来，使本来不怎么好的睡眠变得更糟糕。护士长考虑到患者最近多是情绪紧张、多虑导致难眠，和主管医生讨论后决定一方面多和谢女士沟通使其放松心情；另一方面继续予患者穴位按摩开天门治疗（图1-23），帮助患者疏通经络，改善神经衰弱等情况。当天晚上开天门治疗后，谢女士的夜间睡眠时间又增加了2小时，醒来后也能自行入睡。连续治疗3天后，谢女士的睡眠时长已经达到连续6小时了，睡眠质量明显改善。

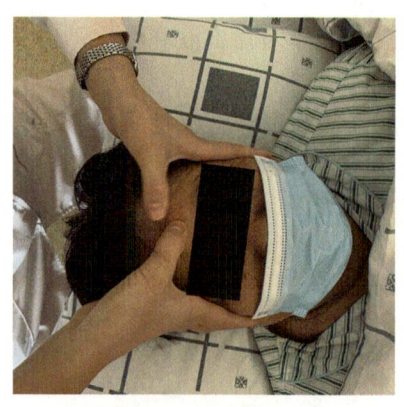

图1-23 开天门

【诊疗经过】

谢某某，女，55 岁，2023 年 9 月 20 日因"肺腺癌治疗 4 年余"入院，诊断：肺恶性肿瘤。2019 年 6 月 1 日于东莞市某医院行 PET-CT 检查提示：右肺癌，伴右侧胸膜、肝转移瘤及右肺门、纵隔内多个淋巴结转移。2019 年 6 月 28 日在外院行肺穿刺活检术，术后病理检查提示：肺腺癌。基因检测未见驱动基因突变，PD-L1（-），TMB＜1 个突变（Low），MSS/L。2019 年 7 月 18 日、2019 年 8 月 14 日、2019 年 9 月 9 日、2019 年 10 月 7 日、2019 年 10 月 26 日、2019 年 11 月 21 日在外院行 1—6 程 A+AC 治疗方案，具体用药：贝伐珠单抗注射液（400 mg ivd q3w）+注射用培美曲塞二钠（0.8 g ivd q3w）+卡铂注射液（0.5 g ivd q3w）。2019 年 12 月至 2023 年 8 月行 50 程靶向+化疗维持治疗，具体用药：贝伐珠单抗注射液（500 mg ivd q3w）+注射用培美曲塞二钠（0.8 g ivd q3w）。其间多次复查 CT、PET-CT 评价疗效，提示 PR。近 1 个月患者睡眠情况时好时坏，服用助眠药物艾司唑仑（2 mg po qn），效果仍一般。现为评估抗肿瘤治疗效果及确定下一步诊疗方案入院。

入院症见：患者偶有咳嗽，无咳痰，眠差。入院后完善相关检验检查，了解肿瘤情况，癌胚抗原（CEA）定量为 591.00 ng/mL。治疗上，西医予艾司唑仑（2 mg po qn）改善睡眠；中医以标本兼治为则，以益气化痰、祛瘀散结为法，中药汤剂辨证给予，配合中医特色疗法腕踝针（针刺：双上 1 区）以止咳等调理脏腑功能。

9 月 20 日夜间 22:05，患者入睡困难，护士予开天门治疗 30 分钟，至 23:50 患者可入睡。

9 月 21 日上午 8:40，患者诉凌晨 2:00 醒后难以再入眠，直至晨间 6:00 起床。当日 9:00 复查 PET-CT 结果提示：①右肺中叶外侧段胸膜下条片样密度增高影，代谢轻度增高，病灶与胸膜粘连；②右肺及右侧胸膜多发不规则结节、斑片影，代谢无增高，伴右侧少量胸腔积液；③纵隔 4R、7 区稍大淋巴结，代谢轻度增高。上述改变符合肺癌治疗后改变，提示肿瘤活性明显受抑制，基本同前，整体病情稳定，评价疗效提示 PR，拟次日行维持性抗肿瘤治疗。夜间 21:10 继续予开天门治疗 30 分钟，至 23:00 患者可入睡。

9 月 22 日上午 8:00，患者诉凌晨 3:00 醒后未再入睡，直至晨间 6:00 起床。9:20 行靶向治疗+化疗，具体用药：贝伐珠单抗注射液（500 mg ivd q3w）+注射用培美曲塞二钠（0.8 g ivd q3w）。夜间 21:30 继续予开天门治疗 30 分钟，至 23:00 患者可入睡。

9 月 23 日上午 8:30，患者诉昨日夜间醒来 2 次，睡眠质量较前改善，第一次醒后 15 分钟可继续入睡，第二次醒后入睡困难，今晨 6:30 起床。夜间 21:10 继续予开天门治疗 30 分钟，至 22:00 患者可入睡。

9 月 24 日上午 8:00，患者诉昨日夜间醒来 1 次，睡眠质量较前已明显改善，可连续睡眠 6 小时，今晨 6:30 起床。当日 10:00 患者顺利办理出院。患者此次入院接受复查及抗肿瘤治疗，睡眠问题也得到改善，患者满意。患者住院期间睡眠时间详见图 1-24。

开天门操作步骤：

（1）推上星穴：患者仰卧位，施术者搓热双手，双拇指使用一指禅推法由印堂穴直推至上星穴 36 次。

（2）推头维穴：施术者双拇指交替，由印堂穴向上推至头维穴 36 次。

（3）推眉尾（抹眉）：施术者双拇指自攒竹穴沿眉尾推至丝竹空穴 36 次。

（4）梳理太阳经：五指分开，双手交替用手指指腹梳理太阳经 10～20 次。

（5）叩印堂穴：中指指腹叩击印堂穴 36 次。

（6）叩百会穴：中指指腹叩击百会穴 36 次。

（7）揉太阳穴：利用双手示指和中指顺时针按揉太阳穴 10 次、逆时针按揉太阳穴 10 次。

（8）轻拍头部：前额以印堂穴为中心轻拍→沿左侧眉骨上缘向左。以左太阳穴为中心轻拍至左耳轮脚→返回到前额→沿右侧眉骨上缘向右。以右太阳穴为中心轻拍至右耳轮脚→返回到前额→从印堂穴经上星穴到百会穴→返回到前额。共轻拍 3 分钟。

（9）收功：按压双侧风池穴、肩井穴，各 5～10 次。

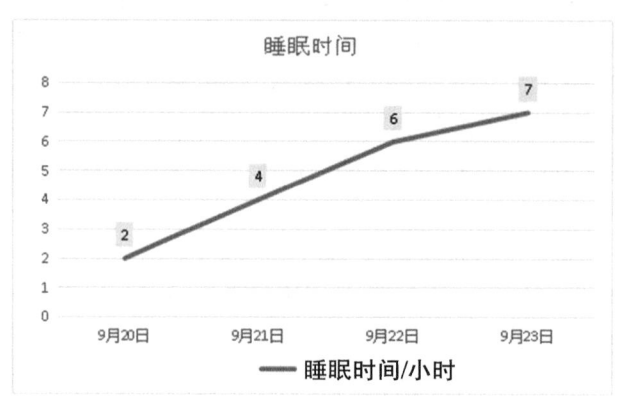

图 1-24　患者治疗期间睡眠时间

【专家评述】

失眠，又称"不寐""不得卧"或"目不瞑"，是一种常见的睡眠障碍，主要表现为睡眠时间和深度的不足，以及不能消除疲劳，也无法恢复体力与精力，以致不能获得正常睡眠的一种病症。失眠作为肿瘤患者常见并发症之一，发病率在 35%～70%，女性及老年患者高发，而肺癌患者合并失眠的发病率在肿瘤患者中最高。有研究表明，睡眠质量与肺癌发病风险存在显著关联，有睡眠障碍的群体罹患肺腺癌的概率呈现上升趋势，而维持充足睡眠时长则被证实对肺癌发生具有预防性效应。肿瘤的压迫、咳嗽、呼吸困难等肺系症状均可引起失眠，而失眠又会加重肺癌患者的疲劳、食欲减退等症状，亦可导致患者情绪失调而引起抑郁、焦虑心境，对患者预后及生活质量产生较大的影响。现代医学证明，控制睡眠的中枢在脑内，失眠主要与这些脑部神经功能紊乱相关。

肺癌患者失眠从中医学角度上看，可归属于"肺积""不寐"等范畴。不寐的病位在心，由心神失养或心神不安所致。肺癌患者本就正气虚损，阴阳失调，邪毒乘虚入肺，邪滞于肺，导致肺脏功能失调，气血瘀毒瘀积于肺形成肺部积块，积块进一步消耗机体气血，使得气血阴阳失衡，阳不入阴，故不寐；同时，肺癌患者多思虑过度，损伤心脾，心血暗耗，神不守舍，亦可致不寐。中医认为，脑为神明之守，诸阳之会，通过头部按摩可使头部经脉气血得以流畅，从而达到阴阳平衡，神有所主，心神得安。

开天门通过推、抹、揉、轻叩等手法按摩头部经络腧穴，刺激皮下血管和神经，由反射弧传导，调节大脑兴奋，缓解肌紧张状态，调整血管舒缩功能，疏通经络，促进气血运行，使机体代谢功能加强，阴阳得以平衡，神有所主，从而达到定眩止晕、心神得宁、夜寐得安的效果，是治疗失眠的重要方法，且能够有效避免药物带来的不良反应等。现代医学对开天门疗法的机理研究表明，开天门由推上星、推头维、叩印堂、梳理太阳经等推拿手法组成，刺激上星、印堂两个穴位能够提高机体5-羟色胺与5-羟吲哚乙酸含量，还能提高下丘脑白细胞介素、肿瘤坏死因子的水平，起到镇静安神的作用；梳理太阳经能够加快患者脑部的血液循环，通过神经反射抑制大脑皮质的兴奋，从而提高睡眠质量等。开天门疗法对提高肿瘤患者的整体生活质量大有裨益，值得推广。

（吴巧玲　吴利敏　何春霞）

案例二

【治疗实录】

2022年10月15日，小飞护士看到一贯健谈的患者李先生眉头紧锁地躺在床上，精神不佳，小飞护士立马意识到患者昨日做了经皮肝动脉化疗栓塞（transcatheter arterial chemoembolization，TACE）介入术，可能不舒服，于是关切地问："李叔叔是不是哪里不舒服？"患者回答道："上次行介入术后我的睡眠就开始变差了，总是睡不着，好不容易睡着了，一会儿又醒了，快帮帮我吧。"小飞护士查看患者舌苔、脉象，其表现为舌淡暗，苔薄白，脉弦细，小飞护士耐心地对患者说："您可能是血瘀内阻、肝气不疏，一会我给您做个耳部铜砭刮痧来调理一下睡眠。"小飞给患者讲了做完TACE介入术后可能引起睡眠障碍的原因及日常改善睡眠的调理方法，又介绍了耳部铜砭刮痧的原理及作用。患者表示听完后没那么焦虑了，情绪也慢慢放松下来。于是小飞开始为患者做耳部铜砭刮痧治疗（图1-25）。先让患者摆好体位，暴露耳部皮

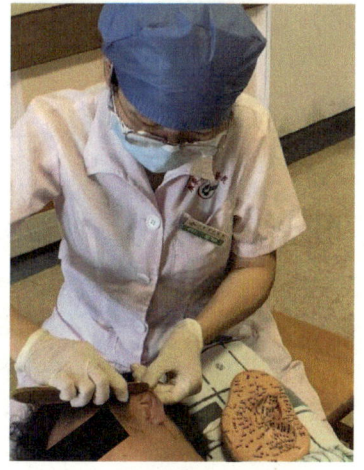

图1-25　耳部铜砭刮痧

肤，随后用生理盐水清洁耳部皮肤并涂按摩油，循环按摩，打开耳郭小周天及大周天，促进全身气血运行。然后在耳正面和耳背按照由下至上、由外至内的顺序进行刮痧，刮到耳根空白处，向后刮到翳风穴，沿胸锁乳突肌往下刮至锁骨上缘。最后结合患者情况，重点对神门、枕、皮质下、心、肝等耳部穴位进行重刮，起到缓解焦虑情绪、宁心安神、改善睡眠的作用。

次日护士查房，小飞询问患者前一天晚上睡眠情况。患者说："我昨晚22:30左右就可以入睡了，今天凌晨2:00醒来上了厕所，半个多小时后才再次入睡，5:00再次醒来后就没有再入睡了。我想继续做这项治疗。"护士小飞当天继续予患者耳部铜砭刮痧治疗。

【诊疗经过】

李某某，男，52岁，因"确诊肝癌5月余"入院，诊断：肝恶性肿瘤。2022年5月于当地医院行彩超检查发现肝占位。随后转诊至广州某三甲医院，行上腹部增强CT检查提示：肝S4、S5、S6、S8巨大肿瘤，考虑原发性肝细胞癌。甲胎蛋白（AFP）307.68 ng/mL；我院2022年5月18日行CT检查提示：肝S4、S8/5段及S6段巨大团块影，考虑肝癌（混合型可能性大），门静脉右支癌栓形成，肝门部及腹膜后轻度增大淋巴结。2022年5月21日、6月15日、7月26日、8月18日、9月20日行5程TA靶向免疫治疗，具体用药：阿替利珠单抗注射液（1200 mg ivd q3w）+贝伐珠单抗注射液（700 mg ivd q3w）。其间2022年7月15日行1程TACE，过程顺利。2022年7月及9月复查CT评价疗效为SD。现为求下一程治疗于2022年10月13日入院。

10月14日行第2程TACE治疗，术前予丁丙诺啡透皮贴剂（5 mg）外贴预防疼痛，术后予皮内针（选穴：双内关、双天枢、双大横、中脘）预防恶心呕吐。夜间22:30，患者诉腹股沟穿刺口少许疼痛。专科评分：NRS评分为2分。予腕踝针（针刺：双上1区）止痛。

10月15日11:00，患者腹股沟穿刺口少许疼痛，诉昨日睡眠时间严重不足，总睡眠时间3小时，夜间苏醒2次，第二次醒后无法再次入睡，白天思睡，感觉疲惫。专科评分：NRS评分为2分，阿森斯失眠量表（Athens insomnia scale，AIS）评分为15分。查患者舌苔、脉象，表现为舌淡暗，苔薄白，脉弦细，舌下络脉瘀黑，考虑患者为肝郁不疏导致失眠，予耳部铜砭刮痧治疗（重刮神门、枕、皮质下、心、肝穴），共30分钟。

10月16日11:00，患者腹股沟穿刺口无疼痛，诉昨日睡眠时间较前增加，总睡眠时间5小时，夜间苏醒2次，醒后再次入睡需30分钟，白天仍有少许思睡，感觉疲倦。专科评分：NRS评分为0分，AIS评分为8分。继续予耳部铜砭刮痧治疗30分钟。

10月17日11:00，患者腹股沟穿刺口无疼痛，诉昨日睡眠时间明显增加，总睡眠时间6小时，夜间苏醒1次，醒后再次入睡需10分钟，自我感觉白天精神状态较前好转,白天无思睡。专科评分:NRS 评分为 0 分,AIS 评分为 6 分。继续予耳部铜砭刮痧治疗 30 分钟。

10 月 18 日 11:00,患者腹股沟穿刺口无疼痛,诉昨日睡眠质量明显改善,总睡眠时间 7 小时,夜间无苏醒,白天无疲乏感,且精神状态良好。专科评分:NRS 评分为 0 分,AIS 评分为 4 分。继续予耳部铜砭刮痧治疗,30 分钟。

10 月 19 日,经过连续 4 天耳部铜砭刮痧治疗,患者腹股沟穿刺口无疼痛,睡眠情况明显改善,总入睡时间 7 小时,夜间无苏醒,白天精神佳,无思睡。专科评分:NRS 评分为 0 分,AIS 评分为 2 分。顺利出院。

临床观察显示,采用耳部铜砭刮痧治疗可以有效改善患者的失眠症状。患者住院治疗期间 AIS 评分情况见图 1-26。

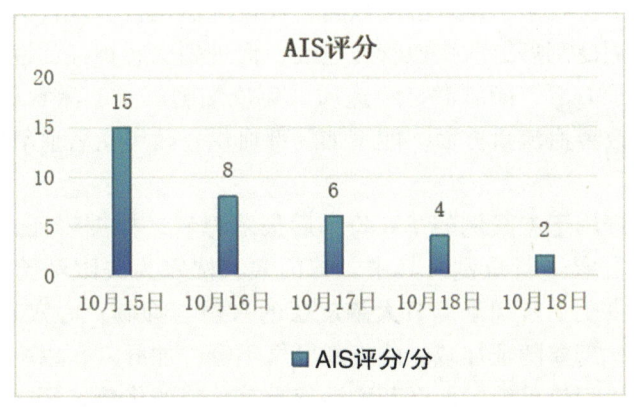

图 1-26 患者住院治疗期间 AIS 评分情况

耳部铜砭刮痧治疗:

重刮穴位:神门、枕、皮质下、心、肝。

操作步骤:确认患者既往无心脏疾病问题。涂介质,循环按摩耳郭小周天及大周天约 1 分钟。予患者耳正面依据由下至上、由外至内的顺序,即从耳垂到耳尖,按耳轮→耳舟→对耳轮内侧面→耳甲腔→耳甲艇→耳甲窝的顺序依次刮;刮径要短,根据患者耐受程度以 0.5～1 cm 为宜。在耳背遵循从下至上、从外至内的顺序,刮到耳根空白处,向后刮至翳风,沿胸锁乳突肌往下刮至锁骨上缘,力度循序渐进,以患者能耐受为宜。对神门、枕、皮质下、心、肝穴位进行重刮。耳前铜砭基础刮痧约 10 分钟,耳后铜砭基础刮痧约 10 分钟,重点刮拭部位每穴约 30 秒,耳部按摩约 5 分钟。耳部全息铜砭刮痧每次约 30 分钟,每天 1 次,两耳交替。

【专家评述】

原发性肝癌(primary hepatic carcinoma,PHC)定义为原发于肝细胞和肝内胆管细胞的癌症,是比较常见的恶性肿瘤。经皮肝动脉化疗栓塞(TACE)是通过导管介入行肝动脉化疗栓塞治疗，可破坏癌细胞的生长环境，有效杀死肿瘤细胞，同时可以明显缩小肿瘤从而使患者获取手术治疗的机会，延长生命。TACE 已成为中晚期肝癌患者及肝癌切除术后复发患者的首选治疗手段。临床实践证明，TACE 可以提高肝癌患者的五年生存率。相关研究表明，肝癌 TACE 术后有 87.9% 的患者出现不同程度的失眠，且肝癌介入术后患者当天失眠率高达 90% 以上，需要引起医护人员的密切关注。失眠的临床治疗主要有中医药治疗、镇静催眠类药物治疗与认知行为疗法三种方法。中医药治疗失眠以其不良反应低、疗效好、无药物依赖性等优点而被广泛应用。

失眠的主要表现为不能获得正常的睡眠。《黄帝内经》称其为"不寐""不得眠"等。中医认为阴阳失衡、经络气血盛衰以及脏腑功能失调为不寐的主要病机。中医全息理论认为"耳为宗脉之所聚也"，耳与五脏六腑、皮肤九窍、四肢百骸等关系密切，耳部铜砭刮痧能调节全身阴阳，调理五脏六腑，促进气血运行。现代医学研究显示，在调节神经方面，耳部铜砭刮痧能改变血管通透性，促进副交感神经活性，缓解中枢神经紧张；在调节体液因子方面，能刺激神经递质、免疫细胞因子、激素等体液因子的释放，从而改善睡眠；在改善血流量方面，能增加局部血供，改善血管血氧状态，从而缓解失眠症状。

将耳部铜砭刮痧用于本案例的 TACE 术后失眠患者，根据辨证选择神门穴、枕穴、皮质下穴、心穴、肝穴进行重刮。其中，神门穴、枕穴为失眠经验用穴，有镇静、安神、利眠的功效；皮质下穴利于调节大脑皮层的兴奋与抑制；心穴有养心安神的作用。对于不同证型患者，需要随证加减。此患者肝气不舒，加肝穴，以疏肝理气等。耳部铜砭刮痧用于抗失眠治疗较单纯的西医药物治疗有其独特的优势，研究发现，刮痧能够减轻机体炎症损伤和过氧化，保护受损神经，抑制血清疼痛物质表达，起到镇痛、神经调节的作用；还可有效舒缓患者不良情绪，改善术后疼痛，改善患者睡眠状态，从而改善患者生活质量，提高治疗的依从性。

【相关知识】

（一）失眠的诊断标准

《中国成人失眠诊断与治疗指南》制定的中国成年人失眠的诊断标准如下：

（1）失眠表现：入睡困难，入睡时间超过 30 分钟。

（2）睡眠质量：睡眠质量下降，睡眠维持障碍，整夜觉醒次数不少于 2 次、早醒、睡眠质量下降。

（3）总睡眠时间：总睡眠时间减少，通常少于 6 小时。

在上述症状基础上同时伴有日间功能障碍。睡眠相关的日间功能损害包括：疲劳或全身不适；注意力、注意维持能力或记忆力减退；学习、工作和/或社交能力下降；情绪波动或易激惹；日间思睡；兴趣、精力减退；工作或驾驶过程中错误倾向增加；紧张、头痛、头晕，或与睡眠缺失有关的其他躯体症状；对睡眠过度关注。

（二）失眠的分类

1. 按病程分类

（1）急性失眠：病程<1个月。

（2）亚急性失眠：病程≥1个月，<6个月。

（3）慢性失眠：病程≥6个月。

2. 按病因分类

失眠按病因可划分为原发性和继发性两类。

（1）原发性失眠。原发性失眠通常缺少明确病因，或在排除可能引起失眠的病因后仍遗留失眠症状，主要包括心理生理性失眠、特发性失眠和主观性失眠三种类型。原发性失眠的诊断缺乏特异性指标，主要是一种排除性诊断。当可能引起失眠的病因被排除或治愈以后，仍遗留失眠症状时即可考虑为原发性失眠。

（2）继发性失眠。继发性失眠包括由于躯体疾病、精神障碍、药物滥用等引起的失眠，以及与睡眠呼吸紊乱、睡眠运动障碍等相关的失眠。失眠常与其他疾病同时发生，有时很难确定这些疾病与失眠之间的因果关系，故近年来提出共病性失眠的概念，用以描述那些同时伴随其他疾病的失眠。

（三）失眠的干预方式

失眠的干预措施主要包括药物治疗和非药物治疗。

1. 药物治疗

药物治疗是临床应用最广泛的失眠治疗方法，目前推荐在临床常用的治疗失眠药物包括苯二氮䓬受体激动剂、褪黑素及其受体激动剂、抗抑郁药、抗精神病药和抗组胺药，这些药物在治疗急性失眠方面已经取得了良好的效果，但在慢性失眠的管控方面其安全性、耐受性和可变疗效限制了它们的使用。

2. 非药物治疗

目前，针对失眠的非药物治疗多样，包括心理治疗、针灸治疗、推拿治疗、艾灸疗法、贴敷疗法、运动疗法等。

（1）心理治疗。心理治疗包括失眠认知行为疗法（cognitive behavioral therapy for insomnia，CBT-I）、行为治疗、刺激控制疗法、睡眠限制、睡眠放松训练、正念等。其中，CBT-I结合了行为治疗、刺激控制、睡眠限制等多种心理治疗方法，是失眠的一线治疗方案。

（2）针灸治疗。针灸治疗主要通过针刺手法发挥其独特效果，常用手法有提插、捻转等补泻开阖，类型有普通针刺、火针、耳针、腕踝针、电针、温针等，通过调整人体的气血运行和调整阴阳平衡，针灸可以起到舒缓神经、放松肌肉、改善血液循环、调整睡眠节律等作用。

（3）推拿治疗。推拿治疗失眠是临床上常用的方法之一。以中医脏腑经络学说理论为基础，结合西医解剖知识，使用拿、提、滚、推、揉等手法进行推拿，从而达到疏通经络、理气活血、提高机体免疫力的效果。

（吴巧玲　吴利敏　张力文）

第八节　呃　逆

【治疗实录】

2023年6月22日上午，护士长带着护士查房时，发现患者林先生侧躺在床上，半眯着眼睛，精神憔悴，于是护士长上前询问："林叔，您昨天没有休息好吗？看起来这么疲惫。"林先生没有回答，他的儿子回答道："我爸这两天都没有睡好，整晚都在打嗝，今早早饭也没有吃。"林先生此时睁开了眼睛，有气无力地说道："护士长，这次不知道为什么，经常打嗝，以前只是偶尔打一下，现在晚上一直打个不停，睡也睡不了，想死的心都有了。"护士长查看患者的舌苔、脉象，表现为舌质暗红，苔腻，脉滑。同时查阅患者病程记录：患者诊断为肝恶性肿瘤，2023年1月9日和2月10日在我科行2程TACE治疗，其间口服仑伐替尼靶向治疗至今。2月至5月期间联合免疫治疗5程，具体用药：替雷利珠单抗注射液。因4月5日复查癌标提示AFP进行性升高，故4月7日、4月28日、5月22日联合肝动脉灌注化疗术（hepatic arterial infusion chemotherapy，HAIC）治疗3程，具体用药：奥沙利铂注射液+亚叶酸钙注射液+注射用氟尿嘧啶。6月19日完成第4程HAIC治疗。结合患者既往病史和症状，考虑呃逆可能由HAIC治疗引起。护士长亲切地对患者说："林叔，我已经了解了您的情况，皮内针和腕踝针可以帮助您缓解打嗝。"在护士长的指导下，结合患者临床症状，在原穴（双内关穴、双大横穴、双天枢穴、中脘穴）的基础上重新调整了皮内针穴位（双攒竹穴、双内关穴、双膈俞穴、膻中穴），并加用腕踝针针刺（双上1区）治疗。次日，护士再次评估患者呃逆情况时，林先生开心地说道："我昨天晚上基本不打嗝了，很久没有睡得这么香了！"由于治疗效果显著，林先生每天都会主动要求做这两项治疗，精神状态改善了很多。

【诊疗经过】

林某某，男，53岁，广东揭阳人，2023年6月16日因"确诊肝恶性肿瘤6月"入院，诊断：肝恶性肿瘤　肝细胞癌（CNLC：ⅢA期、BCLC：C期）。入院后完善相关检验、检查，了解肿瘤情况。治疗上，西医予恩替卡韦片口服抗乙肝病毒，甲磺酸仑伐替尼胶囊抗肿瘤；中医治以标本兼治为则，治以疏肝健脾为法，中药汤剂辨证给予，配合中医特色疗法调理脏腑功能。6月17日行免疫治疗，具体用药：替雷利珠单抗注射液(200 mg ivd q3w)。6月19日行HAIC治疗,具体用药:奥沙利铂注射液(140 mg ivd) +亚叶酸钙注射液(0.6 g ivd) +注射用氟尿嘧啶(2 g civ 23 h),并予皮内针(选穴:双天枢穴、双大横穴、双合谷穴、双内关穴、中脘穴)预防恶心呕吐。6月22日,患者呃逆明显。主症:呃逆连声、洪亮有力,口干,心烦易怒,胁肋胀痛;次症:恶心,痞满,食少纳呆,舌质暗红,苔腻,脉滑。辨证分型为气郁湿阻证,呃逆症状评分为4分,中医证候评分为6分,中医伴随症状评分为8分。予调整皮内针留置穴位+腕踝针治疗,连续治疗4天,配合中药上焦宣痹汤(方药组成:枇杷叶20 g,郁金10 g,射干10 g,通草10 g,淡豆豉15 g),每日1剂。6月26日患者呃逆症状消失,呃逆症状评分为14分,中医证候评分为1分,中医伴随症状评分为1分,顺利出院。临床观察显示,采用皮内针+腕踝针能有效缓解呃逆症状。患者治疗期间呃逆症状评分、中医证候评分、中医伴随症状评分情况见图1-27。

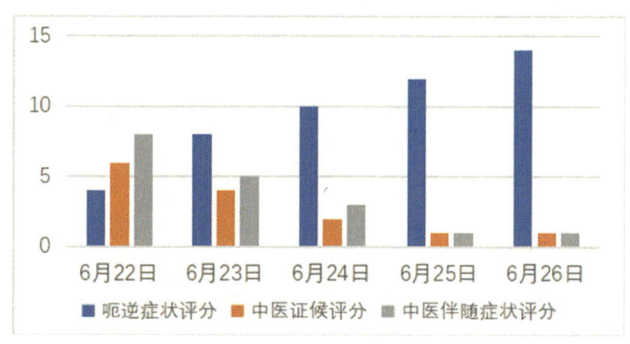

图1-27 患者治疗期间呃逆症状评分、中医证候评分、中医伴随症状评分情况

皮内针治疗:

取穴:双攒竹穴、双内关穴、双膈俞穴、膻中穴。

操作方法:局部常规消毒后,选用型号为0.22 mm×1.5 mm的一次性皮内针,确定目标穴位后将针体固定在穴位处的皮内,并用胶布固定。留针时间为9:00—17:00,根据患者呃逆情况,留针时间可适当延长,最长不超过24小时,嘱患者可适当按压穴位,按压时长约1分钟,每日按压3~5次,增强穴位刺激,每日1次。(图1-28至图1-30)

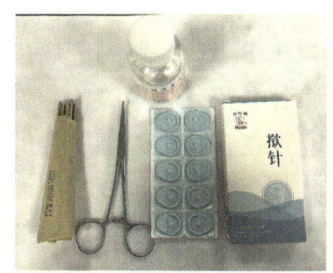 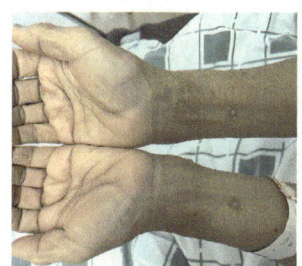 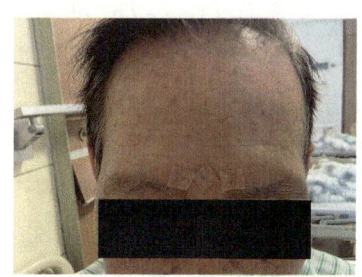

图1-28 皮内针治疗物品准备　　图1-29 皮内针针刺内关穴　　图1-30 皮内针针刺攒竹穴

腕踝针治疗：

定位与针刺点：双侧上1区。

操作方法：患者取坐位或平卧位，肢体肌肉尽量放松。根据患者症状，选取双上1区作为针刺点。操作者选用0.25 mm×25 mm的一次性无菌针灸针，穿刺前用75%乙醇溶液进行皮肤消毒，绷紧穿刺部位皮肤，操作者用右手拇指、示指、中指三指进针，针刺方向朝向近心端，先将针体与皮肤呈30°快刺入皮肤，然后将针放平，将针身循着肢体纵轴沿真皮下慢推，以针下松软为宜，针刺进皮下，露出针身2 mm长度为宜，留针2小时，频率为每日1次。对于急性呃逆患者，频率为每日1～4次，每次留针2小时。对于严重呃逆或呃逆时间较长的患者可适当延长留针时间，但不超过24小时。留针完成后，用无菌棉签轻压穿刺点迅速拔针，以防出针后皮下出血。操作前告知患者穿刺时有轻微疼痛，行针时无疼痛感，如有行针疼痛或其他不适及时告知护士。操作完成后嘱患者避免剧烈活动，做好四肢保暖，观察患者有无晕针、滞针或其他不适。（图1-31至图1-33）

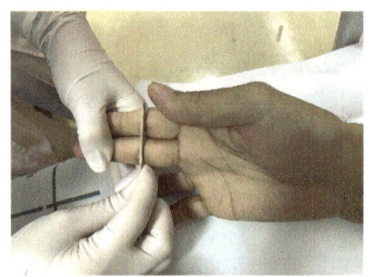

图1-31　手指同身寸取穴法

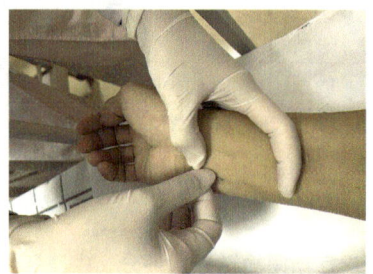

图1-32　进针

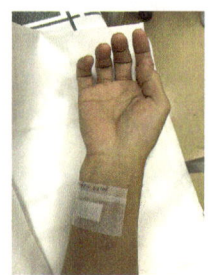

图1-33　固定

【专家评述】

原发性肝癌是常见的恶性肿瘤之一，肿瘤细胞起源于肝细胞或肝内胆管上皮细胞。虽然早期原发性肝癌的最优治疗方案是手术切除，但是由于肝癌早期症状不典型、进展迅速，大部分患者失去早期发现的机会，错失手术切除的最佳时间。目前，对巴塞罗那临床肝癌（Barcelona clinic liver cancer，BCLC）分期B期的肝癌患者，国内外各大指南均推荐经肝动脉化疗栓塞术（TACE）作为一线治疗方案；而对于BCLC C期的肝癌患者，系统治疗，如阿替利珠单抗联合贝伐珠单抗、仑伐替尼、索拉非尼，为一线治疗方案。近年来，采用FOLFOX化疗方案的肝动脉灌注化疗（HAIC）在多项中晚期肝癌的大型Ⅲ期临床研究中展现了显著的抗肿瘤活性与可耐受的毒副作用。目前《原发性肝癌诊疗指南（2022年版）》已经将HAIC作为Ⅱ级专家推荐的治疗方法用于中晚期肝癌的治疗（2A类证据）。

HAIC是重要的肝癌介入治疗手段，经肝动脉插管对肿瘤供血动脉直接灌注化疗药物，能在减少对正常肝脏组织损害及全身毒副作用的同时发挥最大限度的肿瘤杀伤作用。其中，术后呃逆是肝癌介入术后并发症之一，发病机制主要与精神过度紧张导致迷走神经功能不协调，局部水肿、炎症刺激导致膈神经传导障碍，化疗药物刺激及栓塞后组织缺血密切相关。目前，西医治疗包括巴氯芬、氯丙嗪、多塞平、丙戊酸钠等药物治疗，以及引导性呼吸训练（如屏气法、深呼吸法等）、外部膈肌起搏器、神经系统阻滞疗法等非药物治疗。现代研究显示，虽然西医治疗呃逆有一定的疗效，但是复发率高、不良反应多，全面改善患者生活质量疗效差，因此需要联合中药治疗，可以优势互补，起到减毒增效作用。

原发性肝癌介入术后呃逆归属中医的"哕""呃逆"等范畴。《黄帝内经·素问》"宣明五气"篇曰："胃为气逆为哕。"《黄帝内经·灵枢》"口问"篇曰："谷入于胃，胃气上注于肺……故为哕。"呃逆的基本病机为胃气上逆动膈。本病的原发病为原发性肝癌，其发生与湿毒密切相关。湿毒的变化贯穿原发性肝癌发生、发展及预后的全过程。呃逆发生的直接原因为HAIC阻断肝经脉络，导致肝脏疏泄障碍，影响脾胃的枢纽功能，郁阻的湿邪，随上逆之胃气痹阻于上焦，因此，原发性肝癌介入术后呃逆的中医病机为湿邪痹阻上焦，胃气上逆动膈。

上焦宣痹汤源自《临证指南医案》中的宣痹汤，具有轻宣肺郁、理气化湿之功能，用于治疗因湿邪痹阻上焦、清阳壅阻肺气、肺气失于宣化而表现为呃逆的病证，符合原发性肝癌介入术后呃逆的中医基本病机。本方通过宣透上焦郁痹，郁痹一除，湿自去。上焦宣痹汤由枇杷叶、郁金、射干、通草、淡豆豉组成。枇杷叶性微寒，味苦，归肺、胃经，具有清肺止咳、降逆止呕的功效，为君药。《本草纲目》记载："枇杷叶，气薄味厚，阳中之阴。治肺胃之病，大都取其下气之功耳。"郁金性寒，味辛、苦，归肝、心、肺经，具有活血止痛、行气解郁、清心凉血、利胆退黄的功效，为臣药。《本草新编》记载："郁金……血家要药。又能开郁通滞气，故治郁需之。"射干性寒，味苦，归肺经，具有清热解毒、消痰、利咽的功效，为臣药。《神农本草经》记载："射干……主咳逆上气，喉痹咽痛……腹中邪逆。"通草性微寒，味甘、淡，归肺、胃经，具有清热利尿、通气下乳的功效，为佐药。《本草纲目》云："通草，色白而气寒，味淡而体轻，故入太阴肺经，引热下降而利小便。"淡豆豉性温，味苦、辛，归肺、胃经，具有解毒、除烦、宣发郁热的功效，主升，以防诸药沉降太过，为佐药。《本草纲目》云："淡豆豉……下气，调中。治伤寒温毒发癍，呕逆。"

腕踝针的治疗机理和经络学密切相关。络脉之气散布于皮肤的部位为皮部，是十二经脉作用活动表达在体表的重要部位，与经脉及气血密切相关。呃逆病位在横膈膜、膈神经，利用经络之间的关联性与经络脏腑间的相关性，通过皮下浅刺纠正局部阴阳失衡。其具体原理是针刺刺激皮下神经末梢，通过神经传导引起反射弧中联络神经的复杂调整作用而实现治疗作用。

皮内针以皮部理论为治疗基础，通过针刺皮下，调节络脉和经络，以此发挥作用。长时间留针会增加刺激总量，延长针刺作用，获得持续性的治疗效果。攒竹穴是止呃逆之特效穴，针刺该穴可以刺激眶上神经，抑制延髓呼吸中枢，阻断呃逆的反射弧，从而起到止呃的效果；内关穴为八脉交会穴，属心包经络穴，可疏通三焦，理气和胃，宽胸降逆；膈俞穴具有理气活血、宽胸利膈、降逆止呃之功效；膻中穴主胸中之气机升降，可宽胸理气，为理气降逆的要穴，临床中被广泛运用。针刺以上穴位，可理气降胃，使气机和顺，起到快速止呃的效果。

因此，采用中医适宜技术联合中药内服，双管齐下，疗效显著。我科不仅将腕踝针、皮内针应用于呃逆的患者，还用于围放化疗期疼痛、便秘、恶心呕吐、失眠症状的患者，均有很好的疗效。

（吴巧玲　刘杨）

第九节　骨髓抑制

案例一

【治疗实录】

"像我这种土生土长的广东人，最喜欢艾灸了，做完整个人身体暖暖的，特别舒服，还可以排一排湿气，这里有很多中医的治疗方法，减轻了我很多痛苦，效果很好。"这是患者周女士做完火龙灸后发出的感慨。周女士，来自广东江门，面对肺癌带来的病痛，她从未放弃对生活的热爱和对治愈的渴望。她与我科有着一段特殊的缘分。

2022年7月，周女士开始出现胸前部及左肩部刀割样疼痛，伴消瘦明显。2022年9月于江门市某医院系统诊疗，2022年9月22日行胸部CT增强造影检查提示：①拟左上肺舌段中央型肺癌，累及左侧肺门，并纵隔淋巴结、双上肺、双下肺多发转移；②考虑第1胸椎及其左侧附件转移瘤。2022年9月28日纤维支气管镜检查，诊断：左上叶舌段支气管开口重度狭窄。病理活检及免疫组化检查提示：①形态结合免疫组合，符合肺腺癌。②免疫组化：CK7（+）、TTF-1（+）、NapsinA（+）、P63（-）、P40（-）、CR5/6（-）、Syn（-）、CgA（-）、EGFR（+）。2022年9月28日基因检测报告：结果未检出具有临床意义的靶向用药相关突变。2022年11月3日于当地医院口服化疗药依托泊苷胶囊25 mg qid，服药后恶心呕吐严重，服用1周后，用量改为25 mg bid。经过一段时间治疗后，患者感觉治疗效果不佳，至我科寻求治疗。在中西医结合治疗下，医生不断为患者调整治疗方案，患者癌细胞得到了明显控制。2023年5月

基因检测提示 *EGFR L858R* 突变，为求进一步治疗，2023 年 5 月 24 日于我科就诊。完善相关检验检查后，医生重新调整化疗方案，2023 年 5 月 30 日行多西他赛注射液＋重组人血管内皮抑制素注射液。6 月 4 日血常规结果提示Ⅱ度骨髓抑制。为了改善患者骨髓抑制的情况，医生按照治疗规范给予升白细胞药物（人粒细胞刺激因子注射液）。经过 2 次对症处理后，患者骨髓抑制未得到改善，6 月 5 日改用其他升白细胞药物（聚乙二醇化重组人粒细胞刺激因子注射液）。6 月 6 日血常规结果提示Ⅳ度骨髓抑制，粒细胞缺乏不伴有发热。启用科室Ⅳ度骨髓抑制护理流程，给予保护性隔离，紫外线消毒，并予注射用头孢哌酮钠舒巴坦钠静脉滴注预防感染，银荷漱口液漱口，加强口腔护理，继续升白细胞处理（人粒细胞刺激因子注射液皮下注射）。6 月 7 日血常规结果提示Ⅲ度骨髓抑制。管床护士小刘上午查房发现患者表现出明显的疲倦，询问患者："周阿姨，您哪里不舒服？"患者说："最近老是感觉很累，没有力气，很辛苦，胃口也不好，腰也痛，背也痛，还很怕冷。"护士小刘耐心地说："您别担心，我先看看您的舌苔、脉象。"舌苔、脉象表现为舌质暗红，苔薄白，伴有齿痕，脉滑。护士小刘结合患者状况与医生商讨后，建议予火龙灸（图 1 - 34），希望能通过温阳扶正的方式来调节各项功能，尤其是骨髓造血功能。护士小刘向患者解释在背部（选取：督脉、膀胱经）采用火龙灸，以热传递的作用刺激背部上

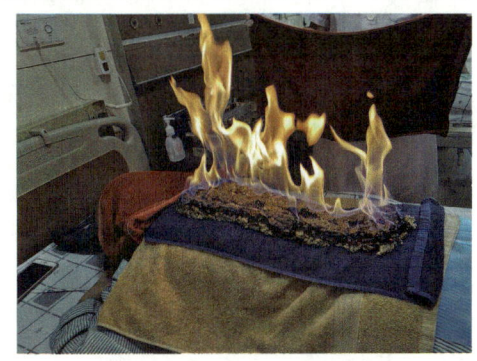

图 1 - 34　火龙灸

的穴位，起到促进脾胃功能及扶阳的作用，从而达到生髓、养气血、调节阴阳平衡的目的。最终，在升白细胞药物治疗加火龙灸的辅助下，患者血常规各项指标趋于正常，骨髓抑制得到有效控制，于 6 月 9 日顺利出院。

【诊疗经过】

周某某，女，67 岁，广东江门人，2023 年 5 月 24 日因"确诊肺癌 10 月余"入院，诊断：肺恶性肿瘤　腺癌（pT3N2M1c，ⅣB 期，伴纵隔淋巴结、双肺、脑及骨多发转移）。2023 年 5 月基因检测提示 *EGFR L858R* 突变，入院后完善相关辅助检查，包括三大常规检查、生化 34 项检查、凝血功能 6 项检查、心电图检查等，了解患者一般情况；并行胸腹 CT 检查、肺相关抗原 4 项检查、肿瘤标志物检查等了解肿瘤情况。治疗上，西医予恩替卡韦分散片（0.5 mg po qd）抗乙肝病毒治疗；中医治以标本兼治为则，以益气化痰祛瘀为法，予 0.9% 氯化钠注射液（250 mL ivd qd）＋康艾注射液（60 mL ivd qd）扶正抑癌，配合耳穴穴位贴敷治疗、皮内针等中医特色疗法调整脏腑功能，中药汤剂辨证给予。5 月 25 日完善胸部和上腹部 CT 平扫＋增强检查，对比 2023 年 3 月 6 日

CT片，现片提示：①左肺上叶舌段占位，符合肺癌，病灶较前略缩小；左肺门及纵隔内多发淋巴结大致同前，左侧胸腔少量积液，较前减小；所见左侧肾上腺结节，考虑转移，建议随访复查。②两肺多发结节影，考虑肺转移瘤，较前略缩小、减少。③骨窗：所见胸腰椎及双侧肋骨多发骨转移，范围大致同前。④右肺中叶内侧段、左肺上叶及两肺下叶多发炎症，部分慢性炎症，较前稍吸收；主动脉硬化。⑤甲状腺改变，考虑结节性甲状腺肿，大致同前。⑥肝内多发低密度影，考虑小囊肿；双肾囊肿；均大致同前。结合CT结果，肺肿瘤较前缩小，新发肾上腺转移，骨转移瘤大致同前。5月30日行单药多西他赛化疗，具体用药：多西他赛注射液（80 mg ivd d1）+重组人血管内皮抑制素注射液（210 mg civ 72 h）。6月3日患者肩背部疼痛，考虑骨转移所致，予注射用因卡磷酸二钠（5 mg ivd）+0.9%氯化钠注射液（500 mL ivd）防治骨转移。6月4日复查血常规提示Ⅱ度骨髓抑制。6月5日复查血常规提示Ⅲ度骨髓抑制。6月6日复查血常规提示Ⅳ度骨髓抑制。6月7日复查血常规提示Ⅲ度骨髓抑制，并且予升白细胞药物治疗，辅以火龙灸后达到了满意效果，患者血常规恢复正常后，于6月11日顺利出院。

治疗经过及相关检查指标变化：

6月4日血常规检查提示：白细胞（WBC）2.00×10^9/L，中性粒细胞（NEUT）1.12×10^9/L，血红蛋白（HB）99 g/L，血小板（PLT）206×10^9/L，提示Ⅱ度骨髓抑制。予人粒细胞刺激因子注射液升白细胞处理。患者平素怕冷，纳差，入院时有疲倦乏力，同时配合艾灸关元、气海穴及健脾益气养血方中药口服。

6月5日血常规检查提示：WBC 1.59×10^9/L，NEUT 0.78×10^9/L，HB 105 g/L，PLT 235×10^9/L，提示Ⅲ度骨髓抑制。升白细胞药物改为聚乙二醇化重组人粒细胞刺激因子注射液，继续配合艾灸关元、气海及健脾益气养血中药口服。

6月6日血常规检查提示：WBC 1.36×10^9/L，NEUT 0.26×10^9/L，HB 100 g/L，PLT 234×10^9/L，提示Ⅳ度骨髓抑制，粒细胞缺乏不伴有发热。给予Ⅳ度骨髓抑制护理流程，保护性隔离，紫外线消毒，并予头孢哌酮钠舒巴坦钠静脉滴注预防感染，银荷漱口液漱口，加强口腔护理，改用人粒细胞刺激因子注射液。

6月7日血常规检查提示：WBC 2.62×10^9/L，NEUT 0.9×10^9/L，HB 97 g/L，PLT 221×10^9/L，提示Ⅲ度骨髓抑制。患者中性粒细胞计数上升欠理想，加之患者腰背部畏寒明显、疲倦、乏力，伴有纳差，舌质暗红，苔薄白，伴有齿痕，脉滑，中医辨证考虑肾阳亏虚之证比较明显，于是在原治疗方案基础上加火龙灸（选取督脉、膀胱经）治疗。

6月10日血常规检查提示：WBC 19.29×10^9/L，NEUT 13.94×10^9/L，HB 107 g/L，PLT 225×10^9/L。患者各项指标趋于正常。

患者治疗期间血常规指标变化见图1-35、图1-36。

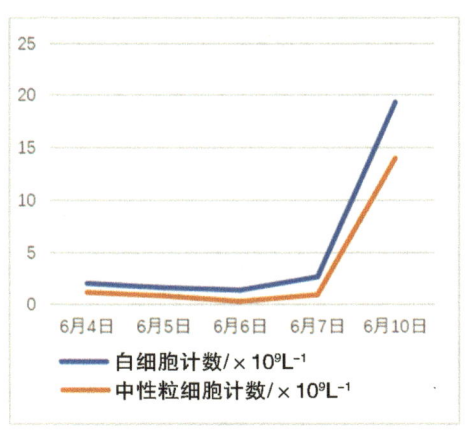

图1-35 患者治疗期间白细胞及中性粒细胞趋势变化

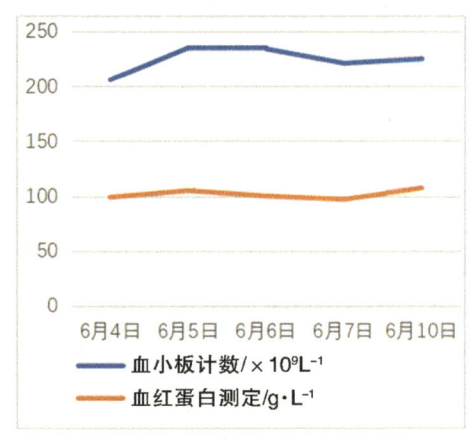

图1-36 患者治疗期间血小板及血红蛋白趋势变化

火龙灸治疗：

施灸部位：背部（以督脉和膀胱经为主）。

操作方法：协助患者取俯卧位，暴露施灸局部，用温阳活血化瘀的药纱温敷督脉和膀胱经，湿度以不滴水为宜。药纱上方覆盖大毛巾（大毛巾叠两层），大毛巾上铺一条不滴水的温湿小毛巾。在毛巾上方沿督脉和膀胱经铺艾绒，在艾绒上均匀洒助燃剂（95%乙醇溶液）后点火。待患者主诉达到一定温热程度时，用双层湿毛巾盖灭明火（艾绒每点燃1次及实施相关连贯操作称之为1壮）。第2壮结束后予艾绒翻转。共行火龙灸3壮，每2天1次，每次约30分钟。

【专家评述】

肿瘤患者在接受抗肿瘤治疗时，都会出现不同程度的不良反应，其中化疗导致的骨髓抑制发生率约为80%，靶向治疗与免疫治疗所引发的骨髓抑制发生率则较低。美国国立综合癌症网络（National Comprehensive Cancer Network，NCCN）指南根据中性粒细胞减少风险将化疗方案分为：高危（发生率＞20%），由3种或3种以上细胞毒性药物组成的化疗方案、高骨髓毒性的细胞毒性药物（如拓扑替康）与剂量密集型化疗方案；中危（发生率10%～20%），大部分紫杉类/阿霉素联合铂类药物的化疗方案；低危（发生率＜10%），除高危、中危以外的其他大部分化疗方案。骨髓抑制可通过使用激素、粒细胞集落刺激因子或输血使患者的症状得到一定缓解，但这些治疗手段通常作用时间短、价格高昂或有诱发其他不良反应的风险。

化疗后骨髓抑制常表现为贫血、出血、乏力、畏寒、发热等症状，根据临床表现可归属于中医学"血虚""气虚""阳虚"等范畴，病程日久可兼见气机阻滞、瘀毒内阻，病性多为虚实夹杂，而以虚寒为要。《黄帝内经·素问》"至真要大论"篇云："诸寒收引，皆属于肾。"即寒性病大多与肾有关，治疗时当以温补肾阳为法，佐以补虚、祛瘀、解毒之剂。脾胃为后天之本，主运化水谷精微以充养先天之肾精；肾为先天之本，赖后天脾胃之濡养。化疗药物易损伤脾胃，致气血生化乏源，久则累及肾阳，终成肾阳亏虚之候。

肾阳亏虚的患者更易感受寒邪，邪实正虚相合。《黄帝内经·素问》"阴阳应象大论"篇云："北方生寒，寒生水，水生咸，咸生肾，肾生骨髓。"此强调"寒"与肾的关系，故寒邪致病应注重温补肾阳。《黄帝内经·素问》"上古天真论"篇云："肾者主水，受五脏六腑之精而藏之。"先天之精激发后天之精，而后不断受后天之精滋养。接受化疗后的患者脾胃虚弱，无力滋肾，肾失充养，肾阳渐亏。《黄帝内经·灵枢》"营卫生会"篇云："营出中焦，卫出下焦。"卫气属阳，一身阳气根于下焦之肾。肿瘤患者化疗后肾阳亏虚，卫气又失于脾胃之精的充养，卫气收引，抗邪无力，继而表现为卫外不固、气血难生之骨髓抑制状态。

火龙灸最具代表性的功效是温、通、调、补，即以火攻邪，达到祛寒、散滞之功效。通过艾绒燃烧产生的温热刺激，促进局部血液与淋巴循环，通经活络，平衡脏腑气机，增强机体免疫功能。火龙灸的施灸部位多在人体背部督脉所循行处。火龙灸通过大面积的深度透皮的艾灸，来激发督脉阳气，以达到温补、调和阴阳的作用。《黄帝内经·素问》"骨空论"篇第六十记载："督脉起于小腹内胞宫，体表出曲骨穴，向下过会阴部，向后行于尾骶部的长强穴，沿人体后背上行，经项后部至风府穴，进入脑内，沿头部正中线，上行至巅顶百会穴，经前额下行鼻柱至鼻尖的素髎穴，过人中，至上齿正中的龈交穴。"督脉总督一身阳气，既为十二经脉之海，亦是阳脉之海，上达脑络，营养髓海，且在体内可与心、肾、脑、脾等脏器相通；足太阳膀胱经走行的背部分布对应着五脏六腑背俞穴。通过对督脉和足太阳膀胱经进行大范围的温热作用以及艾绒药力刺激，促进气血津液形成与运行，从而激发脾肾功能、温补督脉之阳气，最终达到生髓、养气血、阴阳平衡的状态。

【相关知识】

（一）骨髓抑制的分类

骨髓抑制主要表现为贫血、白细胞减少症、中性粒细胞减少症、血小板减少症。

1. 贫血

血红蛋白 90～120 g/L，红细胞 $(3.0～4.0)×10^9$/L，为轻度贫血；血红蛋白 60～90 g/L，红细胞 $(2.0～3.0)×10^9$/L，为中度贫血；血红蛋白 30～60 g/L，红细胞 $(1.0～2.0)×10^9$/L，为重度贫血。贫血的症状有疲倦乏力、头昏眼晕、食欲不振、持续心动过速、胸痛、外周水肿及低热等，其中疲倦乏力是最常见的症状。

2. 白细胞减少症

根据白细胞减少的程度可分为 4 度。Ⅰ度：白细胞 $(3.0～3.9)×10^9$/L。Ⅱ度：

白细胞（2.0～2.9）×10⁹/L。Ⅲ度：白细胞（1.0～1.9）×10⁹/L。Ⅳ度：白细胞<1.0×10⁹/L。一般认为，轻度白细胞减少，患者不会出现特殊症状，多以原发病症状为主；中度白细胞减少，患者会有疲乏、无力、头晕、食欲减退等非特异性症状；重度白细胞减少，由于机体防御能力下降，患者极易发生不同部位的感染，常见感染部位是呼吸道、消化道及泌尿生殖道，可出现高热、黏膜坏死性溃疡及严重的败血症、脓毒血症，甚至可能发生感染性休克。

3. 中性粒细胞减少症

中性粒细胞减少症指外周血中性粒细胞绝对值（absolute neutrophil count，ANC）<2.0×10⁹/L。根据中性粒细胞减少的程度可将其分为轻度（ANC>1.0×10⁹/L）、中度[ANC为（0.5～1.0）×10⁹/L]和重度（ANC<0.5×10⁹/L）。

4. 血小板减少症

正常的血小板计数（PLT）在（100～300）×10⁹/L。当PLT<100×10⁹/L即可诊断为血小板减少症，PLT≤50×10⁹/L时有出血倾向，PLT≤20×10⁹/L时提示出血风险显著增加，PLT≤10×10⁹/L时易发生危及生命的中枢神经系统出血、胃肠道出血和呼吸道出血。

（二）骨髓抑制的分度

目前，骨髓抑制的分级采用的是世界卫生组织（World Health Organization，WHO）抗癌药物急性及亚急性毒性反应分度标准（详见"第五章 相关评价量表"中表5-18）。

一般认为，中性粒细胞的减少通常开始于化疗停药后1周，停药10～14天后达到最低点，在低水平维持2～3天后缓慢回升，停药后21～28天恢复正常。血小板降低比中性粒细胞降低出现稍晚，也在2周左右下降到最低值，其下降迅速，在谷底停留时间较短即迅速回升，数值曲线呈"V"形。红细胞下降出现的时间更晚。化疗后粒细胞和血小板减少的一般规律见图1-37。

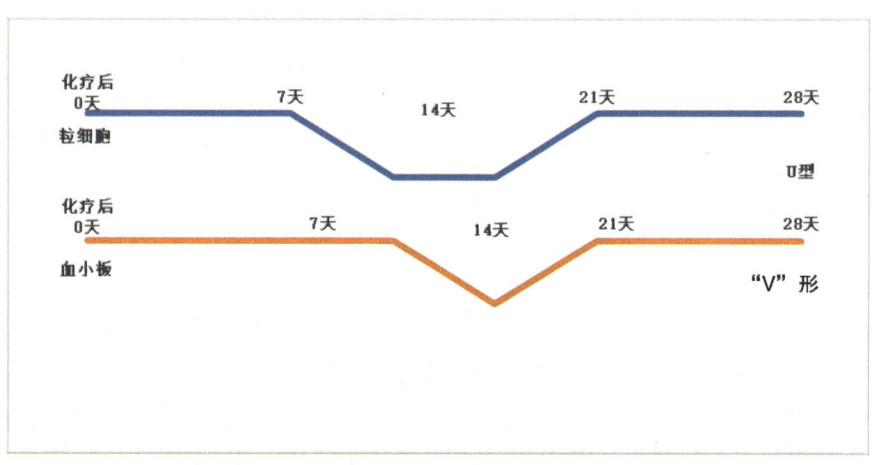

图1-37 化疗后粒细胞和血小板减少的一般规律

（三）骨髓抑制的用药护理

1. 白细胞减少的治疗

常用的升白细胞药物有重组人粒细胞集落刺激因子（rhG-CSF）、重组人粒细胞巨噬细胞集落刺激因子（rhGM-CSF）、鲨肝醇、升白安、氨肽素、茜草双酯等。中药制剂有益生血胶囊、地榆升白片、八珍颗粒、升白胺、人参皂苷、鹿血精、苦参素等，可以两药或三药合用。

1）当 WBC $< 3.0 \times 10^9$/L 时应立即停药，并使用 rhG-CSF 或 rhGM-CSF 治疗。

（1）rhG-CSF：注射本品后短期内中性粒细胞可迅速上升。rhG-CSF 引起的不良反应较轻，包括皮疹、肌痛、骨痛、头痛、倦怠、发热，有时可见恶心、呕吐，少数患者出现肝损害。

（2）rhGM-CSF：rhGM-CSF 引起的不良反应较 rhG-CSF 明显，多为轻度、中度，常见不良反应为发热，其次皮疹，再次为肌痛、骨痛、头痛、恶心呕吐、厌食、腹痛腹泻、低血压、浮肿、肾功能损害等。

2）当 WBC $< 2.0 \times 10^9$/L 时，应对患者进行保护性隔离。

3）当 WBC $< 1.0 \times 10^9$/L 时，尤其是 WBC $< 0.5 \times 10^9$/L 时应当配合使用人粒细胞刺激因子注射液。

2. 血小板减少的治疗

治疗轻度 PLT 减少常用复方阿胶浆、血康口服液、益血生胶囊、八珍颗粒、人参皂苷等中药制剂。

1）短期 PLT 显著减少，可使用低剂量的糖皮质激素（如泼尼松 5～10 mg，每日 2 次）。

2）严重 PLT 减少伴有出血，或低于 15×10^9/L 时，通常需要输注 PLT，每次 5～10 个单位（每单位含 6×10^9/L 存活的 PLT）。

3）临床上还经常使用促进血小板生成的细胞因子，如重组人白介素-11（rhIL-11）、血小板生成素（thrombopoietin，TPO）等制剂。

（1）rhIL-11：可直接促进造血干细胞、多能祖细胞和巨核细胞增生、分化并能促进巨核细胞成熟，从而使血小板数目增加。

（2）TPO：能刺激血小板形成，增加血小板计数，耐受性好、安全性高。

3. 贫血的治疗

1）抗贫血制剂。治疗轻度贫血，临床常用口服制剂如琥珀酸亚铁片、复方皂矾丸、益血生、生血宝等。缺铁性贫血的患者应补充铁剂：口服铁剂包括硫酸亚铁、富马酸亚铁、葡萄糖酸亚铁、琥珀酸亚铁、乳酸亚铁等，其中硫酸亚铁和富马酸亚铁较常用；肠道外铁剂包括右旋糖酐铁、葡萄糖酸亚铁、蔗糖铁等。

2）输血治疗。当血红蛋白降至 80 g/L 时，往往需要输血或成分输血，一般认为在血红蛋白减少至 80 g/L 之前，原则上不应考虑输血治疗。输血治疗的主要优点是可以迅速升高血红蛋白水平。

3）EPO 治疗。促红细胞生成素（erythropoietin，EPO）可促进红细胞生成，可以显著减少输血量。

（吴巧玲　刘杨　陈志坚）

案例二

【治疗实录】

2023 年 10 月 9 日上午，患者冯先生来到李主任门诊。冯先生在 2023 年 9 月突然出现了流鼻涕伴回缩性血涕，右耳阵发性刺痛，于我院就诊，经过治疗后症状稍缓解。1 周后冯先生自觉右鼻异物堵塞，夜间呼吸困难，睡觉时呼吸困难尤为明显，再次就诊于该院。完善鼻咽镜检查，鼻咽部活检术后病理检查提示：考虑鼻咽癌未分化型非角化性癌。颈部 MR 结果显示：①鼻咽双侧壁及后壁增厚，并局部软组织肿块形成，考虑鼻咽癌，并双侧咽旁间隙、双侧颈Ⅱ、Ⅲ、Ⅴ区多发淋巴结转移。②右侧乳突炎症，双侧上颌窦炎症。颅脑 MR 结果示：①结合病史及鼻咽 MR 片，符合鼻咽癌改变；②侵犯右侧海绵窦、右侧中颅窝脑膜。冯先生是一位大学教授，患病后自行查阅了很多鼻咽癌的相关资料，并咨询了多家医院的治疗方案，最后选择到我科治疗。他对李主任说："李主任，我还很年轻，对于这个疾病，我很担心预后，同时也害怕治疗过程会很痛苦。您是全国名老中医专家学术经验继承人，有着丰富的临床经验，您治疗我放心。"李主任安慰患者："我们这里有很多中医治疗方法，可以减轻您放化疗过程中的不良反应。等完善相关的检验、检查后，制订后续治疗方案。"

患者于 2023 年 10 月 13 日、11 月 3 日、11 月 25 日行 3 程化疗，具体方案：注射用紫杉醇（白蛋白结合型）+注射用洛铂。12 月 27 日行放疗，并在同一天行首程同期靶向治疗，具体用药：尼妥珠单抗（nimotuzumab，NTZ）注射液，每 7 天行靶向治疗 1 次。28 日行增敏化疗，具体用药：注射用洛铂。2024 年 1 月 8 日复查血常规提示Ⅱ度骨髓抑制，1 月 11 日复查血常规提示Ⅲ度骨髓抑制，先后给予升血小板处理，中药汤剂辅助治疗，并暂停放疗计划。1 月 13 日复查血常规提示Ⅱ度骨髓抑制。患者血小板回升不理想，李主任查房时耐心地询问道："您这几天感觉怎么样？有没有哪里不舒服？"患者眉头紧皱地说道："最近这几天一直感觉乏力，也没什么胃口。"李主任查看了患者的舌苔、脉象，其表现为舌淡红，苔薄白，脉细弱，李主任说道："您最近的大小便怎么样？"患者回答道："大便每天 1 次，很规律，小便也可以。"结合患者情况，考虑为气血两虚证，李主任解释道："今天我们改用升白细胞药物，重新调整您的中药汤剂，并加用刺络拔罐疗法。这个疗法是在背部相应的穴位上，用针刺破皮肤，将火罐吸附于皮肤部位，留罐 8~10 分钟，具有益气养血、行气活血的功效，适合您现在的情况。"1 月 13 日予刺络拔罐疗法，背部取双肝俞穴、双脾俞穴，每 3 日进行 1 次，2 次为 1 个疗程，连续治疗 2 个疗程。1 月 15 日复查血常规恢复正常，继续完成后续放疗计划。患者整个放化疗过程中，积极配合治疗，带着信心和勇气，以及对医护人员的信任，勇敢坚强地完成了32次放疗。

【诊疗经过】

冯某某，男，42岁，广东省佛山人，于2023年10月13日、11月3日、11月25日行3程化疗，具体用药：注射用紫杉醇（白蛋白结合型）（370 mg ivd d1）+注射用洛铂（85 mg ivd d1），其间2023年11月24日第2程化疗后复查MR提示PR。2023年12月26日因"确诊鼻咽癌3月余"入院，诊断：鼻咽恶性肿瘤 未分化型癌（cT3N2M0，ⅢA期）。12月26日完善相关辅助检查，包括三大常规检查、生化7项检查、肝功8项检查、EB病毒检查、多导联心电图检查等。12月27日行放疗，放疗计划如下：TOMO，鼻咽原发灶GTV 70.4 Gy，颈部淋巴结GTV 68 Gy，CTV1 60 Gy，CTV2 54 Gy，共32次。排除禁忌证，12月27日行首程同期靶向治疗，具体用药：尼妥珠单抗注射液（100 mg ivd qw）。注意观察患者放疗不良反应，中医治疗以补益肺肾、养阴生津、解毒祛瘀、化痰软坚为法，酌加通窍与利咽之药，选用沙参麦门冬汤加减，放化疗期间以扶助正气为主。12月28日行增敏化疗，具体用药：注射用洛铂（85 mg ivd qd）。患者既往有血小板降低，动态复查血常规，视情况决定是否予升血小板治疗。2024年1月1日复查血常规提示血常规正常。1月3日行第2程靶向治疗，具体用药：尼妥珠单抗注射液（100 mg ivd qw）。1月8日复查血常规：PLT 55×10^9/L，HB 117 g/L，红细胞计数（RBC）3.98×10^{12}/L，提示Ⅱ度骨髓抑制，予重组人血小板生成素注射液（15 000 U h qd）及海曲泊帕乙醇胺片（7.5 mg po qd）升血小板治疗。1月9日患者出现咽喉部疼痛，予喉宁雾化吸入溶液（为我院院内制剂，具有活血行气散结、清热化痰开音的功效）。1月10日行第3程靶向治疗，具体用药：尼妥珠单抗注射液（100 mg ivd qw）。1月11日复查血常规：PLT 35×10^9/L，HB 117 g/L，RBC 3.9×10^{12}/L，提示Ⅲ度骨髓抑制。暂停放疗，并予输注机采血小板1 U。1月13日复查血常规：PLT 70×10^9/L，HB 117 g/L，RBC 3.86×10^{12}/L，WBC 1.85×10^9/L，提示Ⅱ度骨髓抑制，血小板回升不理想。患者面色苍白，疲倦乏力，舌淡红，苔薄白，脉细弱，考虑患者为气血两虚证，西药予聚乙二醇化重组人粒细胞刺激因子注射液（3.0 mg h qd）升白细胞治疗；中医予八珍汤加减，辅助背部足太阳膀胱经上双侧肝俞、脾俞施行刺络拔罐疗法以益气养血、行气活血治疗血小板减少症。1月15日复查血常规恢复正常，继续完成后续放疗计划。后续动态复查血常规（血小板变化趋势见图1-38），未再出现骨髓抑制。2月16日完成32次放疗后顺利出院。

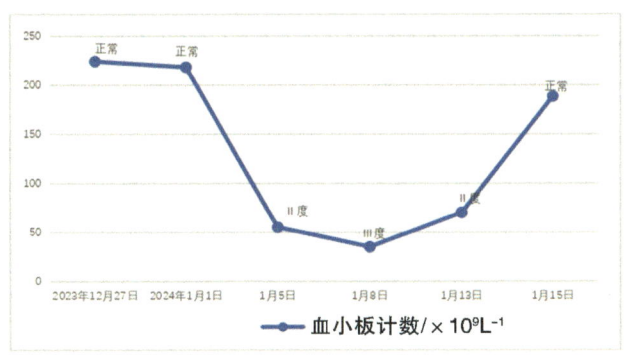

图1-38 患者血小板变化趋势

刺络拔罐疗法治疗经过：

背部取穴：双肝俞穴、双脾俞穴。

操作方法：患者取俯卧位，取患者背部双侧肝俞（在脊柱区，第9胸椎棘突下，后正中线旁开1.5寸）、脾俞（在脊柱区，第11胸椎棘突下，后正中线旁开1.5寸）穴位行刺络拔罐。经常规皮肤消毒后，使用三棱针迅速点刺9下，进而将火罐吸附于施术部位，留罐8～10分钟，使每个拔罐部位出血5～8 mL，起罐后使用75%乙醇溶液消毒施术部位，再用干棉球按压片刻。每3天1次，2次为一疗程，连续治疗2个疗程。

【专家评述】

鼻咽癌（nasopharyngeal carcinoma，NPC）是指发生于鼻咽腔顶部及侧壁上皮组织的恶性肿瘤，是我国南方高发恶性肿瘤之一。流行病学调查结果显示，全球80%的NPC发生在我国华南地区，其中以广东和广西地区为主。由于鼻咽部解剖位置隐蔽，NPC早期症状不明显，不易在起病早期被发现，有将近70%的NPC患者在明确诊断时已经属于局部晚期NPC。早期NPC的治疗以根治性放疗为主，而诱导化疗（induction chemotherapy，IC）联合同步放化疗（concurrent chemoradiotherapy，CCRT）被认为是局部晚期NPC的标准治疗方式。随着放疗设备的更新，放疗技术的改进，影像学诊断技术的进步以及新的、有效的化疗药物的应用，同步放化疗可有效改善NPC患者的五年存活率和局部控制率。相关研究表明，早期患者的五年总生存率可达94.0%；而对于局部区域晚期患者而言，五年总生存率为54.0%～69.7%。尼妥珠单抗（NTZ）是人源化单抗，也是表皮特异性生长因子受体抑制剂，具有良好的抗肿瘤作用，靶向性和特异性较强，可以有效抑制患者肿瘤细胞的增殖和分化，同时可以准确发现表位，进而抑制表皮生长因子和受体结合，促进表皮生长因子内化，提高临床疗效，降低毒副反应。目前，NTZ被推荐用于Ⅲ—Ⅳ期鼻咽癌患者的放疗过程中，NTZ联合以铂类（如卡铂、奥沙利铂、奈达铂、洛铂等）为基础的同期放化疗的鼻咽癌综合治疗模式可有效改善NPC患者的五年存活率和局部控制率，降低毒副反应。因此，该患者选用NTZ联合以洛铂为基础的同期放化疗的综合治疗模式，以提高患者的局部控制率，减少肿瘤病灶的转移，但仍有不良反应的发生。

骨髓抑制是肿瘤放化疗过程中最常见的并发症。严重的血液毒性反应是放化疗延迟的主要原因，血小板减少就是其较常见的一种血液毒性反应。有研究报道，同期放化疗较单纯放疗的急性反应明显增加。肿瘤治疗相关血小板减少症（cancer therapy-related thrombobytopenia，CTRT）临床可见皮肤瘀点、瘀斑、鼻出血、黑便等出血现象，严重者可能导致感染、消化道或颅内大出血等危急重症，更甚者可危及生命。西医治疗为应用重组人血小板生成素（recombinant human thrombopoietin，rhTPO）、血小板生成素受体激动剂（thrombopoietin receptor agonists，TPO-RA），病情严重时输注血小板治疗。rhTPO、TPO-RA 治疗疗效较好，但其费用高且不良反应较大，效果不稳定，限制了其临床广泛应用。输注人血小板治疗只能产生短暂的疗效，却增加了血源性感染的风险，还需预防输血反应，长期应用还可产生抗血小板抗体，且血制品来源紧缺、价格昂贵，其临床应用受限。中医药治疗肿瘤的增效减毒作用效果显著，其在改善 CTRT 方面不仅疗效明显，且在患者依从性、用药安全性和耐受性方面均具有一定优势。

根据中医基础理论，CTRT 可出现皮肤瘀点、瘀斑，甚至内脏出血、颅内出血及头晕、神疲乏力等临床表现，可归为中医"血证""虚劳"范畴。本案例患者因癌毒侵袭而致正气耗伤，加之同期放化疗攻伐，耗伤机体气血，使机体气血两虚而致"虚劳"。正气亏虚不能摄血，使血溢脉外而致"血证"。同期放化疗作用于肿瘤患者，损伤人体正气，使机体气血两虚，证多见：面色苍白或萎黄，头晕耳鸣，疲倦乏力，心悸，唇甲色淡，食少纳呆，睡眠差，多梦易醒，舌淡红，苔薄白，脉细弱。故在治疗时，应补气养血，以使气血运行恢复正常。临床上可采用八珍汤加减治疗气血两虚证 CTRT。

刺络拔罐疗法是指用三棱针等针具于腧穴、浅表经络或结节处点刺出血，再施以拔罐，以泻其瘀血的一种治疗手段。刺络疗法通过针刺脏腑相应腧穴，激发经络之气，调畅瘀滞之血来改善脏腑功能，而拔罐所产生的温热作用、负压作用和调节作用，可使气血运行加快，利于癌毒排出。背俞穴之名首载于《黄帝内经·灵枢》"背腧"篇，是脏腑之气输注于背腰部并输送于全身的枢纽。背俞穴位于足太阳膀胱经上，经别的离（别）、入、出、合，使足太阳膀胱经与五脏六腑间相互关联，五脏六腑之气通过经别转输于足太阳膀胱经。明代著名医家张景岳言："五脏居于腹中，其脉气俱出于背之足太阳经，是为五脏之俞。"背俞穴与其相邻脏腑处于相邻位置，背俞穴发挥其近治作用，使其在刺激时可产生治疗相应脏腑疾病之功。背俞穴与五脏六腑之间密切相关，背俞穴不但是脏腑之气输注和汇聚之所，而且是各脏腑邪气积聚之处。《黄帝内经·素问》"长刺节论"篇中云："迫脏刺背，背俞也。"五脏六腑的疾病可通过经络气血传导之功反映于背俞穴，通过刺激背俞穴，能够治疗五脏六腑之疾。《黄帝内经·素问》"咳论"篇云："治藏者治其俞。"于背俞穴刺络拔罐既能调节脏腑功能的盛衰，又能祛除脏腑积聚之邪，使恶血邪气尽出，脏腑功能恢复正常。

本案例中，患者受同期放化疗的影响，导致肝体受损，肝用失常、脾胃功能受损。肝藏血，主凝血，他脏化生之血除营血环行于全身外，其余者皆藏于肝，肝司血海，肝以血为体，以气为用。脾统血，主生血，可收摄血液在脉中正常运行，以防血溢脉外。脾为后天之本，气血生化之源，是机体气血正常生成、运行的根本。脾主统血，血之运行上下，布达四肢，全赖于脾。人体五脏六腑之血亦赖于脾的统摄，故补血必以补脾为要。因此，CTRT 患者应疏肝理气、健脾养血，使血液充盈，气血调和，气血生化有源，血液收摄于脉中，从而治疗"血证""虚劳"。选取肝俞、脾俞穴行刺络拔罐，具有补虚泻实双向调节和增强机体免疫力的作用，可以有效改善 CTRT 患者的面色苍白、疲倦乏力、头晕眼花、紫斑、出血等症状，以及改善舌象、脉象，从而提高患者的生活质量。

【相关知识】

（一）肿瘤治疗相关血小板减少症的定义和分级

肿瘤治疗相关血小板减少症（CTRT）是指由抗肿瘤治疗导致的血小板生成减少或（和）破坏增加，临床表现为外周血中血小板计数低于 $100\times10^9/L$。根据血小板减少的程度，参考美国国家癌症研究所（National Cancer Institute，NCI）不良事件常用术语标准（Common Terminology Criteria for Adverse Event，CTCAE）5.0 版进行分级。

（二）中西医病因病机

西医认为，CTRT 的发病机制较为复杂，其症状随抗肿瘤治疗疗程的增多与化疗药物剂量的累积而加重。主要原因是抗肿瘤药物破坏骨髓造血系统，损伤造血干细胞及原始巨核细胞，减少巨核细胞的产生，抑制巨核细胞生成、释放血小板的功能，最终导致血小板减少。中医认为，肿瘤化疗药物、放射线等多属于"药毒""邪毒"，肿瘤患者或因外邪客于经络感于外来之毒，或因五脏六腑内蕴之毒，癌毒侵袭发为癌病。由于癌病病因复杂，病种多样，临床表现多样，其病机也相对复杂，可归纳为正气亏虚、气滞血瘀、痰浊凝聚、热毒蕴结。肿瘤患者应用化疗药物、放射线等攻伐体内癌毒的同时，复感大寒、大热药毒，中伤人体气血、脏腑，使脾虚无以生血统血、肝虚无以藏血凝血、肾虚无以生髓化血，影响血液生成、运行，引起 CTRT。虚与瘀是 CTRT 的主要病机，瘤络瘀阻是其核心病机，虚与瘀互为因果，而血瘀日久化热，化疗药物、放射线等易耗伤机体气血，最终形成正虚瘀结、虚实夹杂之证。根据中医基础理论，CTRT 可出现皮肤瘀点、瘀斑，甚至内脏出血、颅内出血及头晕、神疲乏力等临床表现，可归为中医"血证""虚劳"范畴。根据其症状变化与疾病发展情况，辨证可分为 4 个阶段，即气血亏虚、脾胃虚弱、肝肾两虚、瘀血内阻。

（三）治疗

1. 西医治疗

目前，临床上西医主要干预措施包括输注血小板和给予促血小板生长因子两大类。其中促血小板生长因子包括重组人白细胞介素 – 11（rhIL-11）、重组人血小板生成素

（rhTPO）和新型小分子血小板生成素受体激动剂（TPO-RA）等。TPO-RA 可在多种临床情境下有效提升血小板水平，在 CTRT 领域具有良好的应用前景。

1）输注血小板。重度血小板减少症伴 WHO 出血分级标准 2 级及以上出血症状者，输注血小板为最有效的治疗方法，能够快速提升血小板计数，从而降低恶性肿瘤患者大出血风险和死亡率。对于有高出血风险的恶性实体瘤患者而言，当血小板计数≤10×10^9/L，需要预防性输注血小板。但血小板申请困难，输注的血小板维持期短，消耗迅速，并有血液传播感染性疾病的风险。重度血小板减少症患者常需反复输注血小板，由此易引起免疫反应产生血小板抗体造成血小板输注无效。研究显示，在反复输注血小板的重度血小板减少症患者中，有 30%～40% 的患者会出现血小板输注无效。

2）rhIL-11。rhIL-11 是一种由骨髓基质细胞产生的细胞因子，其受体位于巨核细胞、淋巴细胞、破骨细胞等细胞上，能刺激造血干细胞增殖，诱导巨核细胞成熟，使巨核细胞释放血小板的数量增加，对于无明显出血风险的恶性实体瘤 CTRT 患者，需要在血小板计数大于等于 25×10^9/L 且低于 75×10^9/L 情况下应用 rhIL-11。但该药不良反应较大，尤以心血管系统不良事件发生率高。常发生水钠潴留、心律失常、发热、头痛、乏力等不良反应，还易引起毛细血管渗漏综合征、过敏反应，严重者甚至引起急性心力衰竭导致猝死。

3）rhTPO。血小板生成素（TPO）是一种主要由肝、肾及骨髓基质细胞产生的特异性血小板生长因子，其受体表达于巨核系祖细胞，通过刺激巨核细胞增殖、成熟及分化，以促进血小板生成，使外周血中血小板数量增加。rhTPO 提升血小板的作用机制与内源性 TPO 类似，但两者可发生交叉反应产生耐药性。既往多项研究显示，rhTPO 与 rhIL-11 相比，能更快恢复血小板数量，且不良反应发生率低，一般无水钠潴留及心血管系统损伤，偶有头晕、发热、肌肉酸痛等，无须特殊处理，可自行恢复。但该药存在造成血小板提升过高，从而引起深静脉血栓的风险，故在临床应用过程中需对血小板计数进行严密监测，以防血小板计数过高。rhTPO 价格昂贵，且在用药治疗过程中还需监测肝功能，增加了患者的经济负担。

4）TPO-RA。TPO-RA 药物主要包括艾曲泊帕、阿伐曲泊帕、海曲泊帕、罗普司亭。与同属推荐药物的 rhTPO 相比，TPO-RA 不与内源性 TPO 竞争，不会诱导 TPO 抗体，可以实现稳定提升血小板计数。同时，TPO-RA 药物主要以小分子为主，解决了 rhTPO 免疫原性的问题，兼具有效性和安全性。起效快、超高反应率、疗效持久/应用便捷、安全性良好的四大优势，已使 TPO-RA 类药物成为血小板减少症临床治疗的良好选择之一。

2. 中医治疗

中医在治疗血小板减少的同时，还能促进患者机体免疫力的恢复，发挥"减毒增效"的作用，尤其在治疗 CTRT 方面疗效确切，具有明显优势，其性价比高，不良反应少，值得临床广泛应用与深入研究。

1）中药辨证内服。根据其症状变化与疾病发展情况，辨证可分为 4 个阶段，即气血亏虚、脾胃虚弱、肝肾两虚、瘀血内阻。

（1）气血亏虚：证多见面色苍白或萎黄、头晕耳鸣、疲倦乏力、心悸、唇甲色淡、食少纳呆、睡眠差、多梦易醒，舌淡红、苔薄白、脉细弱。故在治疗时，应补气养血，以使气血运行恢复正常，临床上可采用八珍汤加减治疗气血两虚证 CTRT。

（2）脾胃虚弱：证多见面色萎黄或无华、神疲乏力、食欲不振、脘腹胀满、大便溏，舌淡红、苔薄白、脉濡缓或濡细。治疗原则宜健脾和胃，临床上用六君子汤或归脾汤加减，健脾安中、调护脾胃，脾胃升降平衡，五脏随之而安。

（3）肝肾两虚：证多见头晕耳鸣、口干口渴、失眠多梦、腰膝酸软，时有齿衄、鼻衄、尿血，舌红少津、脉细数。治疗原则为滋补肝肾，临床上用左归丸加减。

（4）瘀血内阻：证多见面色黝黑，肌肤甲错、皮下瘀斑、瘀点、面唇、爪甲发绀，舌质紫暗伴有瘀点，舌底脉络迂曲，脉细涩。治疗原则为养血活血、祛瘀生新，方用桃红四物汤随症加减。

2）中医外治法。刺络拔罐疗法将刺血疗法与拔罐疗法两法的优势相结合，令其泄热出血，扶正祛邪，以通达表里，调理脏腑阴阳，从根本上改善肿瘤患者机体状态。通过对背部足太阳膀胱经上双侧肝俞、脾俞和（或）周围皮下结节施行刺络拔罐疗法以益气养血、行气活血、凉血泻火，从而治疗"血证"与"虚劳"。与"血证""虚劳"密切相关的脏腑主要为肝、脾、肾，此因"肝藏血""脾统血"，且"肾藏精"而"精血同源"。

在我科主任医师李柳宁（全国名老中医专家学术经验继承人）的指导下，用刺络拔罐疗法治疗血小板减少症患者，临床疗效佳，且安全、价廉、方便。

（李柳宁　吴巧玲　刘杨）

第十节　周围神经毒性

【治疗实录】

宁静的病房里，卢女士静静地躺在床上，窗外的阳光洒在她苍白的脸上。卢女士是一位卵巢癌患者，3 年来多次的化疗使她的身体出现了一系列不良反应，她的手指尖和脚趾尖像被冰冻了一样，麻木疼痛，每次想拿起水杯，手都会不自主地颤抖。她的女儿小丽看着母亲受苦，心里十分难受。听说中医治疗会有帮助，于是小丽带母亲来到我科。

2023 年 10 月 14 日上午，护理团队对卢女士进行了三级查房，管床护士汇报病史：患者女性，58 岁，于 2023 年 10 月 12 日上午 10 时入院。主诉：卵巢癌术后化疗后四肢末端麻木疼痛3年余。中医诊断：癌（妇）（脾肾两虚血瘀证）；西医诊断：卵巢恶性肿瘤。2019年10月，患者被明确诊断为"卵巢高级别浆液性癌Ⅳ期"，行3程紫杉醇+奈达铂方案化疗。2019年12月行手术治疗；术后行多程含紫杉醇药物的化疗。2023年3月初，发现右侧锁骨上窝淋巴结转移后行7程贝伐珠单抗+白蛋白紫杉醇+卡铂治疗，9月23日复查CT提示SD。患者此次入院为治疗四肢末端麻木疼痛及行右锁骨上窝淋巴结放疗，拟"卵巢恶性肿瘤"收入院。入院时患者神志清楚，精神尚可，右锁骨上窝可扪及直径约2 cm肿物，质软，推之不移，四肢末端麻木疼痛，纳眠可，二便调。

护士长带领护理团队走进病房，患者说："我自从第一次打了化疗后，手脚就开始麻木疼痛了。随着治疗麻木疼痛感逐渐加重，现在睡觉都成了问题，好久都没有睡过整宿觉了。3年来，我用温经舒筋散泡过手脚，敷过四子散热包，也做过艾灸，但手脚麻木疼痛的情况一直反反复复。"护士长给患者进行查体，患者舌暗红，苔薄微黄，脉沉。护士长查阅资料后发现患者是因为紫杉醇化疗引起的外周神经毒性，主要表现为远端感觉异常，包括麻木、疼痛及感觉减退。经医疗团队商议，根据辨证，在药物治疗的同时，给予益气温阳、活血通络的中医外治法即火熨术+温针灸治疗。每次治疗后，患者都会感到麻木疼痛感减轻了一些。后患者的症状逐渐得到缓解，能够自行喝水，慢慢地走步。

【诊疗经过】

卢某某，女，58岁，广州人，2019年10月出现腹胀。B超检查提示：腹腔积液。行腹腔穿刺引流后，病理检查提示：卵巢高级别浆液性癌。胸腹CT检查提示：①右、后宫旁占位病变，考虑双侧卵巢恶性肿瘤。②子宫颈部前壁结节。明确诊断：卵巢高级别浆液性癌Ⅳ期。2019年12月行全子宫+双侧附件切除术+卵巢动静脉高位结扎+大网膜切除术+阑尾切除术，过程顺利；术后病理检查提示：左卵巢恶性肿瘤，符合透明细胞癌。2019年12月至2020年3月，行5程化疗，具体用药：注射用紫杉醇（白蛋白结合型）（240 mg ivd d1）+注射用卡铂（600 mg ivd d1）；后维持中医药治疗。2023年3月发现右锁骨上窝肿物，结合病史考虑淋巴结转移。2023年4月13日至9月26日，行7程TP方案化疗+靶向治疗，具体用药：贝伐珠单抗注射液（400 mg ivd d1）+注射用紫杉醇（白蛋白结合型）（400 mg ivd d1）+注射用卡铂（500 mg ivd d1）。9月23日复查CT提示SD。患者为行四肢末端麻木疼痛治疗及右锁骨上窝淋巴结放疗，由门诊拟"卵巢恶性肿瘤"于2023年10月入院。入院中医诊断：癌（妇）（脾肾两虚血瘀证）；西医诊断：卵巢恶性肿瘤。

入院症见：患者神志清楚，精神尚可，右锁骨上窝可扪及直径约2 cm的肿物，质软，推之不移，无疼痛，四肢末端麻木疼痛，纳可，难入眠，二便调。专科评分：化疗所致周围神经毒性（chemotherapy-induced peripheral neuropathy，CIPN）分级（采用美国国家癌症研究所毒性分级标准 NCI-CTC 4.0 版) 为 3 级, NRS 评分为 8 分, PSQI 评分为 15 分。入院后完善相关检验、检查, 以了解肿瘤情况。治疗上, 西医予甲钴铵片 (0.5 mg po tid), 维生素 B_1 (10 mg po tid); 中医予温经舒筋散 (我院院内制剂, 具有温经散寒、舒筋活络的功效) 中药沐双手足, 改善四肢末端麻木, 每次 30 分钟, 每日 1 次。

10 月 13 日行右颈部淋巴结放疗, 放疗计划 56 Gy/28 F。患者仍有四肢末端麻木疼痛, 难入眠。专科评分: CIPN 分级为 3 级, NRS 评分为 6 分, PSQI 评分为 15 分。

10 月 14 日, 护理团队对患者进行了三级查房, 患者自诉四肢末端感觉异常, 疼痛麻木, 感觉减退, 较前改善不明显, 眠一般。专科评分: CIPN 分级为 3 级, NRS 评分为 5 分, PSQI 评分为 12 分。舌苔、脉象表现为舌暗红, 苔薄微黄, 脉沉。结合患者病史及临床表现, 考虑为紫杉醇药物所致 CIPN, 经与医生商讨后, 采用温针灸 + 火熨术治疗, 每日 1 次。

10 月 24 日, 温针灸 + 火熨术连续治疗 10 天后, 患者四肢末端麻木疼痛明显改善, 眠可。专科评分: CIPN 分级为 1 级, NRS 评分为 1 分, PSQI 评分为 2 分。11 月 14 日, 患者完成 28 次放疗后, 顺利出院。临床观察显示, 采用温针灸 + 火熨术能有效缓解 CIPN 引起的四肢末端不适症状。患者治疗期间各项评分情况见图 1 - 39。

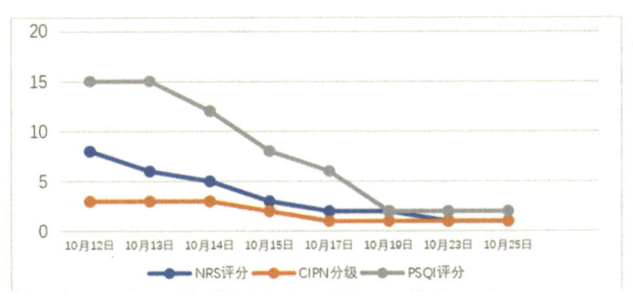

图 1 - 39　患者治疗期间各项评分情况

针刺 + 温针灸治疗:

取穴: 双合谷、双阳溪、双外关、双手三里、双曲池、双太冲、双足三里、双阳陵泉、气海、丰隆。

治疗频率: 每日 1 次。

治疗时间: 上午。

操作方法: 患者取卧位, 取双合谷、双阳溪、双外关、双手三里、双曲池、双太冲、双足三里、双阳陵泉、气海、丰隆穴, 用 75% 乙醇常规消毒局部皮肤, 取 5 cm 一次性无菌针灸针进针, 穴区有麻、胀、沉及放射感后, 即取得针感, 行中等强度刺激手法, 并在双合谷、双外关、双阳陵泉、双足三里穴的针柄上插上艾条施灸, 艾条烧完后除去灰烬, 每针温灸三炷, 30 分钟后将针取出。

火熨术治疗：

部位：双手足。

治疗频率：每日1次。

治疗时间：下午。

操作方法：采用慢熨、滚法进行操作。操作前，将自制的具有行气活血的药酒取适量涂抹于患者双手双足，操作时，手持火熨棍，将浸泡过药酒的火熨棍平行悬空在火熨布上方点火，右手持火熨棍在火熨布上下游动，左手移动火熨布，熨热操作部位，使局部皮肤微微泛红即可。熨烫过程中随时询问患者有无灼痛感，定时移动火熨布，切忌长时间停留在一处，以免引起局部皮肤温度过高，造成烫伤，每次30分钟。

【专家评述】

化疗所致周围神经毒性（CIPN）是一种常见的因化疗药物损伤周围神经或自主神经而产生一系列神经功能紊乱的病变。CIPN以周围神经系统毒性最为常见，其主要表现为四肢远端对称性的麻木感、触觉异常、疼痛，严重者可能延及四肢，伴有腱反射消失或运动失调。由于以上表现严重影响患者生活质量，以致生活不能自理，甚至因此中断治疗，属于严重的剂量限制性毒性反应。多种抗肿瘤药物均可引起CIPN，常见的有紫杉类（紫杉醇、多西他赛、脂质体紫杉醇、白蛋白紫杉醇等）、铂类（奥沙利铂、顺铂等）。由于化疗方案、治疗周期以及评价方法的不同，CIPN的发病率难以精确统计，但据文献报道，总体发生率在38%～87%。由于化疗药物剂量的持续累积，CIPN的症状表现也会随之进行性加重，甚至造成永久性神经损伤。在停药后6～8个月，仅约40%的患者出现症状缓解，甚至有患者在停药后2～6个月仍出现症状加重。由于各类一线化疗药物均可致CIPN，且限制患者化疗药物的剂量使用会降低患者的生活质量，甚至影响患者的生存获益，因而迫切需要找到安全有效的药物对其进行防治。

根据临床表现，CIPN归属中医学中"痹证""痿证"的范畴。其早期，气虚失运，血虚不荣，气血瘀滞而致麻木疼痛，归属"痹证"；后期肢体感觉减退，运动障碍，肌肉萎缩，归属"痿证"。《黄帝内经·素问》"五脏生成"篇记载："血凝于肤者为痹。"《黄帝内经·素问》"痹论"篇记载："其不痛不仁者，病久入深，荣卫之行涩，经络时疏，故不通，皮肤不营，故为不仁。"《黄帝内经》云："邪之所凑，其气必虚。"恶性肿瘤患者多为正气不足、癌毒内生、本虚标实贯穿于疾病的全过程。且化疗药物乃大毒之品，损伤人体阳气，导致元阳亏虚，温煦不足，推动无力，阳气不能达于四末，阴血内虚不能充盈血脉，营血遇寒则凝滞，从而出现手足麻木或疼痛等症状。故中医治疗CIPN原则多以益气温阳、活血通络为法。

温针灸法，又称针柄灸，是一种艾灸与针刺相结合的方法，借助艾灸火的热力给人体以温热性质的刺激，通过经络腧穴的作用，以防病、治病，具有温经通络、行气活血、逐寒祛湿、消肿散结、回阳救逆等作用。对患者选取合谷、外关、阳溪、手三里、曲池、太冲、阳陵泉、足三里、气海、丰隆穴进行针刺，取得针感后，施以泻法疏通经络气血，留针过程中在合谷、外关、阳陵泉、足三里针柄上插上艾条施灸以振奋阳气，从而达到调整脏腑阴阳、缓解疼痛之效。合谷属于手阳明大肠经，为原穴，是经气所过之处。《黄帝内经》云："大、小肠皆属于胃。"大肠经与胃经相互连接，通过对合谷穴的治疗，可调经气和胃腑，以达到安和脏腑之效；外关穴属于手少阳三焦经，为三焦经别行之络穴，又为八脉交会穴之一，通于阳维脉系一身之阳，具有通经活络、行气止痛、清热解表的作用；阳陵泉是筋之会穴，《难经·四十五难》曰"筋会阳陵"，故阳陵泉为治疗筋病的要穴，具有舒筋、壮筋之效；足三里是足阳明胃经的合穴、胃的下合穴，为治疗慢性虚损疾病的强壮保健穴，针刺足三里可舒筋活络，调理脾胃，配以诸穴共奏调气和血、化瘀通络之效。

火熨术是一种源自中国古代的传统医疗方法，相关药物用50度以上粮食白酒浸泡3个月，药酒与热力结合，通过特定的手法和治疗手段来调和人体的气血。将药酒涂抹在特定的治疗部位上，通过燃烧药酒或使用燃烧的热力，利用热力来透药、透气，并能够入筋、入骨、入脏，帮助燃烧祛邪镇痛、温经散寒、扶阳固脱。火熨更侧重于部位的全面覆盖和点穴上的熨灸，不仅关注表面的熨烫，还涉及穴位的治疗，通过点面结合的方式，实现大面积的熨热和点穴上的熨灸，以此来增强内透力和激活人体免疫系统。

因此，针对CIPN患者，采用温针灸法联合火熨术治疗可以起到很好的预防和治疗作用，适宜在临床推广。

【相关知识】

（一）刘氏火熨术

刘氏火熨术是在内病外治的中医理论基础上，以辨病施术和辨证施术相结合为原则，将特制药酒涂抹在治疗部位上，借用火熨之热力，透药性于内，强力穿透，达到通经活络、散寒通瘀、解表活血、扶助正气之功的一种操作疗法。

（二）刘氏火熨术熨烫手法

（1）慢熨：右手持火熨棒在火熨布上下游动，左手移动火熨布，用慢熨温热皮肤微微泛红即可。

（2）猛熨：加大火力，在疼痛部位或相关穴位快速火熨，热灼按压，压穴三掌为宜，至局部皮肤发红，深部组织发热为度。

（3）持火熨棒手法：拍法、滚法。

（4）持火熨布手法：拍法、按法、揉法、压法。

（吴巧玲　李月芳）

第十一节　癌因性疲乏

【治疗实录】

2023年11月14日上午，护士长查房时发现患者文女士疲惫地躺在床上不愿意搭理旁人。于是护士长关切地询问："文姨，您哪里不舒服啊？感觉你精神状态不是很好啊。"患者说道："最近一个月觉得有些累，而且背部怕冷，腰酸痛，这次来复查想做一下调理，我特别想做火龙灸，可以吗？"了解情况后，护士长查看患者舌苔、脉象，表现为舌质淡暗，苔薄白，脉沉细。查阅患者既往病程记录，患者诊断为肺恶性肿瘤，2018年7月25日至11月29日进行6程GP方案化疗，具体用药：注射用盐酸吉西他滨（1.6 g ivd d1、d8）+注射用顺铂（120 mg ivd d1）。2018年12月初复查胸腹部CT提示：病灶缩小减少，疗效PR。2019年2月19日完成肺部病灶放疗共60 Gy/30 F/6 W，后阶段性复查均提示病情稳定。2020年4月患者复查胸腹部CT提示：左肺下叶前内基底段癌灶较前稍有缩小；右肺中叶所见病灶，为新发病灶，纵隔、右肺门多发淋巴结转移，较前病灶增大，数目有所增多，肝胃间隙多枚结节，为新发，未除淋巴结转移。2020年5—8月于我科行4程GP方案化疗，疗效SD。2020年9月复查CT病灶明显增大。2020年11月再次行GP方案化疗，后出现骨髓抑制。2021年1月24日至4月27日，行2程单药G方案化疗，具体用药：注射用盐酸吉西他滨（1.6 g ivd d1、d8）。2021年5月复查上腹部MR提示：腹膜后淋巴结肿大，不排除病灶转移。2021年5月3日行腹腔转移淋巴结放疗60 Gy/30 F/6 w，后以中药治疗为主。2021年12月12日复查示腹膜后多个淋巴结较前明显增大，患者未行西医治疗，以中医诊疗为主。2022年5月8日右颈疼痛入院，CT及彩超检查提示：锁骨上窝淋巴结较前增大。2022年5月14日至6月11日行2程GP方案化疗，具体用药：注射用盐酸吉西他滨（1.65 g ivd d1、d8）+注射用顺铂（120 mg ivd d1 q3w）。2022年7月18日至8月13日行颈部锁骨上区淋巴结放疗，剂量为60 Gy/30 F。2022年10月、2023年3月、2023年8月至我院复查胸腹部增强CT，均提示SD。护士长将患者的既往病史和症状告知主管医生，经过医护团队共同商讨，综合考虑患者久病体虚，经过多程化疗，以致正气虚损。既往使用化疗药物属大寒之品，损伤机体阳气，尤其脾肾之阳，患者病位在肺，二者合一，患者脾肾两虚，致其气血生化乏源，四肢肌肉失养，运化失司，气机不利，导致出现疲乏、怕冷、腰酸的症状。在排除禁忌证后，更改了治疗方案，患者当天行火龙灸治疗。经过1次火龙灸治疗后，11月16日查房时，患者自诉疲乏症状较前明显好转，已无背部怕冷，但腰部酸痛缓解不明显。排除禁忌证后，继续予火龙灸治疗，并在局部实施平衡火罐治疗。随着症状的改善，患者完成复查顺利出院。

【诊疗经过】

文某某，女，51 岁，广州本地人，2023 年 11 月 13 日因"确诊肺癌综合治疗 5 年余，疲乏 1 个月"入院，诊断：肺恶性肿瘤鳞状细胞癌（cT4N2M1c ⅣB 期，双肺、纵隔、腹膜后腹主动脉旁多发转移，L3 椎体骨转移，ⅣB 期，PD-L1 及驱动基因未测）。入院后完善相关检查，包括 CEA、CA199、CA125、肺相关抗原 4 项检查，以及胸腹部 CT 增强检查、骨 ECT 检查，以了解肿瘤情况。治疗上，西医予蛹虫草菌粉胶囊补益脾肺；中医予艾迪注射液抑瘤，银杏叶滴丸活血通络，中药汤剂以标本兼治为则、固本培元为法，配合中医特色疗法调整脏腑功能。11 月 14 日，患者神志清楚，自觉疲乏，背部怕冷，腰部酸痛，纳可，眠一般，尿可，大便每日 1 次，便质正常，舌质淡暗，苔薄白，脉沉细，Piper 疲乏量表（piper fatigue scale，PFS）评分为 6 分，NRS 评分为 7 分。结合患者临床表现和病史，考虑为放化疗引起的癌因性疲乏，辨证分型为脾肾阳虚证，予火龙灸（背部）治疗，2 天 1 次。配合中药固本培元方（熟地黄 15 g，麸炒山药 15 g，酒萸肉 15 g，菟丝子 10 g，枸杞子 10 g，补骨脂 10 g，党参 30 g，炙黄芪 30 g，麸炒白术 15 g，茯苓 15 g，神曲 15 g，炒麦芽 15 g，当归 12 g，炙甘草 6 g，陈皮 6 g），每日 1 剂。11 月 16 日，患者疲乏症状改善，无背部怕冷，腰部酸痛缓解不明显，但遇热症状可缓解，冷则痛增，患者舌淡暗，边有齿痕，苔白腻，脉沉，PFS 评分为 3 分，NRS 评分为 5 分。结合患者既往病史，考虑其寒湿入侵腰府，寒凝经络，不通则痛，遂予火龙灸（背部）+ 平衡火罐（腰背部）治疗，罐斑消退后行下一次治疗。11 月 20 日，患者疲乏、怕冷、腰酸症状消失，PFS 评分为 0 分，NRS 评分为 0 分，顺利出院。

临床观察显示，采用火龙灸 + 平衡火罐能有效改善癌因性疲乏的相关症状。患者治疗期间 PFS、NRS 评分情况见图 1-40。

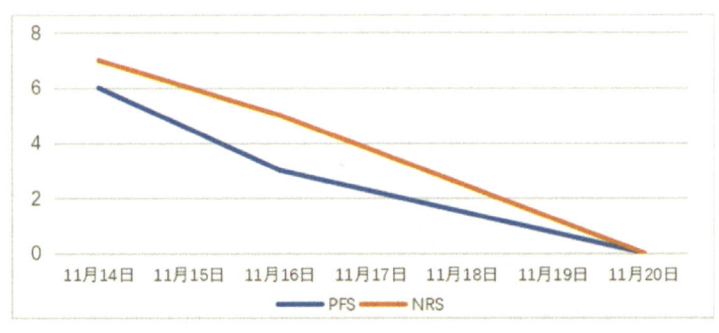

图 1-40　患者治疗期间 PFS、NRS 评分情况

火龙灸治疗：

施灸部位：背部（以督脉和膀胱经为主）。

操作方法：协助患者取俯卧位，暴露施灸局部，用温阳活血化瘀的药纱温敷督脉和膀胱经，湿度以不滴水为宜。药纱上方覆盖大毛巾（大毛巾叠两层），大毛巾上铺一条不滴水的温湿小毛巾。在毛巾上方沿督脉和膀胱经铺艾绒（图1-41），在艾绒上均匀洒助燃剂（95%乙醇溶液）后点火（图1-42）。待患者主诉达到一定温热程度时，用双层湿毛巾盖灭明火（艾绒每点燃一次及实施相关连贯操作称之为1壮）。第2壮结束后予艾绒翻转。共行火龙灸3壮，每2天1次，每次约30分钟。

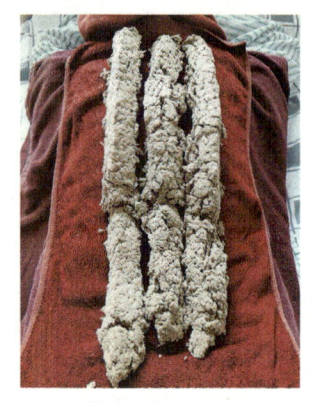

图1-41 铺艾绒

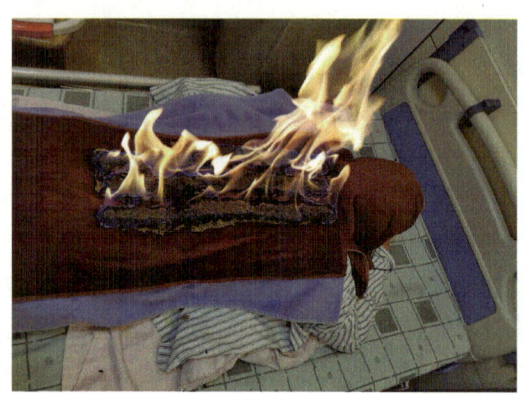

图1-42 火龙灸

平衡火罐：

施罐部位：腰背部。

操作方法：患者俯卧位，胸部、腹部、踝部垫枕，使腰部肌肉尽量放松。根据患者情况，选取罐口内径为（45±1）mm的玻璃火罐。施罐前，充分暴露施罐部位，擦净皮肤，沿患者膀胱经行闪罐3个来回；闪罐结束后，将润滑油涂在患者推罐部位，轻轻将润滑油均匀推开，沿督脉、膀胱经走向，推罐3个来回；然后沿背部两侧膀胱经，分别抖罐3个来回；抖罐结束后选取肾俞、气海俞、关元俞予留罐10分钟，背部以大毛巾覆盖保暖。

【专家评述】

癌因性疲乏（cancer-related fatigue，CRF），也称为癌症相关性疲乏，是癌症患者最常见的症状之一。美国国立综合癌症网络将CRF定义为一种与癌症或癌症治疗相关的令人痛苦的、持续的、主观的出现在身体、情绪和/或认知上的疲倦或疲惫感，通常与近期的活动不相称，并影响日常生活。在临床中患者治疗期间癌因性疲乏的发生率为62%～85%。

CRF的发病机制复杂，目前认为可能的机制包括中枢性和外周性机制。中枢性疲乏机制包括细胞因子失调、下丘脑-垂体-肾上腺（hypothalamic-pituitary-adrenal，HPA）轴紊乱、昼夜节律紊乱、5-羟色胺（5-hydroxytryptamine，5-HT）失调和迷走神经传导激活等假说，外周性疲乏机制主要与肌肉代谢失调等密切相关。目前，西医治疗包括对因治疗、心理干预、营养管理、睡眠管理、健康教育、运动疗法等。现代研究显示，虽然西医治疗疲乏有一定的疗效,但是复发率高,全面改善患者生活质量疗效差,因此联合中医治疗可起到优势互补作用。

癌因性疲乏在临床上表现为神疲乏力、少气懒言、纳差、嗜睡等症状,故中医理论认为,癌因性疲乏属于中医学中"虚劳"范畴。虚劳是以脏腑功能亏损、气血虚衰为病机。《诸病源候论》记载,对于虚劳者,自身脾胃呈虚弱之象,在寒邪侵袭时,可引发癌因性疲乏。本案例中的患者一则长年受癌毒所困,正气衰败,致表现出虚损之象;二则经历多程放化疗,受抗肿瘤治疗的峻猛之效侵扰致正气受损。二者同袭机体,导致机体肺气失调、脾失健运、肾精失养。而脾乃后天之本,主运化,统摄血液,在体合肉,为气血生活之源,脾被损之,气血生化乏源,脏腑正常生理功能受影响,最终久虚而劳,久虚而瘀。故临床治疗以温阳补益、疏通经络为法。

在治疗上,中医擅长对机体的整体状态进行把握和调整,如肿瘤引起的癌因性疲乏这种机制繁杂、病因不清的疑难杂症。《黄帝内经》载:"针所不为,灸之所宜。"明代李梴的《医学入门》亦云:"凡病药之不及,针之不到,必须灸之"。其均将"灸"作为针、药难以治疗的替代方法。而火龙灸主要施灸于背部或者腹部(本案例施灸于背部),较传统的艾灸灸面广、灸力强、渗透好,施灸时灸火循经而走。因督脉既是阳脉之海,亦是十二经脉之海,总督一身阳气,全身经脉的阳气汇聚于此,督脉再把这些阳气输送布散至全身体表的肌肤腠理,发挥其温煦机体的作用。另外,足太阳膀胱经走行的背部分布着对应五脏六腑的背俞穴,温阳通络药物通过对督脉和足太阳膀胱经的大面积温煦作用,激发督脉、膀胱经之阳气,温通背部,灸药之气穿透四肢百骸,产生温热效应而作用于经络穴位,起到温通气血、温阳补益的作用。

平衡火罐疗法是以阴阳学说为基础,以经络腧穴为理论指导,将闪罐、揉罐、走罐、留罐等各种良性刺激手法运用于背部的足太阳膀胱经、督脉,及五脏六腑之相应的背俞穴上,调节脏腑功能,疏理气机,激发经气,疏通经络,达到调节气血、振奋阳气之效,使得机体阳气充盈。

我科将火龙灸、平衡火罐应用于治疗癌因性疲乏,在临床中取得很好的疗效。

【相关知识】

(一) 火龙灸

火龙灸基于经络学说结合传统灸法演变而来,属于灸法技术范畴,亦称"长蛇灸""督灸""铺灸""龙骨灸"。施灸部位主要是腹部或者背部。施灸点火时,形如游龙,熄火后热力持续且深广有力如龙而得名,其配合温阳活血通络的药纱,在灸的热力之下,通过经穴的按压,药力能深入渗透到相应经穴,从而达到温经通络、调和阴阳的作用。

火龙灸的四大功效:温、通、调、补。

"温"即以火攻邪,祛寒、散滞,通过艾绒燃烧的温热作用促进药物的透皮吸收,促进血液循环。"通"即通经活络。"调"即平衡脏腑气机，阴阳平衡；通过温热刺激作用于人体，通过皮部—络脉—经脉—腑—脏，由表入里，对经络系统产生整体调节作用。"补"即扶正祛邪，补益强体，增强机体免疫力。

(二) 平衡火罐

平衡火罐是以阴阳学说为基础、以经络腧穴为理论指导，在传统的火罐疗法基础上发展而来。主要作用于背部腧穴，通过对背部腧穴的良性刺激经络传导，达到调节脏腑，疏通经络的作用，进而促使机体趋向阴阳平衡状态。

平衡火罐的手法：闪罐、揉罐、推罐、抖罐、飞罐、弹拨罐、振罐、留罐、起罐。

闪罐：在背部两侧膀胱经，分别闪罐3个来回，一个从上而下，一个从下而上。在留罐的基础上采用吸附、拔起、吸附、再拔起如此往复循环游走拔罐。从患者背部由左上→左下→中上→中下→右上→右下沿两侧肩脊肌、脊柱和膀胱经进行，腹部绕脐而行。拔罐速度要快，有爆发力。手法由上而下、由轻到重。

揉罐：闪罐至火罐温热时，用火罐底部沿督脉及膀胱经走向揉背部3次。顺时针环旋揉动。

推罐（行罐、走罐）：涂少量润滑油于背部，沿督脉及膀胱经走向，推罐3个来回，推罐吸力适中，顺序：先中间、后两边，以皮肤起红晕为度。

抖罐：沿背部两侧膀胱经，分别抖罐3个来回。吸附垂直提起抖动，频率120次/分。

飞罐：用罐将乳液介质分布均匀，为行罐做准备。

弹拨罐：在负压的基础上提起一侧罐口，用另一侧垂直神经或经络，来回拨动，要有向下的力以弹动皮肤下的神经及经络。弹拨罐对周围神经和中枢神经有很强的调节作用，可提高肌肉的兴奋性，调节脏腑功能，消除劳损，对疲劳综合征等有明显的疗效，还可用弹拨来消除针感。

振罐：吸附后在原位进行小幅度上下振动，频率大于180次/分。

留罐：在闪罐、行罐有异常颜色的部位留罐，时间不超过15分钟；也可不留，但留罐间距须大于1个罐位，并注意调整罐内压力的大小。所有手法完成，留罐10～15分钟后，即可起罐。

起罐：起罐时，左手轻按罐具，向左倾斜，右手示指或拇指按住罐口右侧皮肤，使罐口与皮肤之间形成空隙，空气进入罐内，顺势将罐取下，不可硬行上提或旋转提拔。

（吴巧玲　姚曼　何春霞）

第十二节　化疗性口腔黏膜炎

【治疗实录】

2024年1月20日早上，主管护士小郑晨间查房时，询问患者李先生："李叔，今天化疗泵（泵内药物为氟尿嘧啶）还要继续，有哪里不舒服吗？"患者告诉小郑护士："小郑，我的口腔今天有点不舒服，感觉有点胀痛，不知道咋回事？"护士小郑说："李叔，我先检查一下您的口腔……李叔，您的口腔有些充血红肿，不过您不用太担心。"小郑安慰患者后，立即查看其舌苔、脉象，表现为舌质暗红，苔白腻，舌中焦裂纹，脉弦滑。同时查阅了患者的病程记录：患者64岁，诊断肠癌，已行多程靶向治疗+化疗。结合患者既往病史、症状、体征及相关检查结果，患者目前行氟尿嘧啶持续泵入第二天。护士小郑告诉患者："您目前可能是出现了化疗性口腔黏膜炎，化疗方案中的氟尿嘧啶类药物会导致口腔炎，但您也不用太担心，我们有办法帮您解决这个问题的，我会将您的症状告诉医生，尽快确定对您的治疗方案。"小郑护士将患者口腔情况及辨证情况告知医生，管床医生根据患者口腔的情况开具了医嘱，予0.9%氯化钠溶液漱口。1月22日，护士晨间查房时患者焦急地告诉护士："护士，我的口腔有点疼痛，口腔里面有溃疡了，好像症状比之前严重了，这该怎么办呀？"小郑护士安慰道："李叔，您不用担心，根据您目前的情况，我们医生根据您的舌脉诊已经为您开了中药雾化，今天中午中药就会煎好送过来，到时候我们会为您进行中药雾化治疗，来缓解您的口腔不适症状，您放心。"1月24日，经过几天的中药雾化，并加强盐水漱口的频次，患者口腔疼痛减轻，口腔溃疡面缩小，部分已愈合，继续给予中药雾化吸入治疗。1月26日，患者口腔无溃疡、红斑，无疼痛，口腔黏膜炎已痊愈。1月27日患者顺利出院。

【诊疗经过】

李某某，男，64岁，广东汕尾人，2019年3月起出现便秘，5月就诊，检查提示肠癌。行肠癌切除手术，术后病理检查提示：①中分化腺癌伴神经内分泌分化，浸润管壁浅肌层，脉管内可疑癌栓。未见确切神经侵犯。②两切缘和径向切缘（放射状切缘）未见癌组织。③淋巴结未见癌转移（0/33，其中送检肠系膜上动脉旁淋巴结0/13、肠系膜下动脉旁淋巴结0/4、自检系膜淋巴结0/16）。分期pT3N0M0，ⅡA期。基因检测结果：*KRAS/NRAS/BRAF* 野生型，MSI：MSS型。术后术口反复愈合不良。2019年9月至2020年5月不规律共行4程FOLFOX方案化疗，具体用药：注射用奥沙利铂（150 mg ivd q2w）+亚叶酸钙注射液（0.7 g ivd q2w）+注射用氟尿嘧啶（0.5 g iv q2w）+注射用氟尿嘧啶（4 g civ 46 h）。2022年6月出现无明显诱因的高热症状，考虑为肺部感染，行胸部 CT 检查提示：双肺多发结节。2022 年 8 月进一步行 PET-CT 检查提示：直肠系膜右侧结节状转移；双肺多发结节，疾病复发并转移。遂于 2022 年 9 月 7 日至 2023 年 3 月 8 日共行 11 程西妥昔单抗 + FOLFOX 化疗，具体方案：西妥昔单抗注射液（800 mg ivd q2w）+ 注射用奥沙利铂（150 mg ivd q2w）+ 亚叶酸钙注射液（0.7 g ivd q2w）+ 注射用氟尿嘧啶（0.5 g iv q2w）+ 注射用氟尿嘧啶（4 g civ 46 h）。2023 年 2 月 24 日开始行直肠癌放射治疗共 60 Gy/30 F/6 W，后口服卡培他滨维持化疗 2 疗程。2023 年 5 月复查 CT 提示病情稳定，但肺转移瘤部分稍增大，于 2023 年 5—8 月行 6 程靶向 + 化疗维持治疗，具体方案：卡培他滨片（1.5/2 g po bid d1—14）+ 西妥昔单抗注射液（700/800 mg ivd q2w），疗效评价病情进展，双肺转移灶增多增大。2023 年 9 月至 2024 年 1 月行 9 程 A + FOLFIRI 方案治疗，具体方案：贝伐珠单抗注射液（375 mg ivd q2w）+ 盐酸伊立替康注射液（320 mg ivd q2w）+ 注射用氟尿嘧啶（0.75 g iv q2w）+ 注射用氟尿嘧啶（4 g civ 46 h）。现患者为求下一程化疗，2024 年 1 月 18 日因"直肠癌术后 5 年余，发现肺骨转移 1 年余"入院，诊断：肠癌（脾虚湿瘀证）。

患者入院后完善相关检验、检查。1 月 19 日行第 10 程 A + FOLFIRI 方案治疗，具体方案：贝伐珠单抗注射液（375 mg ivd q2w）+ 盐酸伊立替康注射液（320 mg ivd q2w）+ 注射用氟尿嘧啶（0.75 g iv q2w）+ 注射用氟尿嘧啶（4 g civ 46 h）。1 月 20 日，患者口腔出现充血红肿，伴疼痛，可进食。专科评分：WHO 口腔黏膜炎分级为 1 级（图 1-43），NRS 评分为 1 分。给予 0.9%氯化钠溶液漱口（500 mL，每日 4 次，三餐后及睡前含漱，每次含漱时间大于 3 分钟，含漱后 30 分钟内不进食饮水），以中和口腔黏液酸度，减少酵母菌的定植，保持口腔清洁；护理上每天进行口腔评估，观察口腔黏膜的变化；同时避免过热、过酸、辛辣、粗糙的食物，进餐后及睡前刷牙。

1 月 22 日，患者口腔散在溃疡点，最大面积为 0.5 cm×0.7 cm，周围红肿，伴疼痛，进食不受限。专科评分：WHO 口腔黏膜炎分级为 2 级（图 1-44），NRS 评分为 2 分。舌苔、脉象表现为舌质暗红，苔白腻，舌中焦裂纹，脉弦滑，结合患者临床表现及辨证分型，给予中药雾化吸入治疗，每日 3 次，每次 15～20 分钟。

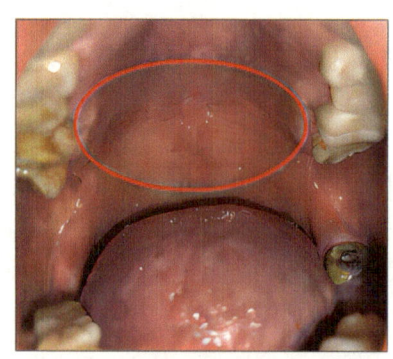 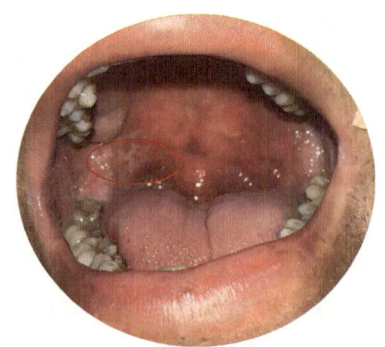

图 1-43　1 月 20 日患者口腔黏膜情况　　图 1-44　1 月 22 日患者口腔黏膜情况

1月24日，患者口腔溃疡面缩小，部分已愈合，口腔疼痛减轻。专科评分：WHO口腔黏膜炎分级为1级，NRS评分为1分。继续给予中药雾化吸入治疗。

1月26日，患者口腔无溃疡、红斑、疼痛，口腔黏膜炎已痊愈。专科评分：WHO口腔黏膜炎分级为0级，NRS评分为0分。

1月27日，经连续治疗5天，患者顺利出院。

1月30日和2月3日分别予电话随访，患者对治疗效果非常满意，没有出现口腔黏膜变化及其他不适症状。

中药雾化吸入治疗：

处方：金银花30 g，野菊花15 g，蒲公英15 g，天葵15 g，紫花地丁15 g，白花蛇舌草15 g，麦冬15 g，生地黄15 g，玄参15 g，黄芪20 g，牡丹皮15 g，生石膏15 g，硼砂8 g。

制备方法：将上述中药放入砂锅中，加水1 000 mL，煎煮至100 mL，过滤后于冰箱保存备用。

操作方法：采用氧气雾化吸入法，每次取中药液10 mL加生理盐水5 mL注入雾化器中，经口或经鼻雾化吸入，每日3次，每次15～20分钟。

【专家评述】

化疗性口腔黏膜炎（chemotherapy-induced oral mucositis，CIOM）是恶性肿瘤患者化疗过程中常见的不良反应。口腔黏膜炎是指发生于口腔和咽部黏膜组织的炎症性、溃疡性反应。口腔黏膜炎最初表现为黏膜充血肿胀，继而黏膜破溃糜烂，形成一个或数个溃疡点，溃疡周围红肿、疼痛，严重时黏膜广泛糜烂，累及咽部，深达肌层，其表面覆盖假膜和坏死组织，患者痛感剧烈，甚至无法吞咽和进食，严重影响生活质量。

口腔黏膜上皮细胞增殖活跃，一般每7～14日分化更新1次，因此相较其他组织细胞更容易受到药物毒性或放疗的影响。化疗性口腔黏膜炎是许多化疗方案常见的不良反应之一，多在化疗开始后的2～14日出现，表现为黏膜红斑、水肿，进而出现疼痛、溃疡、假膜、出血，甚至坏死，溃疡可发生于口腔黏膜的所有区域，但最常出现在颊黏膜、舌中部及侧面、口底及软腭。化疗性口腔黏膜炎的发生率取决于化疗药物的种类、剂量、持续时间及患者自身因素。标准剂量化疗中口腔黏膜炎发生率为20%～40%，其中氨甲蝶呤、氟尿嘧啶类药物（如5-氟尿嘧啶、卡培他滨）及其他抗代谢化疗药物所致的口腔炎发生率在20%～60%。高剂量化疗或持续化疗，口腔黏膜炎发生率则更高，造血干细胞移植前的高剂量化疗所致3～4级口腔黏膜炎发生率可高达75%。部分患者因为严重的口腔黏膜炎，出现食物摄入障碍，诱发营养不良及感染，导致无法完成化疗周期，进而影响预后。

口腔黏膜炎属于中医学的"口疮""口糜""口舌生疮""烂喉痧"范畴。《医宗金鉴》载："痈疽原是火毒生，经络阻隔气血凝。"《黄帝内经·素问吴注》（卷二十二）

对此解释为："热甚则痛，热微则痒，疮则热灼之所致也。故火燔肌肉，近则痛，远则痒，灼于火则烂而疮也。"中医尚有"脾开窍于口""舌为心之苗""肾脉连咽系于舌本"诸如此类的理论，可见口糜发作，病情迁延难愈，因其涉及五脏六腑，与心、脾、肾、胃肠等脏腑均有密切关系，需要探寻病因病机根源。化疗药物种类较多，药性为寒热夹杂，具有典型的"其性深伏、峻烈、易耗伤正气、波及多脏腑等"毒邪的特性，该"毒"还会随着药物剂量的加大而对机体产生更多的损害。药毒入侵机体，损阴伤阳，使脏腑功能失调、气血阴阳失衡，并出现瘀血等病理产物。恶性肿瘤患者常在正气亏虚的基础上气血运化无力，癌毒内蕴进一步阻碍经络气血的运行，导致气滞血瘀，痰瘀互结，癌毒与痰瘀搏结而成癥积。药性平和的药物难以散结，非攻不可，故治法上常用以毒攻毒的方法。患者本就体质虚弱，化疗药物的使用会进一步损伤机体功能，肿瘤患者随多疗程化疗，机体免疫功能愈发低下，机体阴阳平衡失调，脏腑功能不和、气血亏虚，使热毒内伏，热盛化火，伏火循经上扰，灼烧津液，津液不能上承口咽，口腔黏膜破溃受损，导致口疮的发生。另有医家认为，外来火热毒邪易损伤机体脉络。中医理论认为，经络的功能是提供营养交换，布散津液气血，外濡腠理，内灌脏腑。而放射线、化疗药物，邪势嚣张，直中脏腑，入里迅速，燔灼血脉，损伤络脉，从而血气不利，致使营养不能灌注组织或脏器，血不利而致瘀，滞于血管或脏腑，瘀久生热，而形成口糜。

中药雾化吸入疗法是将药液通过超声雾化器变成雾状，然后用口或鼻吸入此药雾，使药物分布并作用于鼻、咽、喉而达到治疗疾病的目的，它是在古代熏蒸疗法基础上发展而来的一种现代方法。早在《黄帝内经》中就有通过鼻腔给药进行急救的记载。目前，常用的中药吸入疗法有中药雾化吸入、蒸气吸入、闻香吸入、香薰吸入、烟熏吸入的方式。中药雾化吸入疗法基于蒸汽吸入疗法，雾化颗粒通过雾化器能更有效地发挥作用，中药雾化是中药熏蒸与雾化吸入的有机结合。本案例中，选用中药雾化吸入治疗，其方中成分主要有金银花、野菊花、蒲公英、天葵、紫花地丁、白花蛇舌草、麦冬、生地黄、玄参、黄芪、牡丹皮、生石膏、硼砂，利用药雾的渗透性和皮肤黏膜的吸收功能，将药物直接作用于病灶，内传经络脏腑，达到祛邪扶正、疏通气机、调理脏腑、清热解毒的目的；同时含药雾气刺激局部病灶使局部血管扩张，血流加快而改善周围组织的营养，起到消炎退肿的作用。

中药雾化作为中医适宜技术之一，在肿瘤患者化疗性口腔黏膜炎中效果良好，患者接受度和满意度均较高。

【相关知识】

化疗性口腔黏膜炎的发病机制

化疗性口腔黏膜炎的发病机制包括直接发病和间接发病两类。直接发病机制与细胞毒性治疗药物引起的黏膜细胞凋亡相关：口腔黏膜上皮细胞具有快速的周转率，通常每7～14日更新一次，这解释了它们对细胞毒性治疗的凋亡和化疗开始后约2周发生黏膜炎。而间接发病机制是增加炎症因子的释放（如肿瘤坏死因子、白细胞介素 1 和白细胞介素 6）和减少抗炎因子（如白细胞介素 10 和转化生长因子 β）。2004 年，Sonis 等人提出了口腔黏膜炎病理机制的五阶段病理模型，即启动、信号传导、信号放大、溃疡和愈合。

1. 启动阶段

在给予放疗或化疗后迅速发生，此阶段，黏膜功能正常。放疗和化疗产生氧化应激和活性氧，直接损伤细胞、组织和血管，并激活大量转录因子，引发其他生物学效应。

2. 信号传导阶段

在此阶段中，许多转录因子被激活，导致基因表达上调，有害细胞因子如促炎性细胞因子的释放增加；此外，神经酰胺合成酶、基质金属蛋白酶也被激活。以上多种效应叠加，导致黏膜下层组织损伤和细胞凋亡，造成基底上皮细胞原发性损伤。

3. 信号放大阶段

转录因子在上皮、内皮和间充质细胞和巨噬细胞中被激活，导致基因的上调和促炎细胞因子的增多。这些细胞因子介导的信号在其他细胞中放大或通路激活。这一阶段的损伤集中在黏膜下层和基底上皮，因此黏膜外观看起来是正常的。

4. 溃疡阶段

这一阶段通常会出现明显的症状。此时基底上皮干细胞的损伤和死亡导致黏膜萎缩性改变，形成溃疡，细菌定植于溃疡面，细菌产物激活巨噬细胞，导致促炎性细胞因子释放，使机体出现炎性反应。此外，溃疡形成阶段刚好出现在化疗后骨髓抑制最明显的时期，如果患者中性粒细胞减少，细菌则可能侵入黏膜下血管，引起菌血症。

5. 愈合阶段

此阶段包括黏膜上皮细胞的增殖和分化，以及正常口腔菌群的重建。然而，尽管愈合后口腔黏膜外观正常，但黏膜环境已经发生显著变化，在后续抗癌治疗中更易发生口腔黏膜炎及其并发症。

（吴巧玲　寇隋静　张力文）

第十三节　癌性发热

【治疗实录】

2023 年 12 月 15 日下午，接诊台来了一位身形瘦小的患者，她精神疲倦，面色潮红，满脸愁容。主管护士小李看到后赶紧上前接诊，关切地问道："阿姨，您好，请问您是要来办理住院吗？"患者少气懒言地说道："是的。护士，我在 2 月份做过肺部手术，术后一直都有规律复查和吃药，现在时不时会咳嗽，有时感觉胸口闷闷的，走路或者活动的时间长了就会觉得喘不上气。关键是这几月来总是低热，辗转了多家西医医院治疗并未起到明显的效果，感觉很辛苦，真不知道自己还能不能挺过这一关，我孩子听朋友介绍说中医治疗方法不错，所以就来到这里。"主管护士小李回复道："张姨，我理解您现在的心情。肿瘤是一个复杂的疾病，发热的原因也有很多种，我们会进一步为您检查，但请相信我们团队会竭尽全力为您治疗和护理。"接着主管护士小李查阅了张姨携带的病历资料和相关的检查结果。患者2023年11月中旬于当地医院办理出院手续，住院期间被诊断为肺恶性肿瘤、癌性发热、高血压。2023年2月行右下肺癌切除术，术后病理检查提示：浸润性腺癌。肺门淋巴结穿刺活检示：中－低分化腺癌。华大基因检测：$TPM3-ROS1$（+）（I类），$EGFR$（－）、ALK（－）；PD－L1：TC=40%。采用克唑替尼250 mg口服治疗，每天2次。2023年9月开始出现不规则发热，每天上午10点左右开始，热势低，体温波动于37.9～38.2℃，服药后可降至正常范围，但反复发作，伴随全身骨头和关节酸痛。

患者入院后进行了相关检验、检查。通过中西医结合治疗（中药汤剂辨证口服以及中医特色护理技术耳尖放血）的方法，患者体温逐渐下降至正常范围，精神状态一天比一天好。同时还于12月28日顺利完成了第一程化疗，12月29日顺利出院。

【诊疗经过】

张某某，女，58岁，广东揭阳人，2023年12月15日因"肺癌术后1年余，反复发热4个月余"入院，诊断为：①肺恶性肿瘤　大细胞癌［cT4N3M1c，ⅣB期，$ROS1$（+），术后复发并脑转移，PD－L1：TC=40%］。②癌性发热。

入院症见：患者神清，精神疲倦，面色潮红，活动后少许气促，少许咳嗽咳痰，纳眠可，小便调，大便2日1次，舌质淡嫩，苔白，脉细，体温37.9℃。入院后完善相关检验、检查：癌胚抗原（CEA）定量10.10 ng/mL，血常规、白细胞及红细胞沉降率均无异常。治疗上，西医予新癀片口服，清热解毒、止痛退热；复方甲氧那明胶囊和孟鲁司特钠片口服，改善气道炎症、止咳化痰平喘；布地奈德混悬液、异丙托溴铵雾化吸入，解痉平喘。中医辨证为气虚痰瘀阻络，以气虚发热为主，急则治其标，缓则治其本，以甘温清热为法，中药汤剂以补中益气升阳方合麻黄细辛附子汤加减，同时配合中医特色疗法调理脏腑功能。

12月16日，患者间断发热，体温波动在37.9～38.2℃。复查CT提示：右肺门、纵隔多发肿大淋巴结，较前明显增大。颅脑MR提示：左侧额顶叶多发转移瘤，胸部CT提示：未见明显炎症。继续予新癀片（0.64 g po tid）。

12月17日，患者仍有间断发热，最高体温38.0℃。考虑患者年老体虚，脏腑功能亏虚，且辨证为气虚痰瘀阻络证型，予患者耳尖放血治疗，以达到清热解毒祛风、清脑明目的作用。每日1次，左右耳交替，每次放血10滴，每滴如黄豆大小。

12月24日，连续治疗7天后，患者无发热，体温在正常范围内。

12月25日,患者热势稳定,再次复查血常规及生化指标,均无异常,行第1程免疫联合化疗治疗,具体用药:信迪利单抗注射液(200 mg ivd d1)+注射用培美曲塞二钠(0.7 g ivd d1)+顺铂注射液(90 mg ivd d1)+重组人血管内皮抑制素注射液(210 mg civ 72 h)。

12月29日,患者完成治疗后顺利出院。

临床观察显示,采用耳尖放血疗法能有效缓解癌性发热(图1-45)。

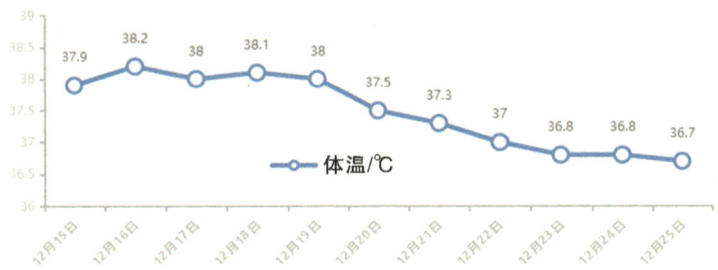

图1-45 患者耳尖放血前后体温情况

耳尖放血疗法:

选穴:耳尖穴。

操作方法:患者取坐位,充分暴露耳尖穴(在耳郭上方,当折耳向前,耳郭上方的尖端处),用75%乙醇溶液棉球消毒耳郭部位皮肤,左手固定耳郭,右手持一次性采血针,针头对准穴位快速刺入1~2 mm,随即出针。轻轻挤压针孔周围的耳郭,使其自然出血,再用无菌棉球吸取血滴,出血量根据患者病情、体质而定。每次放血5~10滴,每滴如黄豆大小(图1-46、图1-47)。每天1次,左右耳交替,连续5天为1个疗程。

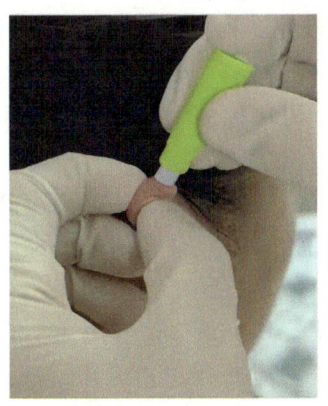 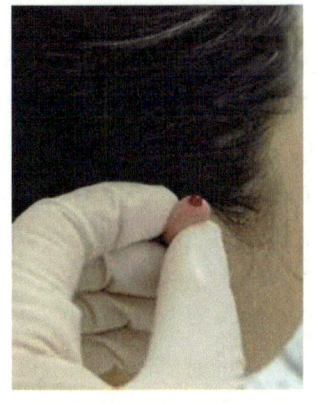

图1-46 耳尖放血疗法——放血前   图1-47 耳尖放血疗法——放血后

【专家评述】

原发性肺癌是中国最常见的恶性肿瘤之一。中国肿瘤登记中心数据显示，2023 年中国新发肺癌病例 78.7 万例，占全部恶性肿瘤发病的 20%。发热是肺癌最常见的并发症之一，其中约 1/3 肺癌患者的发热由肿瘤本身引起。

癌性发热指恶性肿瘤本身引起的非感染性发热，常发生在肿瘤进展期。临床表现以长期低热多见，多不伴有恶寒或寒战，使患者免疫功能减退、体力下降，进而影响抗肿瘤治疗，预后较差。西医治疗以对症处理为主，主要治疗方法为物理降温和药物退热。非甾体抗炎药可有效缓解发热症状，是治疗癌性发热最常用的药物。但停药后短期内易再次发热，长期使用易出现胃肠道等不良反应。糖皮质激素可用于缓解部分癌性发热患者的发热症状，但长期应用激素对机体代谢影响较为明显，如降低免疫能力，可能出现肌肉萎缩、骨质疏松等不良反应。应用糖皮质激素治疗癌性发热时，需要谨慎考虑风险与收益。西医治疗癌性发热起效快，但维持时间短、易复发，存在损伤胃肠黏膜、加重感染、应激性血糖升高等不良反应。中医在整体观念的指导下，进行整体辨证，治疗癌性发热有较好效果，且不良反应少。

中医典籍中并无对"肺癌""癌性发热"病名的直接记载，在"肺积、息贲、积聚"等病的论述中，其与肺癌的临床表现多有近似。因癌性发热患者大多仅自觉发热，无恶寒，以长期低热为主，故将其归于"内伤发热"的范畴。癌性发热是在全身气血阴阳俱虚的基础上，痰湿内阻、毒瘀互结，加之气机升降失调引起的正虚邪实、正邪交争的病理状态。肺癌患者本就正气不足，久病及脾，脾肺两伤，气机失调，癌热内生。在中医学上，癌性发热多属内伤发热，以阴伤气耗为主。《症因脉治》最先提出"内伤发热"这一病症名称。早在《黄帝内经》中就有关于内伤发热的记载，其中对阴虚发热的论述较为详细，《黄帝内经·素问》明确提出"气虚身热""阴虚则内热"的理论。

放血疗法又称"刺络放血"法，是用三棱针、粗毫针或小尖刀等刺破或者划破人体特定的穴位浅表脉络，放出少量血液，可调节经络，通畅气血，以外泄内蕴之热毒，达到协调脏腑虚实、平衡机体阴阳、治疗疾病的一种方法。放血疗法具有消肿止痛、祛风止痒、开窍泄热、镇吐止泻、通经活络的功效，可单独使用也可结合拔罐使用，对治疗关节痛、上火、癌性发热等疾病具有很好的疗效。

本案例中患者的中医辨证为气虚痰瘀阻络，以气虚发热为主，急则治其标，缓则治其本，以甘温清热为法，中药汤剂以补中益气升阳方合麻黄细辛附子汤加减，同时配合耳尖放血疗法。中医认为，耳穴通过经脉与四肢百骸、五脏六腑密切相关，耳尖放血可达到调节脏腑功能、提高免疫力等效果。研究表明，耳尖放血的作用主要有：①使血液循环速度加快，促进血供和氧供，进而使机体免疫功能提高。②消炎、镇静、退烧、止痛等作用。③对脏腑机能做出调节，促进细胞新陈代谢，帮助生物信息传递。临床实践证明，采用耳尖放血疗法能有效缓解肿瘤患者癌性发热的情况。

【相关知识】

（一）癌性发热的发生机制

1. 西医学发生机制

（1）恶性肿瘤生长迅速，组织相对缺血缺氧而坏死。

（2）治疗引起肿瘤细胞大量破坏，释放肿瘤坏死因子，导致机体发热。

（3）恶性肿瘤细胞本身可能产生内源性致热原，如肿瘤内白细胞浸润引起炎症反应、恶性肿瘤细胞内释放抗原物质引起免疫反应而发热。

（4）肿瘤细胞能分泌一些活性物质，如嗜铬细胞瘤产生儿茶酚胺，肝癌细胞产生甲胎蛋白，以及许多肿瘤细胞能产生异位激素等，这都会使机体产生各种不同的反应，其中有些物质可引起发热。

（5）在肿瘤治疗中，放疗、化疗，以及应用干扰素、白介素-1、肿瘤坏死因子、集落刺激因子、肿瘤疫苗等制剂也可引起发热。

2. 中医学发生机制

祖国医学认为癌性发热是癌症的一种常见症状，属于"内伤发热"的范畴，肿瘤患者病程多迁延日久，正气不足、阴血耗损、阳气虚衰而致湿热蕴遏、瘀血内结、痰浊郁伏、情志郁结不畅，以及放疗、化疗损伤等均可导致机体阴阳气血耗损，或阴阳气血逆乱而成为内伤发热。张介宾的《景岳全书》"杂证谟"中记载："至若内生之热，则有因饮食而致者，有因劳倦而致者，有因酒色而致者，有因七情而致者，有因药饵而致者，有因过暖而致者……虽其所因不同……在内者，但当察脏腑之阴阳。"癌性发热的病因、病机纷繁复杂，但不外乎人体脏腑功能衰退、气血阴阳不足，加之以外邪乘虚而入，可见实证、虚证、虚实夹杂证三类。

（二）放血疗法

《黄帝内经太素》曰："宛陈，恶血聚也。有恶血聚，刺去也。"放血疗法是使用三棱针在某些特定腧穴或血络进行点刺出血，达到祛瘀生新、调和气血、疏通经脉的作用。研究发现，放血疗法可以改善局部微循环，减少损伤组织中致痛介质的释放，促进损伤部位血肿及炎症物质的吸收，增强组织修复能力，减轻神经根受压迫，缓解疼痛。

1. 常用针刺方法

（1）点刺法：是点刺腧穴放出少量血液或挤出少量液体的方法。针刺前，在点刺穴位的上下用手指向点刺处推按，使血液积聚于点刺部位，然后消毒局部，左手拇指、示指、中指三指固定点刺部位，右手持针，用拇、示两指捏住针柄，中指指腹紧靠针身下端，针尖露出3~5 mm，对准要点刺的部位，刺入3~5 mm深，随即将针迅速提出，轻轻挤压针孔周围，使少量出血，最后用消毒棉球按压针孔。此法多用于四肢末端的十宣、十二井穴和耳尖及头面部的攒竹、上星、印堂等穴。

（2）散刺法：是在病变局部及其周围进行连续点刺以治疗疾病的方法。操作时，根据病变部位大小，可刺10~20针，由病变外缘呈环形向中心点刺，以促使瘀血或水肿得以排除，达到祛瘀生新、通经活络的目的。此法多用于局部瘀血、血肿或水肿、顽癣等。

（3）刺络法：是刺入浅表血络或静脉放出适量血液的方法。操作时，可先用松紧带或橡胶管结扎在针刺部位上端（近心端），然后常规消毒。针刺时，左手拇指压在被刺部位下端，右手持三棱针对准针刺部位的静脉，刺入脉中 2~3 mm，立即将针退出，使其流出少量血液，出血停止后，再用消毒棉球按压针孔。当出血时，也可轻轻按压静脉上端，以助瘀血排出、毒邪得泻。此法多用于曲泽、委中等穴，治疗急性吐泻、中暑、发热等。

（4）挑刺法：是用三棱针挑断穴位皮下纤维组织以治疗疾病的方法。操作时，用左手按压施术部位两侧，或捏起皮肤，使皮肤固定，右手持针迅速刺入皮肤 1~2 mm，随即将针身倾斜挑破皮肤，使之出少量血液或少量黏液。也可再刺入 5 mm 左右深，将针身倾斜并使针尖轻轻挑起，挑断皮下部分白色纤维组织，然后出针，覆盖敷料。此法常用于治疗目赤肿痛、丹毒、乳痈、痔疮、肩周炎、颈椎病、血管神经性头痛等。

（5）叩刺法：在散刺法基础上的进一步发展，以皮肤针在一定的部位做叩刺，刺数多、刺入浅，以有血珠渗出为度，同时还经常配合拔罐疗法。此法对某些神经性疼痛、扭挫伤、脱发、皮肤病均有较好的疗效。

（6）针罐法：即针刺加拔火罐放血的一种治疗方法。多用于躯干及四肢近端能扣住火罐处。本法适用于病灶范围较大的丹毒、神经性皮炎、扭挫伤等疾病的治疗。

2. 注意事项

1）背部腧穴放血，出针后予拔火罐并留罐 1~5 分钟。

2）观察出血量。在刺血疗法中，出血量的多少直接关系到治疗效果的好坏，原则上根据其体质、部位、病情而定。一般年轻力壮、气血旺盛者出血量可稍多；年老体弱、小儿妇女则出血量偏少。头面、四肢指（趾）部位出血量少；四肢部出量可略多。阳证、实证、热证患者刺血量偏多；阴证、虚证患者则刺血量宜少。

（1）微量：出血量在 1 滴左右。主要用于较大面积浅表疾患，如银屑病、白癜风、末梢神经炎、顽癣等，常用皮肤针散刺。

（2）少量：出血量在 10 滴左右（约 0.5 mL）。主要用于头面及四肢指（趾）部穴位。治疗感冒、急性结膜炎、急性咽炎、急性扁桃体炎、疟疾等急性、热性病常使用三棱针速刺法。

（3）中等量：出血量在 10 mL 左右。主要用于一些外科感染性疾患以及部分急证，如疖、痈疽、乳腺炎、急性软组织扭伤、中暑、各种痛症等。常在四肢部用棱针点刺法。

（4）大量：出血量超过 15 mL，达几十或者上百毫升，最多不超过 400 mL。多用于慢性全身性疾患和部分急证、实证，如真性红细胞增多症、癫狂等。放血时可用棱针缓刺加拔罐或注射器抽吸。

（吴巧玲　郑飞辉　陈志坚）

第十四节 手足综合征

【治疗实录】

2024年1月29日下午，患者陆先生来到病房护士站办理住院手续，问诊时患者痛苦地说："我的双脚在化疗后不久就感觉麻痹，偶尔还会有刺痛，今天来医院走了一段路后，这种感觉越发严重，在路上我已经吃过一次止痛药了，到现在都不见好。"小寇护士查看了患者双手、双足情况，其四肢末端皮肤色素沉着、红斑、部分脱屑。小寇护士关切地说道："您先不要着急，我先帮您办理入院手续，您的问题我们会想办法帮您解决。"于是，小寇护士协助陆先生办理入院手续后，将陆先生带入病房，做好安抚，然后回到护士站查阅了患者病历：患者自2023年11月22日开始口服卡培他滨化疗药。小寇将患者情况告知管床医生，经商议后考虑是药物引起的手足综合征，给予紫草油涂擦治疗。17时左右，小寇端了一盆热水给陆先生浸泡双足，20分钟后患者自诉症状稍好转，小寇又为患者双手足涂抹了紫草油。

1月30日上午，管床医生查房询问患者情况，陆先生说道："医生，你看我的手和脚还是痛啊，昨天护士让我泡了脚，还给我涂了药，感觉稍微好一点了，还有没有什么更好的方法，我现在这样子还能继续吃化疗药吗？"管床医生安慰他道："您别担心，根据您的情况，我今天给您开了中药泡双手足，先治疗几天看看效果。"管床医生开了中药沐手足治疗，又向患者讲解了手足综合征的临床表现、分级方法、预防要点、注意事项等。经过一段时间的治疗，2月6日出院时，陆先生的身体状况已好转，虽然双手、双足的色素沉着还在，但红斑、脱屑的情况明显好转。

【诊疗经过】

陆某，男，55岁，广东潮州人。2022年7月起出现左上腹痛、腹胀，于当地医院就诊，查CEA > 965 μg/L。行CT检查提示：结肠肝曲肠癌并邻近系膜淋巴结转移，肝、骨多发转移，分期为cT4aN1bM1。肠镜提示：横结肠腺癌。遂至我科就诊。完善相关检验、检查：CEA 8 383 μg/L；基因检测 *NRAS* 2号外显子突变。2022年7月开始行化疗。2023年9月复查CT提示病情较前好转，但CEA持续升高，患者仍有左上腹胀痛。患者未再继续化疗，中医药治疗2个月。后因复查肿瘤标志物仍持续升高，于2023年11月22日、2023年12月19日行2程 A + FOLFOXIRI 方案治疗，具体方案：贝伐珠单抗注射液（500 mg ivd q3w）+ 注射用盐酸伊立替康（320 mg ivd q3w）+ 卡培他滨片（1.5 g po qd d1—14）+ 卡培他滨片（1 g po qn d1—14）。现患者为求下一疗程治疗，于2024

年1月29日因"结肠恶性肿瘤1年余"入院。

入院症见:患者双手、双足皮肤色素沉着、红斑、脱屑(图1-48、图1-49),伴麻木感、偶有针刺感疼痛,长时间走路时刺痛感加重。专科评分:手足综合征分级(采用美国NCI标准)为Ⅱ级,NRS评分为3分。治疗上,西医予甲钴胺片(0.5 mg po tid)营养神经;中医予紫草油涂擦双手、双足,每次30分钟,每日2次。

1月30日,行第3程A + FOLFOXIRI方案治疗,用药剂量同前。患者双手、双足皮肤色素沉着、红斑、脱屑同前,偶有麻木、针刺感疼痛。专科评分:手足综合征分级为Ⅱ级,NRS评分为2分。患者舌苔、脉象表现为:舌质淡暗,苔白腻,脉沉。结合患者临床表现及辨证,治疗上加用加味仙方活命饮中药沐双手、双足,以减轻化疗药物引起的手足综合征,每日2次,每次30分钟。

2月6日,经过连续治疗7天,患者双手双足皮肤红斑、脱屑伴麻木、针刺感减轻。专科评分:手足综合征分级为Ⅰ级,NRS评分为1分。患者顺利出院。

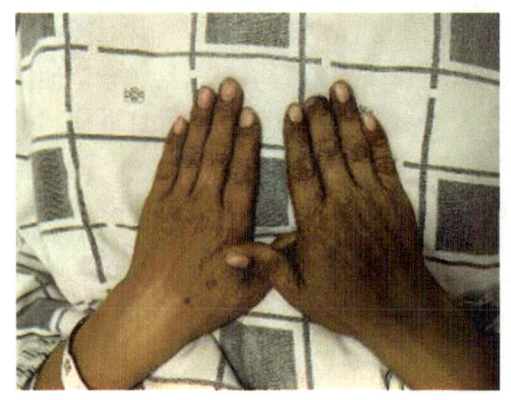

图1-48 双手

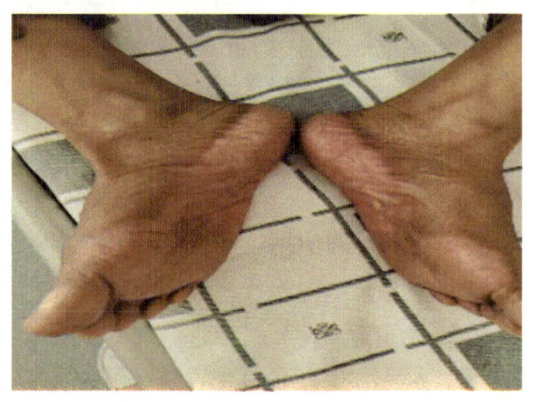

图1-49 双足

加味仙方活命饮中药沐手足治疗:

处方:当归30 g,金银花30 g,赤芍30 g,蒲公英30 g,大青叶30 g,白鲜皮30 g,天花粉20 g,牡丹皮15 g,皂角刺15 g,没药15 g,紫花地丁15 g,浙贝母15 g,防风15 g,乳香15 g,陈皮15 g,白芷10 g,紫草10 g,荆芥10 g,炙甘草10 g,穿山甲6 g。

煎制方法:上述中药第一次煎煮800 mL,第二次煎熬500 mL,共1 300 mL。

操作方法:水温40 ℃,双手、双足充分浸泡,时间30分钟,早晚各1次。

紫草油涂擦治疗:

处方:紫草50 g,橄榄油500 mL。

煎制方法:将紫草50 g、橄榄油500 mL放于砂锅内,油浸过紫草,煎煮8分钟,继续浸泡2小时后将紫草滤掉,紫草油放进干燥、密闭的玻璃瓶内保存备用。

操作方法：早晚沐双手、双足后，用紫草油适量涂抹双手、双足皮肤，并用薄膜封包，每次30分钟，每日2次。

【专家评述】

卡培他滨是一种口服氟尿嘧啶前体药物，属于抗代谢类化疗药物。该药物经体内酶催化转变为5－氟尿嘧啶（5-FU），通过抑制胸苷酸合成酶干扰DNA合成，从而发挥抗肿瘤作用。临床广泛应用于胃癌、肠癌、乳腺癌等恶性肿瘤的治疗，尤其是对晚期及转移性恶性肿瘤的疗效显著。但随着临床治疗的持续给药，患者会出现腹泻、口腔炎以及手足综合征等各种不良反应。其中，手足综合征的发生率最高，以患者手或（和）足出现感觉障碍、色素沉着、脱屑、红肿红斑等为主要临床表现，严重时出现水疱、溃疡、出血及严重疼痛，发生率高达50%～60%。同时，手足综合征病情严重时化疗药物需减量或停药，对患者日常生活及生活质量造成严重影响。多数学者认为，手足综合征实为一种炎性反应，其临床的发生与患者体内二氢嘧啶脱氢酶（dihydropyrimidine dehydrogenase，DPD）、环氧化酶－2（cyclooxygenase-2，COX-2）以及5-FU的代谢异常有密切关系。目前，西医方面主要以患者化疗期间口服维生素B_6、维生素E、COX-2抑制剂等进行预防治疗，其中以维生素B_6的预防疗效最为显著，但长期或过量使用，容易引发神经系统的不良反应。

中医学认为，手足综合征属中医"络病""痹症"范畴，其病因在于持续的化疗伤及脾肾，对脾肾水湿气化、温通经络功能造成影响，从而导致寒凝湿阻、气滞血瘀，进而产生四肢末端感觉障碍、脱屑、红肿红斑等临床症状。其病机核心在于气血痹阻、筋脉失濡养，中医多以益气健脾、养血活血、化瘀通络为主治方法。加味仙方活命饮中的牡丹皮具有镇痛、解热及抗炎的作用；大青叶有清热解毒、凉血消斑的作用，可有效缓解手足综合征的红肿及灼热症状；蒲公英可清热解毒、消肿散结，并可激发机体免疫功能，改善肿瘤患者的免疫能力；紫花地丁可凉血消肿、抗菌消炎；白鲜皮具有抗炎、抗溃疡的作用。诸药合用，可缓解手足综合征局部症状，并利于患者一般症状的恢复。

紫草的药用价值很高，据现代药理研究，其具有抗炎、镇痛、抗菌、抗病毒、抗肿瘤、免疫调节、保肝、止血等多种作用。中药紫草已提取出多种药用活性成分。其中，脂溶性萘醌类化合物是紫草最主要的药用活性成分之一，具有很强的抗真菌作用。而紫草素及其衍生物的抗炎活性突出，是目前研究的热点和重点之一，研究发现紫草素是通过抑制磷酸化胞外信号调节激酶（exracelluler signal-regulated kinase，ERK），使蛋白质复合物核因子κB（nuclear factor kappa-B，NF-κB）活性降低，抑制诱导型一氧化氮合酶（inducible nitric oxide synthase，INOS）蛋白的表达，从而发挥抗炎疗效。橄榄油有防腐生肌、润肤止痛的功效，涂抹后能在创面形成油膜层，根据湿润环境愈合理论，伤口基底层保持湿润状态可以刺激毛细血管生长、再生，以及肉芽组织形成，并可见上皮快速再生，具有促进上皮细胞生长及创面愈合的作用。由中药紫草和橄榄油共同熬制成的紫草油，可以保持创面的湿润环境，隔绝外界细菌的侵入，形成低氧或相对低氧的微酸环境，抑制创口细菌生长，刺激细胞增殖，促进成纤维细胞的生长，刺激毛细血管增生，促进肉芽组织生长，有利于创面修复。

结合针对性护理干预措施，该患者手足综合征的症状显著减轻，红斑、脱屑症状得到缓解，麻木、针刺感明显减轻。紫草油外用可修复创面，加速组织愈合，与中药沐手足联用，配合日常护理，对于手足综合征有良好的疗效。

（吴巧玲　李月芳）

第十五节　放射性皮炎

【治疗实录】

2024年1月15日早晨，小徐护士看见前段时间出院的患者傅先生又来到了医院，询问道："傅大哥，又来办理住院吗？哪里不舒服？"傅先生长叹一口气，拉开衣领道："小徐护士，你看看我脖子的皮肤，破成这样子了，又痛又痒。"傅先生右颈部皮肤大面积的痂皮形成，伴少许黄色渗液；左颈部痂皮脱落，基底呈淡红色。小徐护士安慰道："傅大哥，您先别担心，您颈部皮肤的情况我了解，我们有很多中医外治法能帮到您，我先帮您办理入院。"

患者2023年9月4日行相关检查，考虑为鼻咽癌伴淋巴结转移。病理检查提示：鼻咽肿物符合鼻咽未分化型未角化性癌。2023年9—11月行3程TP方案化疗，具体用药：紫杉醇（白蛋白结合型）（360 mg ivd qd）+顺铂注射液（120 mg ivd qd）。2023年11月复查MR提示PR。2023年12月4日于我科完成放疗验证后开始第一次放疗，计划靶区为鼻咽原发灶+双侧淋巴结，共行32次。2023年12月13日完成第5次放疗后出院，于门诊行后续27次放疗。在第20次放疗结束后，皮肤出现轻度红斑伴少许瘙痒，当时未予重视。在第25次放疗结束后，颈部皮肤出现局部表皮破溃伴疼痛，于该院皮肤科门诊就诊，在放疗结束后使用三黄洗剂湿敷、三乙醇胺乳膏外涂。随着放疗次数的增加，皮肤症状逐渐加重，在第30次放疗结束后，颈部皮肤出现痂皮脱落伴少许渗液及出血，疼痛加剧，无法耐受。小徐护士了解了患者的情况后，在入院当天与主管医生沟通后，请伤口小组和皮肤科对患者的皮肤情况进行了会诊，考虑患者还剩2次放疗，医护团队结合会诊意见，在患者当天放疗结束后使用乳酸依沙吖啶溶液湿敷照射野皮肤30分钟。2024年1月16日，完成32次放疗后予乳酸依沙吖啶溶液湿敷30分钟，然后用紫草油外涂干痂及周边皮肤，每天2次。1月22日患者颈部皮肤结痂，疼痛消失。经过连续治疗14天，患者的颈部皮肤痂皮已完全脱落，精神状态明显提升，于1月29日顺利出院。

【诊疗经过】

傅某，男，46 岁，祖籍广东，长期居住在广州。2023 年 12 月 5 日开始行放射治疗，计划靶区鼻咽原发灶 + 双侧颈部淋巴结，调强放疗，具体剂量为：PGTVnX 70.4 Gy/32 F，PGTVnd 68.8 Gy/32 F，PCTV1 64 Gy/32 F，PCTV2 54 Gy/32 F。放疗期间，予三黄洗剂湿敷、比亚芬三乙醇胺乳膏外涂放射野皮肤，每天 1 次。2023 年 12 月 5—9 日住院期间，完成 5 次放疗后予出院，出院时患者放射野皮肤完整，无瘙痒、疼痛等不适。2023 年 12 月 10 日至 2024 年 1 月 14 日，在门诊继续完成后续放疗计划。2024 年 1 月 15 日，因"确诊鼻咽癌 4 月余"入院，诊断：鼻咽恶性肿瘤（cT2NM0 ⅢA 期）。入院时患者已于门诊完成 30 次放疗，患者皮肤表现为：右颈部皮肤大面积的痂皮形成伴少许黄色渗液，基底淡红色，伤口大小约 6 cm×8 cm；左颈部痂皮脱落，伤口大小约 5 cm×7.2 cm，基底呈淡红色，少许淡黄色渗液及渗血。NRS 评分为 4 分，放射性皮炎分级按美国肿瘤放射治疗协作组（radiation therapy oncllogy group，RTOG）分级标准为 3 度。入院后予常规护理：紫外线照射病房消毒 1 小时，每日 2 次。根据伤口小组会诊意见，予生理盐水清洗放射野皮肤后，留取伤口分泌物细菌培养。1 月 15 日 10：00，患者完成第 31 次放疗，14：00、20：00 分别予乳酸依沙吖啶溶液湿敷，每次 30 分钟。1 月 16 日，患者完成第 32 次放疗，予乳酸依沙吖啶溶液湿敷后紫草油外涂皮损处及周边皮肤，每日 2 次。1 月 17 日，患者分泌物培养结果为近平滑念珠菌，给予注射用头孢哌酮钠舒巴坦钠（3 g ivd q12h）抗感染。1 月 20 日，患者右颈部伤口缩小至 3 cm×2 cm，基底 100% 红色，无渗液，伤口边缘皮肤完整，色素沉着，干性脱皮；左颈部已结痂，无渗液，伤口边缘皮肤完整，色素沉着，干性脱皮。NRS 评分为 0 分，放射性皮炎分级为 1 度。1 月 29 日，患者颈部皮肤结痂均已脱落，表皮爬行生长，顺利出院。

乳酸依沙吖啶溶液湿敷：

操作方法：严格无菌操作换药。使用乳酸依沙吖啶湿润棉球清洁颈部皮肤创面分泌物，再将纱块浸湿乳酸依沙吖啶溶液后，湿敷于颈部皮肤创面处。注意避免使用胶布固定，因胶布粘贴到受损皮肤，撕除时会连皮撕落，加重皮损，延长皮损愈合时间。湿敷期间应保证纱块的湿润度，可用 10 mL 注射器抽取适量药液慢慢滴注于纱块上，以免纱块过于干燥，粘连于局部皮肤上。湿敷 30 分钟后取下，每日 2 次。

紫草油外涂：

操作方法：用无菌棉签将自制紫草油轻轻涂抹于干痂及周边皮肤，指导患者 1 小时后用棉签擦干，每日 2 次。

【专家评述】

放射性皮炎（radiodermatitis，RD）是放疗时皮肤受到放射线照射导致损伤产生的皮肤反应，分为早期反应和晚期反应两种。其中，早期反应为放疗开始到第 90 天内的反应；晚期反应为放疗第 90 天以后发生的皮肤反应，其发生机制与早期反应不同。结合患者的临床表现，该患者为早期反应。放射性皮炎的早期反应又称急性放射性皮炎（acute radiodermatitis，ARD），主要表现为局部皮肤红斑、水肿、色素改变、疼痛、毛发脱落、干性或湿性脱皮，严重者可出现局部皮肤坏死，继发形成溃疡。皮肤反应出现时间与受辐射剂量有关，辐射剂量越大，皮肤反应越严重。

从中医病机上来说，放射性皮炎属于"火毒热邪"，属于中医学"疮疡"范围。临床上多认为放射性皮炎属于燥热邪气、火热毒邪伤于皮肤，热毒瘀结，侵犯肌理，灼伤肌肤，耗伤津液阴液从而导致瘙痒、红斑、脱屑、脱皮、溃疡甚至坏死。

对于各期放射性皮炎的治疗，目前多提倡预防和外用药物治疗为主。1、2级放射性皮肤损伤的防护多采用具有清热解毒、消炎止痛作用的药物制剂，这些药物能限制表皮水分流失，防止皮肤干燥；而3、4级放射性皮肤损伤多采用具有活血化瘀、抗感染、促进局部新陈代谢作用的药物制剂，以及具有保温、保湿及吸湿性并可直接或间接促进肉芽组织生长和再上皮化的生物制剂。

本案例中使用的乳酸依沙吖啶溶液是外用杀菌防腐剂，对革兰氏阳性细菌及少数阴性细菌有较强的杀灭作用，常用于各种创伤、感染性皮肤病与创口的治疗，且其刺激性小，一般治疗浓度对组织无损害。使用乳酸依沙吖啶溶液湿敷放射性皮炎可以减轻局部炎性渗出，避免炎症扩散；并有效抑制细菌繁殖，控制感染，缩短皮炎的愈合时间；还可以在一定程度上减轻局部疼痛，药液湿敷也可缓解局部灼热、紧绷等不适感。

相关研究表明，紫草中的主要成分乙酰紫草素、紫草精、碱化紫草素有收敛作用，对某些分泌物过多的皮肤损伤有效可应用于外伤及烧伤创面。现代药理研究证实，紫草有抗菌、抗炎的作用，对金黄色葡萄球菌、大肠杆菌、皮肤真菌等均有抑制作用，并能加速上皮生长，促进伤口愈合而应用于感染伤口及神经性皮炎。紫草为紫草科植物新疆紫草或内蒙紫草的干燥根，在我国用药历史悠久，始载于《神农本草经》，列为中品，性寒，味甘、咸，归心、肝经，具有清热凉血、活血解毒、透疹消斑的功效，《神农本草经》称紫草为"凉血之圣药"，对于治疗温病发热斑疹、烧伤、湿疹、痈疡之具有湿热证候均有疗效。橄榄油富含人体必需脂肪酸以及微量元素，局部应用有利于促进创面组织的生长和愈合。紫草佐以橄榄油，凉血润燥、拔毒生肌，共奏清热凉血、祛湿止痛之功效。

本案例是鼻咽癌放疗引起的急性放射性皮炎患者，采用乳酸依沙吖啶溶液和紫草油外涂的方法，可以有效加快创面愈合，降低感染发生率，提高患者放疗过程中的生活质量，而且价格低廉，使用方便，能被大多数患者接受，是治疗放射性皮炎的有效方法。

【相关知识】

（一）放射性皮炎的定义

放射性皮炎是指皮肤接受放射线（主要是β射线、γ射线、X射线）照射引起的皮肤黏膜炎症性损害，主要因辐射导致皮肤的结构及皮肤细胞中的DNA损伤，进而导致的皮肤炎症反应。

（二）放射性皮炎的分类

放射性皮炎的皮肤反应分为早期反应和晚期反应两种，又称为急性放射性皮炎和慢性放射性皮炎，以放疗时间为界限。

1. **急性放射性皮炎**

急性放射性皮炎是从放疗开始到第 90 天内的放射性皮肤反应。

2. **慢性放射性皮炎**

慢性放射性皮炎为放疗第 90 天以后的放射性皮肤反应，主要是真皮发生不可逆的延迟反应，其发生机制为放射线诱导的 DNA 损伤引发 TGF-β 信号通路异常激活，导致成纤维细胞过度增殖和细胞外基质异常沉积。

（吴巧玲　徐娴）

第十六节　放射性口腔黏膜炎

【治疗实录】

2024 年 1 月 13 日，护士长带领护士查房时发现患者冯先生侧躺在病床上，神疲乏力，询问患者身体情况过程中，患者仅仅睁了一下眼睛，没有回应，这与其平常活跃的状态大相径庭。询问家属后得知冯先生这两天食欲下降且伴有口腔疼痛感。护士长安慰患者后，立即对其口腔进行了全面的检查，患者咽后壁黏膜充血、红斑、溃疡融合大于 1.5 cm。查阅患者病程记录，诊断为鼻咽恶性肿瘤，于 2023 年 10 月 13 日、11 月 3 日、11 月 25 日行 3 程化疗，具体用药：注射用紫杉醇（白蛋白结合型）（370 mg ivd d1）+ 注射用洛铂（85 mg ivd d1）。其间 C2 后（2023 年 11 月 24 日）复查 MR 提示 PR。2023 年 12 月 27 日开始行头颈肩放疗，TOMO 机，鼻咽原发灶 GTV 70.4 Gy，颈部淋巴结 GTV 68 Gy，CTV1 60 Gy，CTV2 54 Gy，共行 32 次。造成患者郁郁寡欢的"罪魁祸首"是放疗引起的放射性口腔黏膜炎。家属接着说道："这次放疗联合靶向治疗引起的反应比较大，也吃不好睡不好，一吃东西口腔就疼痛难忍，食不下咽，即使做了他平日最爱吃的食物，他也没有进食的欲望。"护士长向患者及家属解释道："放射性口腔黏膜炎是鼻咽癌头颈肩放疗患者最常见的不良反应，通常会在放疗开始后的 2～3 周出现，但每个人的情况可能会有所不同。了解和识别这种并发症，并积极采取相应的预防措施，对于减轻口腔相关症状非常重要。我们会用一些口腔含漱液，帮助减轻炎性反应和口腔疼痛感，促进溃疡面愈合，不用过于担心。"

1月15日，护士长再次查看患者冯先生的口腔情况，发现并未得到明显好转，于是安慰地说道："冯先生，您先别担心，我们医护团队会帮您调整治疗和护理方案，加用一些中医药治疗的方法。"管床医生对患者进行相关问诊，并查看了患者的舌苔、脉象，表现为舌质暗红，苔腻，脉滑，结合患者的临床表现及中医辨证，医护团队经过商讨后，决定给予患者木蝴蝶中药汤剂（麦冬、木蝴蝶、胖大海、白茅根）含漱＋刘伟胜教授经验方臭草绿豆粥口服。护士长特别叮嘱道："中药含漱法可让药液直接接触口腔黏膜表面，能最大程度促进局部黏膜修复，但是含漱的方法和时机特别重要。同时，可配合臭草绿豆粥进行口服，臭草绿豆粥是我们名老中医刘伟胜教授的经验方，放疗期间服用，可以起到清热解毒、泻火凉血的作用，对于促进您口腔黏膜的愈合有很大的帮助。"

此后，护士长每天查房时都检查患者中药汤剂含漱的方法和操作步骤是否正确，含漱液的量、频次及时间是否足够。在患者及医护人员的共同努力下，患者口腔情况得到了明显的改善。2月16日，患者按计划完成32次放疗后顺利出院。

【诊疗经过】

冯某某，男，42岁，广州人，2023年12月26日因"确诊鼻咽癌3月余"入院，诊断：鼻咽恶性肿瘤 未分化型癌（cT3N2M0，ⅢA期）。12月26日完善相关检验、检查，包括三大常规检查、生化6项检查、肝功8项检查、EB病毒检查、多导联心电图检查等。2023年12月27日开始行放射治疗，放疗计划如下：TOMO，鼻咽原发灶GTV 70.4 Gy，颈部淋巴结GTV 68 Gy，CTV1 60 Gy，CTV2 54 Gy，共32次。同时于12月27日、2024年1月3日、2024年1月10日配合同期靶向治疗，具体用药：尼妥珠单抗注射液（100 mg ivd qw）。

2024年1月13日，患者口腔咽后壁黏膜充血、红斑、溃疡融合大于1.5 cm，无法吞咽固体食物，根据RTOG口腔黏膜炎分级量表评估显示，患者口腔黏膜炎分级为3级（图1-50）。治疗上，西医予头孢唑肟静滴抗感染，西吡氯铵含漱液含漱以消炎抑菌，口腔炎喷雾剂外喷以清热解毒、消炎止痛，喉宁雾化吸入溶液（我院院内制剂）雾化吸入；中医以补益肺肾、养阴生津、解毒祛瘀、化痰软坚为法，酌加通窍与利咽之药，选用沙参麦门冬汤加减，以扶助患者放化疗期间正气。2024年1月15日，患者口腔咽后壁溃疡伴广泛红斑，但咽后壁黏膜充血减轻，仍不能吞咽固体食物，口腔黏膜炎分级为3级；舌苔及脉象表现为舌苔暗红、苔腻、脉滑，结合患者的临床表现，辨证为热邪侵袭、伤阴动血；治法宜清热降火、凉血养阴；故饮食上嘱患者服用臭草绿豆粥，每日1次，加用木蝴蝶中药汤剂漱口，每次3分钟，每日8次。2024年1月17日，患者口腔咽后壁红斑、溃疡面积较前缩小，可吞咽固体食物，口腔黏膜炎分级为2级，予停用头孢唑肟静滴，继续督促患者加强中药汤剂含漱及臭草绿豆粥口服。2024年1月20日，患者口腔咽后壁黏膜已无充血，红斑、溃疡面积逐渐缩小，可正常进食（图1-51），口腔黏膜炎分级为1级。后续动态跟踪患者口腔情况，患者未诉不适，放疗期间仍坚持每日服用臭草绿豆粥。2月16日患者完成32次放疗后顺利出院。

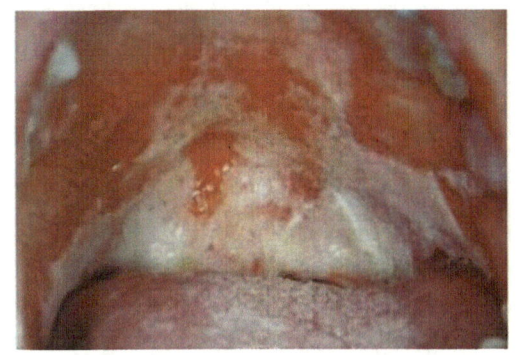

图1-50　1月13日患者口腔黏膜情况

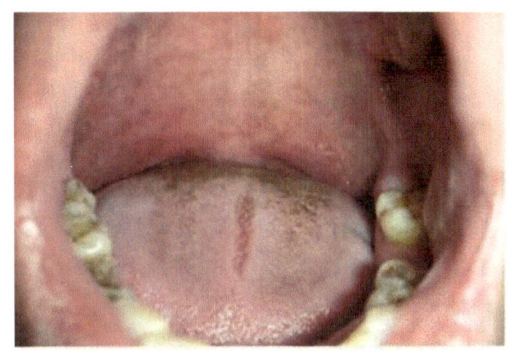

图1-51　1月20日患者口腔黏膜情况

臭草绿豆粥：

处方：鲜臭草50 g，绿豆50 g，鱼腥草50 g，大米50 g。

功效：清热解毒，泻火凉血。

做法：绿豆50 g和大米50 g，用小火炖熟，加入鲜臭草50 g、鱼腥草50 g及适量水煮成粥，加入适量糖或盐调味后食用。

服法：每日1～2次。

木蝴蝶中药汤剂：

处方：麦冬5 g，木蝴蝶5 g，胖大海5 g，白茅根5 g。

制备方法：将上述4味药材混合，加水至超过液面2～5 cm，搅拌均匀，浸泡30分钟以上，大火煮沸后再小火煎煮20分钟，将煎好的中药汤剂放凉备用。

含漱方法："一含、二漱、三分钟。"首先将20 mL中药汤剂含于口中，连续鼓腮10次，使漱口液充分冲击两侧颊部和牙齿缝隙；然后用舌头舔舐整个口腔，反复舔舐两侧颊部，有顺序地逐个舔舐牙齿、上颚及口腔底部前端；最后仰头含漱，通过液体振荡冲击颊部、口腔底部、咽部、扁桃体等隐蔽处。按上述步骤反复多次进行。中药汤剂含漱时机为每天睡前、起床后、进餐前后，每次3分钟，每日8次，含漱后30分钟内避免漱口及进食。

【专家评述】

鼻咽癌是一类起源于鼻咽上皮细胞的恶性肿瘤，病理类型以鳞状细胞癌为主，具体发病机制仍不清楚。在我国，鼻咽癌具有明显的地域分布特性，鼻咽癌对放疗和化疗十分敏感，放化疗可明显降低肿瘤负荷，从而改善生存预后。放射性口腔黏膜炎是鼻咽癌放疗过程中较常见的一类并发症，由于放射治疗后的辐射损伤，患者在放疗的同时及放疗后较长时间出现口干、鼻咽部干燥、咽喉疼痛、吞咽困难、口腔溃烂、张口受限、颈部活动不利、麻木感觉、迟钝等诸多放疗不良反应，进而影响摄食和营养代谢，加重营养不良的发生风险，有的甚至不得不中断放疗或者减少放射总剂量，从而影响疗效和生活质量。鼻咽癌放疗过程中出现的不良反应，主要是放射线直接损伤皮肤和黏膜，使细胞分裂和增殖减弱，从而使局部微血管壁发生肿胀、痉挛和管腔狭窄或阻塞，局部组织血液循环不畅而产生的一系列临床症状。目前主要的治疗方法有喷涂黏膜保护剂、生物制剂、对症止痛、抗感染等，但对于严重的损伤，其止痛和促进黏膜愈合的效果并不明显。中医药防治放射性口腔黏膜炎讲究辨证施治，剂型灵活多变。研究证明，在放疗过程中，配合应用中医药可以起到预防和治疗作用，且能有效改善机体免疫功能和提高生存质量。

鼻咽癌属于中医学"失荣"等范畴，病因为正虚于内、邪毒乘虚侵袭，导致脏腑功能失调，痰热瘀毒等搏结于鼻窍，阻塞经络，日久而成癌肿，病因在鼻咽，与肺、肝、胆功能失调有关，属本虚标实之证。鼻咽癌首选放射治疗。《黄帝内经》认为"邪之所凑，其气必虚"。鼻咽癌患者的"虚"，表现为细胞的免疫功能下降，放疗的电离辐射是一种热性杀伤物质，热可化火，火热伤津，同时放射线在杀伤肿瘤细胞同时，免疫细胞的活性下降，大部分患者处于津液亏损、气阴两虚的虚证状态，受累脏腑为肺、胃，因此治疗应以滋阴清热、益气生津为主。

放射性口腔黏膜炎在古代文献中并无涉及，根据其临床症状结合现代医学，学者将其归属于中医学口疮、喉痹、嗌肿等范畴，为火热毒邪伤阴耗气、灼津灼血致病。放射性口腔黏膜炎是头颈肿瘤放疗的常见并发症之一。在接受放疗剂量为 60～70 Gy 的头颈肿瘤患者中，所有患者均有一定程度的口腔黏膜炎反应，其中 3 级或 4 级的放射性口腔黏膜炎发生率将近 85%。在发生放射性口腔炎时，69% 的患者存在口腔疼痛，56% 的患者存在吞咽困难，53% 的患者需要使用阿片类药物控制疼痛，患者平均体重下降 3～7 kg。疼痛、吞咽困难、体重下降导致抵抗力降低，又增加口腔感染的概率。放射性口腔黏膜炎不仅影响患者心理及生理功能，同时增加患者的经济负担，严重时可导致放疗中断或减少放疗的剂量，导致局部肿瘤控制受限，影响治疗的效果和患者的生活质量。中药在治疗和预防放疗患者放射性口腔黏膜炎方面具有明显的优势。中医学强调辨病与辨证相结合。鼻咽癌患者虚实夹杂，但以体虚者多见。中医学认为放射性治疗以其物理特点可归属于"火毒"范畴，火毒之邪侵犯机体，可致局部红肿热痛，加之其人平素体虚，受火毒侵袭则易耗气伤津，病位在头颈，则发为口疮等病。鼻咽癌放疗周期长，火毒反复侵扰，阴液耗伤更显，容易导致黏膜损伤难愈，影响患者进食、睡眠等日常生活。因此，放射性口腔黏膜炎以火毒为标、阴虚为本，治当养阴生津，兼顾清热解毒。

本案例中，患者选用木蝴蝶中药汤剂含漱，该汤剂由麦冬、木蝴蝶、胖大海、白茅根组成。方中麦冬性微寒，味甘、微苦，归心、肺、胃经，有养阴生津、润肺清心的作用；木蝴蝶性凉，味苦、甘，入肺、肝、胃经，有清肺利咽、疏肝和胃的作用，主治肺热咳嗽、喉痹、音哑、肝胃气痛等；胖大海性寒，味甘，归肺、大肠经，具有清热润肺、利咽开音、润肠通便的作用，用于肺热声哑、干咳无痰、咽喉干痛、热结便闭、头痛目赤；白茅根性寒，味甘，归肺、胃、膀胱经，具有凉血止血、清热利尿的作用。将麦冬、木蝴蝶、胖大海、白茅根煎汤剂含漱并适量吞服，能很好地缓解患者在放疗过程中的口腔不适感。臭草绿豆粥是我院名老中医刘伟胜教授的经验方，方中臭草是芸香的全草，性寒，味辛、苦，入肺、肾、肝、心经，能祛风利尿、清热解毒消肿。

因此，对于放疗引起放射性口腔黏膜炎的患者，在放疗期间配合臭草绿豆粥口服以及中药汤剂含漱，能起到养阴、清热、解毒、生津的作用，既能够使患者口腔黏膜得到保护，又能有效改善微循环，促进组织修复。

【相关知识】

（一）放射性口腔黏膜炎的发生机制

1. 西医学发生机制

放射性口腔黏膜炎是由放射线导致的黏膜损伤。口腔黏膜基底细胞分化、增殖快，对放射线敏感。在放疗初期，放射线引起黏膜组织损伤，导致炎症细胞因子释放，血管通透性增加，免疫细胞浸润、聚集，加重炎症反应。放疗1周以后，口腔上皮细胞损伤破裂，基底膜破坏，溃疡形成，局部炎症渗出，由于覆盖神经末梢的保护屏障消失，患者可感觉有明显的疼痛。同时，放射线会导致口腔环境改变，口腔自洁能力变差，易诱发细菌、真菌等定植生长，产生继发感染，加重炎症反应。到了放疗后期，由于放疗结束或在治疗的干预下，炎症循环被打破，基底细胞持续再生分化，修复受损黏膜，黏膜层菌群平衡重新建立。

2. 中医学发生机制

中医学认为放射线为火热毒邪，因而病机多从热、虚、瘀论述。火热毒邪蕴结，伤阴耗气，津亏气虚，灼伤口舌，而致口干疼痛，热重肉腐而成溃疡，并热邪郁阻气机而血瘀，机体阳盛阴虚则生内热，内外热邪交织，邪热搏血为瘀，血行不畅，损阴更盛；久病正气耗伤，伤阴耗气后运血无力更易导致血瘀，热、虚、瘀同时存在，互为因果。主要治法为清热泻火、凉血解毒、通利脏腑、消瘀行气、益气养阴、增液润燥。

（二）放射性口腔黏膜炎的发病原因

其直接原因是放射性损伤，放疗的剂量、分割模式、放疗部位、治疗时间、照射技术等都与放射性口腔黏膜炎的严重程度相关。除放疗因素外，同期化疗患者的放射性口腔炎发生率更高，部分靶向治疗药物也对口腔黏膜有影响。导致放射性口腔黏膜炎风险增加的患者相关因素还有口腔卫生状况差、唾液分泌少、体重指数（body mass index，BMI）低、肾功能差且血清肌酐水平高、吸烟、年龄太小、女性等。此外，有研究报道，较高的肿瘤淋巴结分期、较高的单剂量照射和较低的照射前血小板计数可能也为危险因素。

（三）放射性口腔黏膜炎的分类

临床上，放射性口腔黏膜炎按时间可分为急性和慢性两类。

急性放射性口腔黏膜炎：在口腔受照射起至 3 个月内出现的放射性口腔黏膜炎症。通常累计放疗剂量在 10～20 Gy 时就会出现相应的临床症状，持续到放疗结束后 2～4 周。采取有效治疗措施则会在放疗结束后 1～2 周好转；同期化疗会导致炎症持续时间延长。

慢性放射性口腔黏膜炎：在口腔受照射起 3 个月后出现的放射性口腔黏膜炎症。

（吴巧玲　郑飞辉）

第十七节　免疫性皮炎

【治疗实录】

2023 年 5 月 18 日上午，护士长查房时，患者叶先生反映："今天早上起床感觉全身发痒难受，身上都红了，昨晚也没有吃什么特别的东西，怎么会这样了？"护士长解开患者衣服，发现患者出现全身散在性、向心性密集的颗粒状皮疹，查阅患者病程记录：患者因"反复咳嗽伴肝区隐痛 1 年"于 2023 年 5 月 12 日入院，5 月 14 日行第 2 程纳武利尤单抗免疫治疗。患者最近无特殊饮食情况和其他用药情况，经过皮肤科会诊与医疗团队分析，考虑皮疹与使用免疫药物有关。因此，向患者做好解释工作，瘙痒时局部外用炉甘石洗剂，用棉布类物品轻拍局部皮肤以缓解不适，予地奈德乳膏外涂全身皮疹处皮肤。

5 月 20 日上午再次查房时，患者诉情况越来越糟糕，查看患者全身皮肤发现皮疹急剧加重，躯干可见大量融合性紫红斑、斑丘疹，部分皮疹中央水疱受外力挤压后，大疱破裂形成深红色糜烂面，状似烫伤样创面，同时患者出现足部皮疹，甲沟及脚趾缝有破溃渗液。为此，患者感到无比的绝望，焦虑不安。因此，护理上需安抚患者，给予心理支持与对症处理。结合多学科会诊意见，给予患者保护性隔离、抗感染及中医药治疗等措施。6 月 2 日，患者皮肤结痂逐渐脱落愈合，于 6 月 10 日顺利出院。

【诊疗经过】

叶某某，男，63 岁，广东揭阳人，2022 年 5 月患者无明显诱因出现干咳，未见明显咳痰、发热、胸闷气促等不适，未予特殊处理。后咳嗽加重，伴肝区疼痛，全身乏力，行胸部增强 CT 检查提示：右肺下叶占位，纵隔及右肺门下区增大淋巴结。7 月 6

日行肺穿刺活组织检查，病理及免疫组化检查提示符合非鳞状细胞癌，诊断考虑为右下肺鳞癌并膈肌、肝转移（cT4N2Mx，ⅢB期以上）。后予行多程化疗。2023年4月25日行胸腹CT检查提示病情进展，更改治疗方案，于2023年4月29日行免疫治疗+化疗，具体用药：纳武利尤单抗（180 mg ivd d1）+多西他赛注射液（112 mg ivd d1），治疗过程顺利。2023年5月13日，患者为求下一程治疗入院。

入院中医诊断：肺癌（气虚痰瘀阻络）；西医诊断：肺恶性肿瘤 鳞状细胞癌（cT4N2Mx ⅢB期以上 伴膈肌、肝浸润）。入院后完善相关检验、检查，排除相关禁忌证。5月14日行第2程免疫治疗+化疗，具体用药：纳武利尤单抗（180 mg ivd d1）+多西他赛注射液（112 mg ivd d1）。5月18日，患者出现全身散在性、向心性密集颗粒状皮疹，经过皮肤科会诊与医疗团队分析，考虑为免疫性皮炎，皮疹部位给予炉甘石洗剂、地奈德乳膏外涂。5月20日，患者全身皮疹急剧加重，躯干出现大量融合性紫红斑、斑丘疹、部分皮疹中央见水疱受外力挤压后，大疱破裂形成深红色糜烂面，状似烫伤样创面，同时患者出现足部皮疹，甲沟及脚趾缝有破溃渗液。请皮肤科、内分泌科、药剂科多学科会诊，同时根据《2023 CSCO免疫检查点抑制剂相关的毒性管理指南》确诊为4级免疫性皮炎。予保护性隔离，紫外线消毒，每天1小时，每天1次。治疗上，予全身支持疗法：注射用甲泼尼龙琥珀酸钠（80 mg iv qd）+0.9%氯化钠注射液（20 mL iv qd）激素治疗；静脉注射人免疫球蛋白（2 g ivd qd）冲击治疗，注射用亚胺培南西司他丁钠（1 g ivd q12h）+0.9%氯化钠注射液（100 mL ivd qd）抗感染治疗。经过一系列护理措施，中药、中医特色疗法治疗及饮食指导，患者病情明显好转，于6月10日顺利出院。

患者免疫性皮炎评估情况见表1-3。

表1-3 患者免疫性皮炎评估情况

评估项目	5月18日（第1天）	5月20日（第3天）	5月24日（第7天）	6月2日（第16天）
位置	全身皮肤	全身皮肤	全身皮肤	全身皮肤
大小	全身散在性皮疹，向心性密集	全身融合性皮疹伴水疱	全身融合多形红斑，结痂逐步脱落	散在多形红斑，结痂逐步脱落
伤口基底	红色	红色	红色	红色
渗液	无	水疱形成	水疱吸收样	无
周围皮肤	泛红	浸润	结痂	痂块脱落

患者免疫性皮炎进展及处理经过：

5月18—19日（第1天至第2天）：患者出现全身散在性、向心性密集的颗粒状皮疹，皮疹瘙痒感2级（图1-52至图1-54），瘙痒时局部外用炉甘石洗剂，用棉布类物品轻拍局部皮肤以缓解不适，予地奈德乳膏外涂全身皮疹处皮肤。

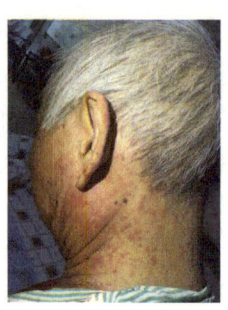 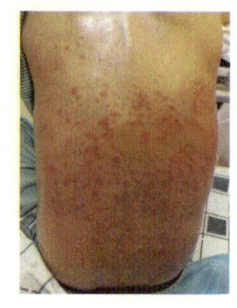 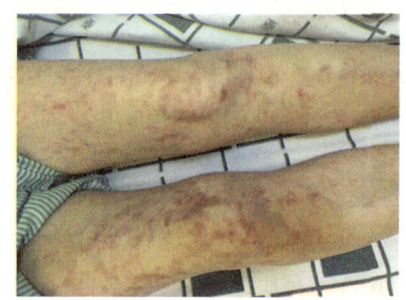

图1-52　头面部皮肤　　图1-53　背部皮肤　　图1-54　下肢皮肤

5月20日（第3天）：患者全身皮疹急剧加重，躯干可见大量融合性紫红斑、斑丘疹，部分皮疹中央见水疱（图1-55、图1-56），受外力挤压后，大水疱破裂形成深红色糜烂面，状似烫伤样创面；足部皮疹，甲沟及脚趾缝有破溃渗液。

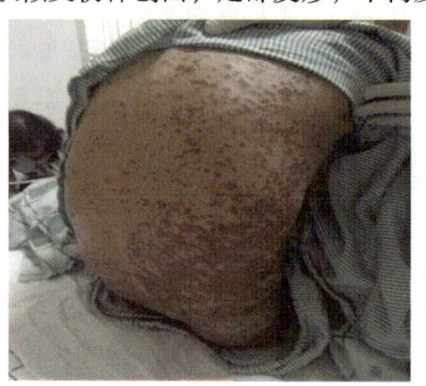 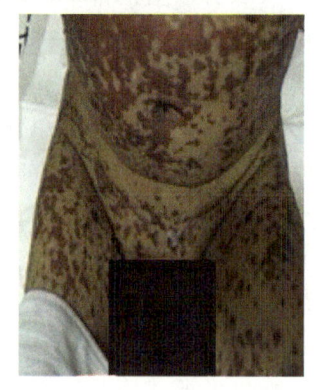

图1-55　背部皮肤　　　　　图1-56　躯干皮肤

水疱的处理：小水疱及渗液少的水疱待其自然吸收，不做特殊处理。直径大于2 cm、充满液体的大水疱，常规消毒后用5 mL无菌注射器低位抽吸疱液（图1-57）。

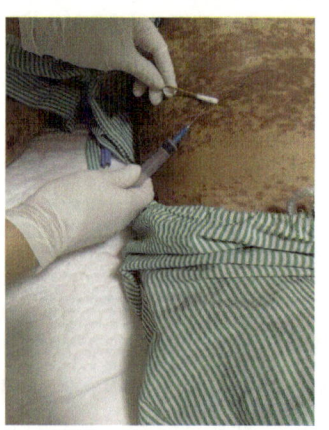

图1-57　抽吸疱液

预防皮肤感染：采用高锰酸钾1∶10 000溶液（5 000 mL温水＋每片含0.1 g的高锰酸钾片5片）淋浴，湿敷创面，bid（图1-58）。

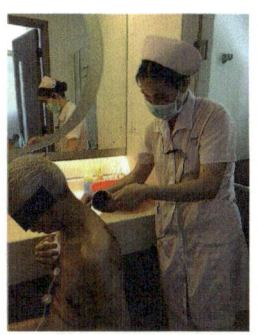

图1-58　高锰酸钾沐浴

皮炎的处理：将中药紫草50 g加入橄榄油500 mL中，煮沸8分钟后，继续浸泡2小时，取紫草油涂搽全身皮疹皮肤，qid（图1-59、图1-60）。

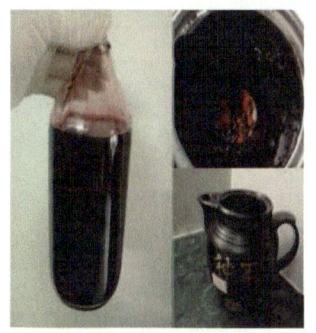 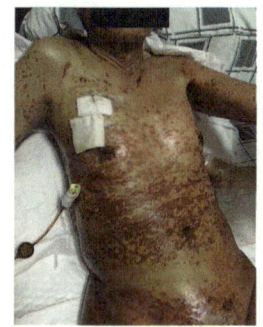

图1-59　紫草油　　　　图1-60　紫草油涂搽

足部皮肤处理：为防止皮肤再次损伤及粘连，对患者足部皮肤用高锰酸钾1∶10 000溶液清洗，乳酸依沙吖啶溶液湿敷每日2次，每次20分钟，湿敷后涂紫草油，脚趾缝予脂质水胶敷料（一张10 cm×10 cm，剪成4块）采用暴露疗法，并做好保湿措施（图1-61、图1-62）。

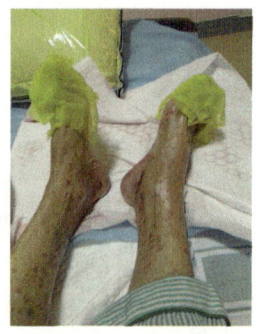 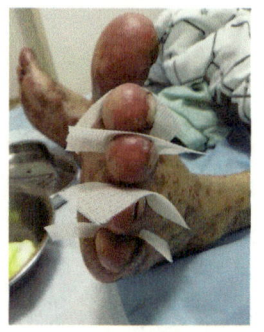

图1-61　足部湿敷　　　　图1-62　足部暴露疗法

5月24日（第7天）：患者伤口经换药结痂逐步脱落，继续给予上述措施处理，加用重组人表皮生长因子溶液外用喷涂破损处皮肤，以促进皮肤生长，每日2次。皮肤变化情况见图1-63至图1-65。

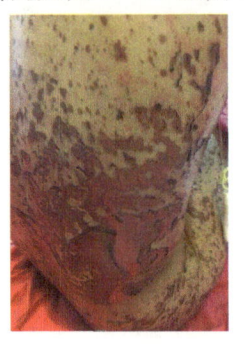 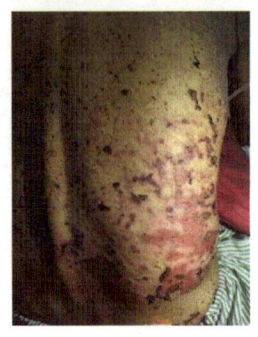 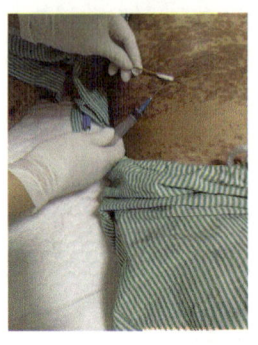

图1-63　5月20日背部皮肤　　图1-64　5月24日背部皮肤　　图1-65　5月30日背部皮肤

6月2日（第16天）：患者皮肤结痂逐渐脱落愈合，足部经护理后皮肤逐渐好转（图1-66、图1-67）。

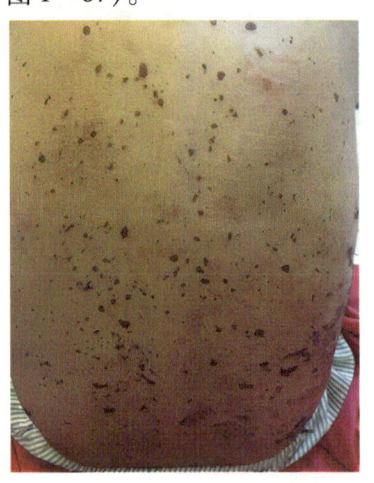 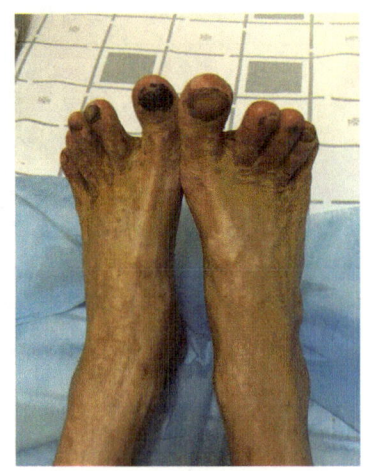

图1-66　6月2日背部皮肤　　图1-67　6月2日足部皮肤

【专家评述】

肺癌发病率在男性恶性肿瘤中居首位，女性中居第二位，死亡率居癌症之首。肺癌患者通常早期无明显不适症状，多数患者在就诊时已处于中晚期阶段。肺癌可分为非小细胞肺癌和小细胞肺癌，其中，非小细胞肺癌（NSCLC）占75%～85%，非小细胞肺癌又可以分为鳞状细胞癌和腺癌。对于晚期NSCLC患者，既往主要采用铂类化疗药物作为一线治疗方案，但五年生存率小于10%。近年来，随着肿瘤学、免疫学等相关学科的迅速发展和交叉渗透，肿瘤免疫治疗取得了突飞猛进的发展，成为继手术、放疗、化疗后又一种重要的抗肿瘤手段。其中，PD-1及PD-L1免疫检查点抑制剂，在肿瘤治疗中取得突破性进展，已成为晚期NSCLC的标准治疗选择。

纳武利尤单抗是一种 PD-1 抑制剂，可与程序性死亡受体 1（PD-1）的受体结合，阻断其与其配体 PD-L1、PD-L2 的相互作用，解除经 PD-1 通路介导的免疫反应（包括抗肿瘤免疫反应）抑制，从而减缓肿瘤生长，旨在激活人体免疫系统，依靠自身免疫机能杀灭癌细胞和肿瘤组织。与以往的手术、化疗、放疗和靶向治疗不同的是，免疫治疗针对的靶标不是肿瘤细胞和组织，而是人体自身的免疫系统。PD-1 受体抑制剂阻断 T 细胞负性调控信号解除免疫抑制，增强 T 细胞抗肿瘤效应的同时，也可能异常增强自身正常的免疫反应，导致免疫耐受失衡，累积到正常组织时表现出自身免疫样的炎症反应，称为免疫相关不良反应（immune-related adverse events，irAEs）。最常见也是最早发生的 irAEs 是皮肤毒性 - 免疫性皮炎，发生率为 30%～50%，包括滤泡性皮炎、红斑性皮炎、丘疹性皮炎等，以轻度皮肤毒性最为常见。28%～50% 的患者出现不同程度的皮肤瘙痒、皮疹和湿疹，通常主要位于皮脂腺分布的部位，见于颜面部、躯干与四肢。严重的皮肤毒性有苔藓样皮肤反应、急性发热性嗜中性皮肤病（又称 Sweet 综合征）、大疱性类天疱疮等，且文献报道苔藓样皮肤反应及湿疹可诱发白癜风，机制可能与阻断在肿瘤及皮肤均表达某种抗原有关。出现时间为治疗后 1～2 周，常在 3～4 周达到顶峰，可以自愈或再现，具有可逆性，并随治疗终止而消失。

本案例中，患者出现 4 级免疫性皮炎，全身弥漫性、融合性红斑、水疱、大疱，大疱可破裂形成深红色糜烂面，状似烫伤样创面，由于失去物理屏障，患者易受细菌和真菌感染，最终可因败血症而死亡，同时难以固定敷料，全身使用伤口敷料成本高。本案例结合患者的具体情况，制订了个性化护理方案，使用中医特色疗法，以中西医结合为导向，紫草油在此例患者的应用得到了很好的效果。紫草油由紫草、橄榄油熬制而成。紫草有清热凉血、活血解毒、透疹消斑的作用，现代医疗药理认为其具有较强的生肌、抗炎、抗病毒、抗氧化及扩张血管的作用，对微生物具有很强的抑制作用。根据"外治之理即内治之理，外治之药即内治之药"的理论，加上橄榄油对皮肤的滋润作用，紫草油在皮肤的表面形成一层脂质的保护膜，提高了局部皮肤对细菌、病菌的抵抗力，降低了伤口的感染率，促进了皮肤的恢复。本案例治疗结果显示，紫草油外涂治疗免疫性皮炎安全有效，操作简单，成本低廉，是临床理想的选择，值得推广运用。

在伤口敷料的选择方面，脂质水胶敷料是一种不粘伤口的非闭合性敷料，用在脚趾缝之间和口唇之间形成一层保护膜，提供一个湿润的环境促进伤口愈合，减少浸润与伤口粘连的发生，减少伤口的二次损伤，很大程度地提高了治愈率，并降低了患者的治疗费用，患者免疫性皮疹得到了快速、良好的康复。

高锰酸钾稀释溶液可促进伤口创面愈合，伤口创面通过结缔组织修复、伤口收缩以及上皮再生而达到愈合。而伤口感染可产生细菌毒素、溶解蛋白质和胶原纤维，从而引起出血和血栓形成，不利于伤口愈合。高锰酸钾为强氧化剂，与有机物相遇时释放出新生态氧，通过氧化细菌体内的活性基因呈现杀菌作用。使用高锰酸钾稀释溶液给患者沐浴、清洗，能尽快地将血浆渗出液及脓性分泌物去除从而达到清洁创面、减少渗出的目的。此外，由于化学作用释放的氧，可增加局部供氧，促进局部组织再生，释放的超氧阴离子有杀菌、消炎作用，且有收敛性，可减少渗出，加快痂下愈合。乳酸依沙吖啶溶液适用于小面积轻度外伤创面及感染创面的消毒，有收敛作用。

本案例患者初期就出现全身广泛皮疹，伴有皮肤瘙痒，在准确的免疫性皮炎评估基础上综合考虑各种因素，选择合适的方法，并及时地控制病情和预防皮肤感染，最终促进皮炎的愈合。

（吴巧玲　李月芳　洪宏喜）

第十八节　靶向药物相关性皮疹

【治疗实录】

2023年12月5日上午，护士长和护理组长床边查房时，俏皮的"80后"患者梁爷爷满脸无奈地拉着护士长的手说道："早上好！你们看看我的'青春痘'是不是显年轻的标志了，但实际上我特别不想和这些"豆豆"见面，我在你们科室的公众号上看到你们有些治疗办法，所以就来找你们了，让它和我拜拜吧！"护士长为患者进行查体，见患者颜面部及躯干上布满了红斑样斑丘疹，部分脓疱样结痂（图1-68）。护士长说道："您这个症状持续多久啦？"梁爷爷苦涩地说道："已经很

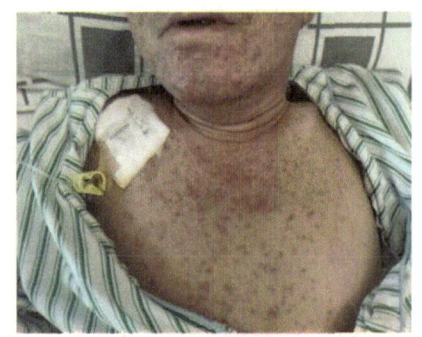

图1-68　患者12月5日皮肤情况

多年了，但是最近这一年越来越严重。"护士长安慰道："别担心，我们有很多的中医外治法可以帮到您，稍后我们会同医生共同商讨，确定您后续的治疗方案。"该患者于2015年11月2日体检发现周围型肺癌伴区域淋巴结转移，12月18日开始口服厄洛替尼行靶向治疗。2019年8月行头颅MR检查提示：右侧枕叶新发转移瘤，考虑PD。2019年9月4日改服奥希替尼靶向治疗。2021年3月完善基因变异检测，提示 EGFR 第19号外显子缺失，予口服奥希替尼片+阿法替尼片靶向治疗维持，每3个月复查一次。患者自2015年口服靶向治疗药开始出现颜面部及躯干上部红斑样斑丘疹，患处给予药膏涂擦，严重时给予激素治疗。结合患者病史，考虑患者皮肤问题为靶向药物相关性皮疹，与管床医生商讨后采用中药面膜外敷和紫草油外涂实施症状管理。经过10天的治疗，患者皮疹得到控制，可以继续接受靶向治疗。

【诊疗经过】

梁某，男，79岁，2015年11月2日体检发现右上肺占位，行全身PET-CT检查提示：考虑周围型肺癌伴区域淋巴结转移，临床分期：cT2N3M0 ⅢB期。行右锁骨上淋巴结活检术，病理检查提示：转移性腺癌。11月27日行第1程AP方案化疗，具体方案：注射用培美曲塞二钠（1 000 mg ivd d1）+注射用卡铂（700 mg ivd d1），化疗后出现Ⅳ度骨髓抑制及严重药物性皮炎等严重不良反应。完善基因检测，提示 EGFR 第19号外显子缺失，考虑服用靶向药物有效，2015年12月18日开始行靶向治疗，具体用药：厄洛替尼（150 mg po qd）。2016—2018年多次复查CT提示SD，考虑治疗有效。2018年3月12日复查胸部增强CT提示：右肺中叶肺癌2.6 cm×2.5 cm（原2.6 cm×1.8 cm）；基因检测提示：NGST790M 弱阳性。2018年5月11日行右中肺姑息术，术程顺利。2018年5月21日基因检测提示：EGFR 第19号外显子缺失，FG724S Exon18 突变，p.S467L 突变。术后继续维持靶向治疗，具体用药：厄洛替尼（150 mg po qd）。2018—2019年多次复查CT提示SD。2019年8月行头颅MR检查提示：右侧枕叶新发转移瘤，考虑PD。2019年9月4日更换靶向药物，具体用药：奥希替尼（80 mg po qd）。2019年11月至2020年5月定期复查胸部CT及头颅MR提示SD。2020年6月5日、2020年9月行2次头部伽马刀治疗，术后尚稳定。后患者定期门诊随访，2021年多次复查胸部CT提示大致同前，疗效评价为SD。2021年3月完善基因变异检测：BRAF：p.S467L 和 EGFR：p.G724S，第19号外显子缺失，予靶向治疗维持至今，具体用药：奥希替尼片（80 mg po qd）+阿法替尼片（40 mg po qd）。现患者为求进一步复查，于2023年12月4日下午拟"肺恶性肿瘤"入院。

入院症见：患者颜面部及躯干上部红斑样斑丘疹，部分脓疱样结痂，专科评分痤疮样皮疹为3级（采用CTCAE 5.0版）。入院后完善相关检验、检查，以了解患者情况。治疗上，西医予奥希替尼片（80 mg po qd）和阿法替尼片（40 mg po qd）维持靶向治疗，消炎止痒霜（我院院内制剂）按需外涂皮疹处以消炎止痒；中医辨证为气虚痰瘀阻络，以标本兼治为则，以益气化痰为法，予复方苦参注射液（20 mL ivd qd）+0.9%氯化钠注射液（250 mL ivd qd）抑制肿瘤。

12月5日，患者颜面部及躯干出现红斑样斑丘疹，伴瘙痒，查体舌暗红，苔黄腻，脉细。根据患者的用药史和临床表现，考虑外在肌肤腠理的表现可能是由靶向药物引起的风湿和热毒所致，故采用中药面膜外敷皮疹处，每次20分钟，每天2次。中药面膜外敷结束后予紫草油外涂皮疹处，每次30分钟，每天2次。12月15日，经过连续10天的治疗，患者颜面部及躯干上部脓疱样结痂脱落，红斑样斑丘疹明显减少，颜色变淡，无瘙痒，专科评分痤疮样皮疹为1级，入院后复查CT提示SD，顺利出院。

中药面膜外敷：

处方：金银花30 g，菊花30 g，苦参20 g，桑叶20 g。

煎制方法：将上述药物一同入锅中，加水2 000 mL，先浸泡20分钟，再文火煎煮

20分钟，待温度至（39±2）℃后过滤。

具体操作：向患者讲解药液湿热敷的原理和注意事项。用清水清洗患者面部及其他部位皮疹处皮肤，将面膜纸泡入过滤好的中药中，将沾满中药的面膜（以不滴液为宜）湿敷于面部皮疹处，湿热敷时注意避开双眼。将3～4层医用纱布于药液中全部浸湿，轻轻拧干，以不滴液为宜，直接敷于面部以外皮疹处，并覆盖1层干毛巾，每3～5分钟加药或更换纱布1次，以保持药液温湿度。湿敷持续时间为20分钟，湿敷治疗上、下午各1次。湿热敷结束后30分钟内避免外出，以防感冒。

紫草油涂擦治疗：

操作方法：在上、下午湿敷治疗结束后及睡前，用无菌棉签将紫草油轻轻涂搽全身皮疹皮肤，指导患者1小时后用清水洗净，每日3次。

【专家评述】

随着对肺癌驱动基因研究的不断深入，靶向表皮生长因子受体（epidermal growth factor receptor，EGFR）的酪氨酸激酶抑制剂（tyrosine kinase inhibitors，TKI）逐渐成为治疗晚期肺癌的一种重要的治疗方式。表皮生长因子受体抑制剂（EGFR-TKI）用于 *EGFR* 基因检测阳性且既往接受过化学治疗的局部晚期或转移性非小细胞肺癌患者，是一类以表皮生长因子为靶点进行抗肿瘤治疗的分子靶向药物，包括小分子酪氨酸激酶抑制剂、大分子单克隆抗体和兼具有抑制EGFR信号传导通路的多靶点药物，分别在多种肿瘤治疗领域中发挥着重要作用，并显示出较好的临床疗效。目前，临床上使用的EGFR代表药物分为三代，其代表有：一代药物厄洛替尼、吉非替尼和埃克替尼，二代药物阿法替尼、达克替尼，三代药物奥西替尼。该类药物大大提高了晚期 *EGFR* 基因敏感突变肺癌患者的生存时间及生活质量。

靶向药物治疗是在生物学基础上，将具有特异性或相对特异性的肿瘤细胞分子作为治疗靶点，利用配体或抗体与靶点相结合，达到导向或直接治疗目的的临床治疗方法。尽管靶向药物对正常细胞的损伤比传统治疗大大减少，但其不良反应也引起了人们的重视。作用于EGFR靶点上的临床药物，如吉非替尼、厄罗替尼、埃克替尼，最易发生皮肤不良反应，该不良反应的发生率高达79%～88%。EGFR在促进表皮生长、抑制表皮细胞分化、抑制炎症、促进伤口愈合、防止紫外线损伤等方面发挥着重要作用。EGFR抑制剂导致皮肤毒性的核心机制是通过阻断表皮角质形成细胞的EGFR信号通路，该通路对细胞增殖、分化及迁移具有关键调控作用。靶细胞广泛分布于表皮基底层、毛囊外根鞘、皮脂腺及汗腺导管上皮，其功能受到抑制会导致皮肤角化异常、屏障功能受损，最终表现为皮肤不良反应。皮肤不良反应的主要表现为皮疹、皮肤干燥瘙痒、甲沟炎或甲裂、皮肤色素沉着、毛发异常、毛细血管扩张、口腔黏膜炎等。

EGFR诱导的相关皮疹在中医学上可归为"药毒""药疹"范畴。《黄帝内经·素问》"评热病论"篇载："邪之所凑，其气必虚。"《医方类聚》亦有记载："头面者，诸阳之会,血气既衰,则风邪易伤,故头病则生恶疮,或生秃疮,面则有新黡、疮痣、粉刺、酒渣之属。"肿瘤患者本身素体阳虚,靶向药物进入体内不仅仅是针对肿瘤本身,也会损伤人体正常的组织细胞,对正常的组织细胞发起恶性攻击。EGFR诱导的相关皮疹的致病原因可总结为素体虚弱,禀赋不受,脏腑亏虚,药毒内侵,耗损津液,阴阳失衡,导致风、湿、热、毒、瘀等外邪达肌肤腠理为患。因此,该皮疹的病性为本虚标实,风、湿、热、毒之实邪侵袭腠理,湿热郁于肌肤,火毒灼伤营血,外发于皮肤,内攻于脏腑,耗气伤阴,迁延难愈。

本案例中用于湿敷皮疹的中药面膜,其配方为金银花、菊花、苦参、桑叶。金银花有清热解毒、疏散风热的作用;菊花具有散风清热、平肝明目、清热解毒的功效;苦参有清热燥湿、杀虫利尿的作用,使红肿、渗出、瘙痒性皮肤病变易于消退;桑叶主要的功效为疏散风热、清肺润燥、清肝明目。中药面膜湿敷的方法不仅有利于药物的吸收,而且还可以使皮肤保湿,缓解干燥症状。

紫草为皮肤性疾病常用中药,始载于《神农本草经》,有清热凉血、活血解毒、透疹消斑之功,临床上常用于治疗血热毒盛,麻疹、斑疹透发不畅。紫草素是紫草中重要的药效成分之一。橄榄油含有丰富的不饱和脂肪酸、维生素,极易被人体肌肤吸收利用。因此,紫草油外用可有效降低靶向药物所致相关性皮疹的分级,改善患者生活质量。

随着表皮生长因子受体抑制剂的广泛使用,其相关性皮疹的发病率也呈逐渐上升的趋势,如何在获得良好治疗效果的同时降低皮疹等不良反应发生率值得临床深入探讨。中医药治疗相关皮疹疗效明显、经济实用,且可起到减毒增效的作用。同时,中医药关于靶向治疗后皮疹的研究相对较少,尚需不断完善和发展。

(吴巧玲 李月芳 刘柏)

第二章 中医适宜技术

第一节 耳穴压豆

【定义】

耳穴压豆又称耳穴贴压法，是指将贴膏和丸状物（硬而光滑的药物种子、磁珠或药丸等）贴于耳郭刺激耳穴，以达到防治疾病目的的一种疗法，包括药籽贴耳法、耳穴贴磁法、耳穴贴药丸法、耳穴贴膏法等。

【理论基础】

中医认为，人体的五脏六腑均可以在耳朵上找到相应的位置，当人体生病时，往往会在耳郭上的相关穴区出现反应，刺激这些相应的反应点，可起到防病治病的作用，这些反应点及穴区就是耳穴。耳穴压豆疗法是我国传统的中医治疗方法之一，其理论基础为：①中医脏腑经络理论：《黄帝内经》记载"耳者，宗脉之所聚也""十二经通于耳"；②神经学基础：耳郭的神经、血管、淋巴分布非常丰富，刺激耳郭上相应部位，通过神经-体液途径，可促使疾病症状减轻或消失。耳穴压豆主要作用机制为通过适度地揉、按、捏、压，产生酸、麻、胀、痛等感觉，从而刺激耳郭上的穴位或反应点，调节脏腑功能和内分泌系统，疏通经络，调畅气血，调整阴阳平衡，达到镇静安神、止痛等目的。

【适应证】

（1）各种疼痛性疾病，如头痛、三叉神经痛、坐骨神经痛、颈椎病、腰腿痛、肩周炎、肢体麻痛、牙痛、咽痛、腹痛等。

（2）各种炎症，如结膜炎、中耳炎、咽喉炎、盆腔炎、关节炎、面神经炎、急慢性胃炎肠炎、结肠炎、牙周炎、腮腺炎、胆囊炎等。

（3）功能紊乱和变态反应性疾病，如眩晕综合征、高血压、心律不齐、神经衰弱、荨麻疹、焦虑、失眠、近视、咳嗽、过敏性哮喘、过敏性鼻炎等。

（4）内分泌代谢紊乱性疾病，如甲状腺功能亢进、甲状腺功能减退、糖尿病、肥胖症、更年期等。

【禁忌证】

（1）耳部湿疹、溃疡、冻疮破溃、外耳有炎症或病变者。

（2）对贴压物过敏者。

（3）妊娠、有习惯性流产史者。

【环境准备】

避免在风口正对的地方治疗，光线充足。

【操作流程】（图2-1）

1. **核对**

（1）患者姓名、年龄、性别、住院号或门诊号。

（2）医嘱、诊断、耳穴贴压部位。

2. **评估**

（1）患者的主要症状、既往史、是否妊娠。

（2）对疼痛的耐受程度，有无对药物及胶布等过敏的情况。

（3）耳部皮肤情况。

3. **告知**

（1）告知患者耳穴压豆的作用、操作方法和局部感觉，取得患者配合。

（2）耳穴压豆期间每日自行按压3～5次，每次每穴按压1～2分钟；若有脱落及时告知护士。

（3）治疗频率为隔天或3天1次，双耳交替。

4. **物品准备**

治疗盘、王不留行等丸状物、胶布、75%乙醇溶液、棉签、探棒、止血钳或镊子、弯盘、污物碗，必要时备耳穴模型。

5. **患者准备**

协助患者取合理、舒适体位，充分暴露耳部皮肤。

6. **实施**

（1）探查取穴：遵医嘱确定贴压的耳穴部位，手持探棒自上而下在选区内寻找耳穴敏感点，同时询问患者有无酸、麻、胀、痛等"得气"感觉。

（2）消毒：坐位时自上而下，卧位时自下而上；由内到外、从前到后消毒耳部皮肤。

（3）穴位贴压：将贴有丸状物的胶布用止血钳或镊子夹住贴敷于选好的耳穴部位上，给予适当按压，询问患者有无"得气"感觉。

（4）根据患者情况指导患者自行按压，通常每日自行按压3～5次，每次每穴按压1～2分钟；刺激强度视患者耐受程度而定。若有脱落及时告知护士。

（5）操作完毕，再次核对，协助患者取舒适体位，整理床单位。

7. 记录

（1）患者的一般情况和耳部皮肤情况。

（2）患者的反应、病情变化、异常情况、处理措施及效果。

【注意事项】

（1）望诊时要求光线充足，以自然光线为佳。

（2）望诊前勿清洗消毒和按摩耳朵，以免出现假阳性或掩盖阳性反应点。

（3）治疗开始前，严格消毒，以防施术部位感染。

（4）对过度饥饿、疲劳、精神高度紧张、年老体弱者按压宜轻，对急性疼痛性病症者宜用重手法强刺激。

（5）夏季天气炎热，耳穴压豆留置时间不宜过长。

（6）耳穴压豆应注意防水，防止胶布脱落或污染。

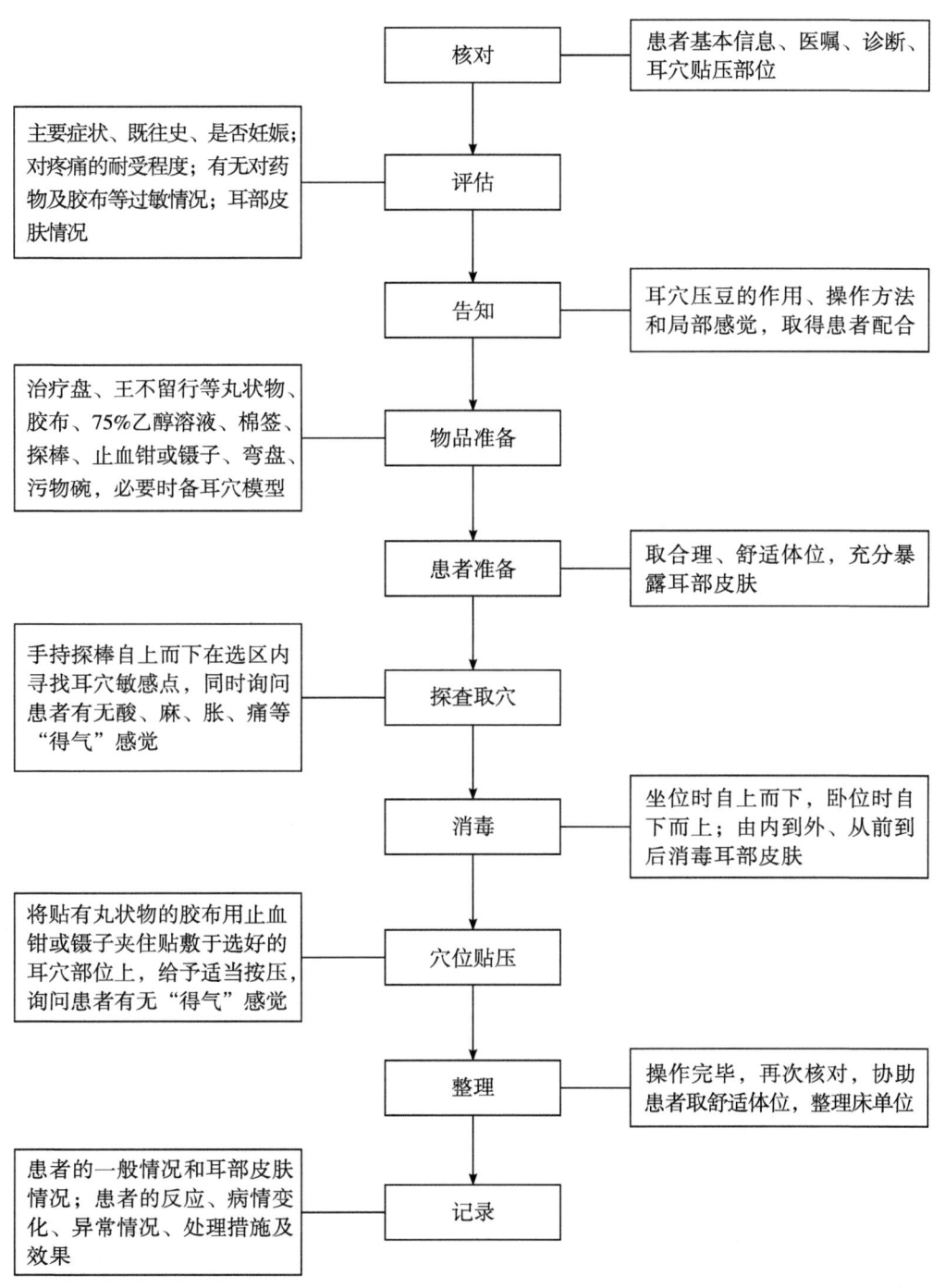

图2-1 耳穴压豆操作流程

(吴巧玲 吴利敏)

第二节 耳部铜砭刮痧

【定义】

耳部铜砭刮痧是刮痧疗法的一种，通过黄铜刮痧板和相应的手法，蘸取一定的介质，在耳部及其周围进行刮痧，疏通脏腑经络，调节人体脏腑气血功能，促进机体的阴阳平衡，实现治疗的目的。

【理论基础】

耳穴与人体各部位有一定的生理联系，可以反映人体病理阳性点。耳郭与躯体内脏间通过神经系统存在着密切的对应关系，刺激耳郭上的特定部位可通过神经系统作用于相应的躯体内脏。耳与五脏六腑、皮肤九窍、四肢百骸等关系密切，故有"耳为宗脉之所聚也"这一说法。20世纪80年代初，我国张颖清教授创立全息生物学。中医学认为，刮痧的主要作用原理是刺激体表相应的穴位产生经络传导，从而发挥疏通筋脉、调畅气血的功效，并且有解表祛邪、活血化瘀、排除毒素、标本兼治、补虚祛疲的作用。铜砭刮痧所使用的黄铜比其他刮痧板的材质导热性更好，更易出痧；同时因其独特的振动频率与人体频率达到平衡，使气更容易通过经络达到内部脏腑，增强疗效。通过徐而和的刮痧手法，充分发挥营卫之气的作用，使经络穴位处充血，改善局部微循环，增加微灌注，产生抗炎和免疫保护作用，祛除邪气，疏通经络，舒筋理气，祛风散寒，清热除湿，活血化瘀，消肿止痛，以增强机体自身潜在的抗病能力和免疫功能，从而扶正祛邪、促进机体的阴阳平衡，达到防病治病的作用。

【适应证】

（1）各类原因引起的失眠（器质性失眠者除外）。

（2）痛证，如颈椎病、肩周炎、肱骨外上髁炎（网球肘）等。

（3）胃肠道疾病，如腹胀、消化不良、便秘等（消化系统器质性疾病除外）。

【禁忌证】

妊娠、出血倾向、耳部局部皮肤破损、耳部冻伤、耳部溃烂、严重心肺疾病、颈部血管有斑块者禁刮。

【环境准备】

避免在空调或风扇直吹的地方治疗，可用屏风遮挡；注意保护患者隐私。

【操作流程】（图2-2）

1. 核对

（1）患者姓名、年龄、性别、住院号或门诊号。

（2）医嘱、诊断、刮痧部位。

2. 评估
(1) 患者的主要症状、既往史、是否妊娠。
(2) 对疼痛的敏感程度。
(3) 有无对刮痧油过敏情况。
(4) 耳部皮肤情况。
(5) 刮痧板有无裂痕或破损。

3. 告知
(1) 告知患者耳部铜砭刮痧的作用。
(2) 刮痧时耳部有热、痛的感觉，如有不适及时告知护士，取得患者配合。
(3) 刮痧后4小时内不宜洗澡，注意保暖、避风寒。
(4) 头偏一侧，如有不适或变换姿势及时告知护士，以免弄伤皮肤。

4. **物品准备**
治疗盘、棉签、生理盐水、刮痧油、铜砭刮痧板、魔术贴、纱块、污物碗、一次性垫巾，必要时备耳模。

5. **患者准备**
协助患者取合理、舒适体位，充分暴露耳部皮肤。

6. **实施**
(1) 取仰卧位，头偏向操作者，用魔术贴或其他物品固定耳部周围头发，充分暴露耳部皮肤，在头部下方铺垫巾，以防刮痧油污染患者衣物及床单。
(2) 使用生理盐水从上至下、从内向外的顺序清洁耳郭及周围皮肤。
(3) 涂刮痧油，循环按摩耳部，打开耳郭小周天及大周天。
(4) 进行耳部全息基础刮痧，有心脏问题的患者，先刮耳甲腔稳定心肺；耳正面依照由下至上、由外至内的顺序，即从耳垂到耳尖，按耳轮→耳舟→对耳轮→对耳轮内侧面→耳甲腔→耳甲艇→耳甲窝的顺序依次刮；刮径要短，根据患者耐受程度以0.5～1 cm为宜；耳背遵循从下至上、从外至内的顺序，刮到耳根空白处，向后刮至翳风，沿胸锁乳突肌往下刮至锁骨上缘；刮痧力度从小到大循序渐进，以患者能耐受为宜。
(5) 根据患者辨证结果，选择重点刮拭部位。
(6) 刮痧完毕后用纱块擦拭耳部残留刮痧油，按摩全耳，以封闭耳部皮肤毛孔。
(7) 操作中观察患者局部皮肤，询问有无不适感，告知患者刮痧后耳部有少许水肿，属正常情况，1周左右水肿可自行消退；如发现耳部皮肤溃疡，一般不做处理，面积较大者消毒处理，尽量保持干燥。
(8) 操作完毕，再次核对，协助患者取舒适体位，整理床单位。

7. **记录**
(1) 患者的一般情况和耳部皮肤情况。
(2) 患者的反应、病情变化、异常情况、处理措施及效果。

【注意事项】

（1）手法力度要求：手法熟练，力度把控程度高。力量轻则不能渗透，影响治疗效果；过重会损伤耳部皮肤。故动作要轻柔，力度适中，以略有热胀感、微痛感为佳。

（2）刮痧油不宜过多，以防刮痧油滑入耳内。

（3）刮痧过程中如果皮肤破溃，一般不做处理，面积较大者消毒处理，尽量保持干燥。

（4）刮痧后4小时内不宜洗澡，避免吹风。

（5）刮痧频次根据患者具体情况而定。刮痧时间为耳前基础刮痧约10分钟，耳后基础刮痧约10分钟，重点刮拭部位每穴约30秒，耳部按摩约5分钟，耳部全息铜砭刮痧每次约30分钟。

（6）晕刮急救时，先让患者躺平，去枕平卧，房间通风，点按内关或极泉穴，待患者冷汗冒出或腹泻或呕吐时，即复安全。

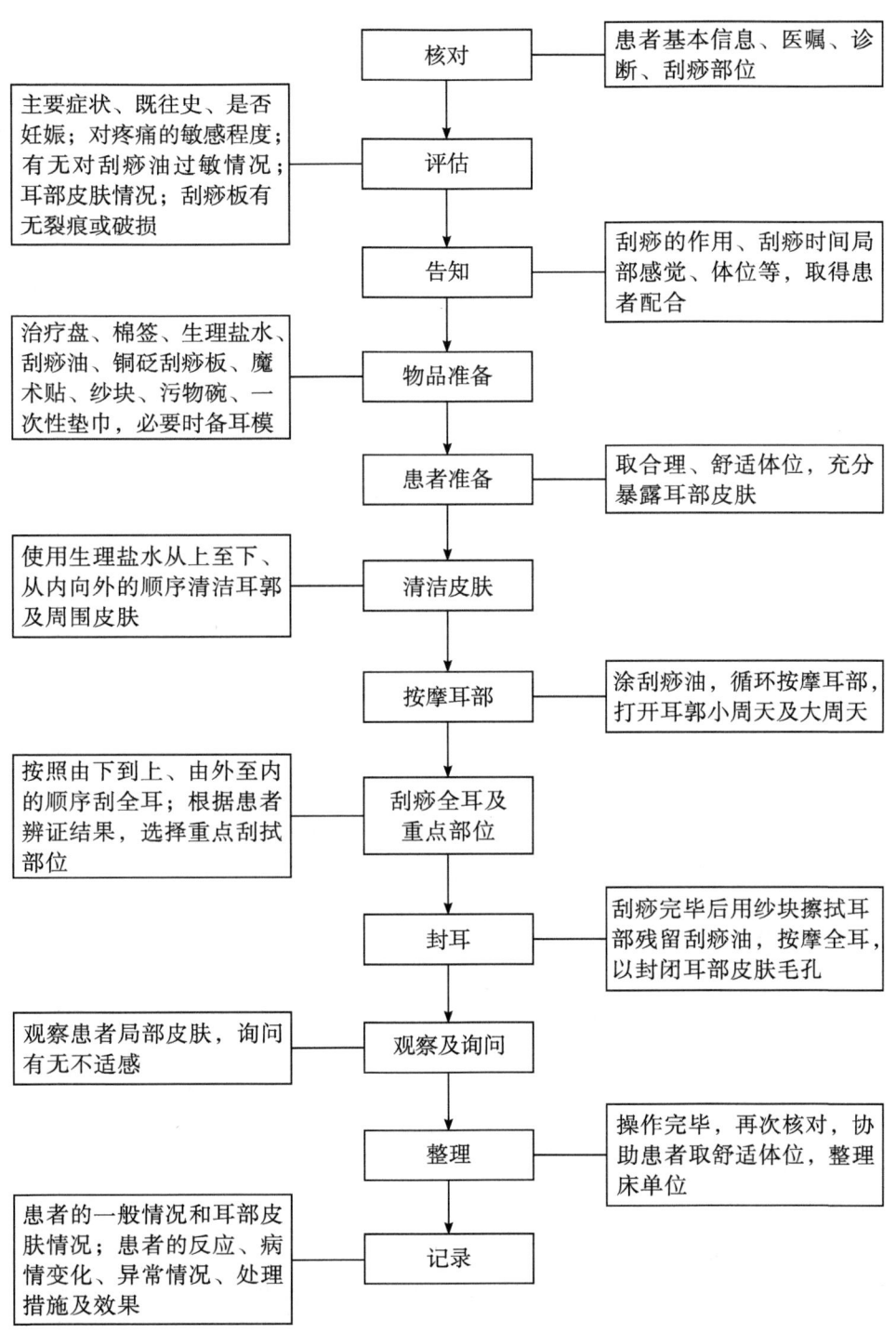

图 2-2 耳部铜砭刮痧操作流程

(吴巧玲 吴利敏)

第三节 平衡火罐

【定义】

平衡火罐主要作用于背部俞穴,从肺俞至膀胱俞通过经络传导良性刺激及火罐效应,调理全身脏腑,疏通经络,进而促使机体趋向阴阳平衡状态。

【理论基础】

平衡火罐是以阴阳学说为基础、以经络俞穴为理论指导,在传统的火罐疗法基础上发展而来。该疗法以促使机体恢复自身平衡、修复和调节为核心,通过多种运罐手法施术于体表,形成良性刺激,有效地作用于经络、俞穴,通过机体的传控体系—经络体系传导反馈,激发经气,疏通经络,使各经脉气血运行通畅,反射性地引起中枢神经向应激态转变,以达到调和改善机体疲劳、调节全身脏腑气机的目的。

【适应证】

(1) 风、寒、暑、湿等导致的头、背、腰、骶、四肢及关节疼痛症状。

(2) 慢性疲劳综合征、癌因性疲乏、湿气重等偏颇体质患者。

(3) 亚健康人群体质调理。

【禁忌证】

(1) 凝血机制障碍、高热抽搐、呼吸衰竭、重度心脏病、严重消瘦的患者。

(2) 妊娠妇女腹部或腰骶部慎用。

(3) 严重水肿、皮肤破损、大血管处等不宜施罐。

(4) 婴幼儿慎用。

【环境准备】

避免正对空调或风扇治疗,可用屏风遮挡;注意保护患者隐私;环境无易燃物品。

【操作流程】(图2-3)

1. 核对

(1) 患者姓名、年龄、性别、住院号或门诊号。

(2) 医嘱、诊断、施术部位。

2. 评估

(1) 患者的主要症状、既往史、是否妊娠。

(2) 患者心理状态,及对力度、热度、疼痛的耐受程度,二便情况。

(3) 有无对乙醇、药物等过敏的情况。

(4) 施罐部位皮肤情况。

(5) 施罐前检查罐口是否光滑完好。

3. 告知

（1）告知患者平衡火罐的作用、操作方法、体位配合，留罐时间一般不超过 15 分钟，儿童酌情增减。

（2）施罐后局部皮肤会出现罐口大小的紫红色瘀斑，此为罐斑，属正常现象，罐斑通常 3～5 天后可自行消除。施罐过程中如果出现小水疱，无须特殊处理，可自行吸收；如出现大水疱，请告知护士规范处理。治疗过程中若出现任何不适及时告知护士，取得患者配合。

（3）施罐后多饮温开水，4～6 小时内不宜洗澡，注意防风、保暖，施罐部位避免对着风扇或者空调直吹。

4. 物品准备

治疗盘、玻璃火罐、乙醇点火棒、打火机、广口瓶（内盛少许水）、润滑油、纱块、大毛巾、屏风。（图 2-4）

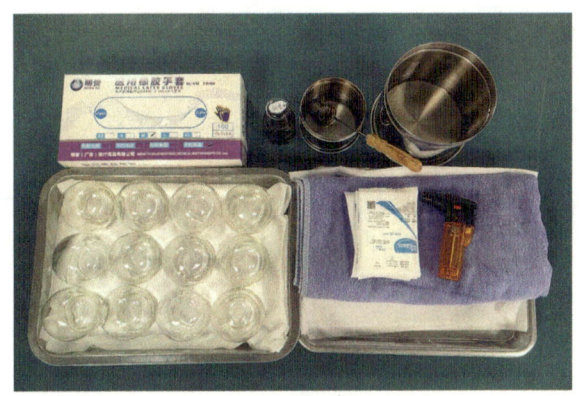

图 2-4　平衡火罐备物

5. 患者准备

协助患者取合理体位，松开衣服，暴露施罐部位，以大毛巾保暖。

6. 实施

（1）遵医嘱确定施罐部位。

（2）闪罐：先在背部两侧分别闪罐 3 个来回。

（3）揉罐：闪罐至火罐温热后，将火罐沿督脉及膀胱经，走揉背部 3 次。

（4）推罐：将润滑油涂在患者推罐部位，用双手均匀推开，沿督脉、膀胱经走向，推罐 3 个来回。

（5）抖罐：沿背部两侧膀胱经，分开抖罐 3 个来回。

（6）留罐：抖罐后留罐 10～15 分钟，用大毛巾覆盖留罐部位保暖，留罐期间随时检查罐口吸附情况（图 2-5）。

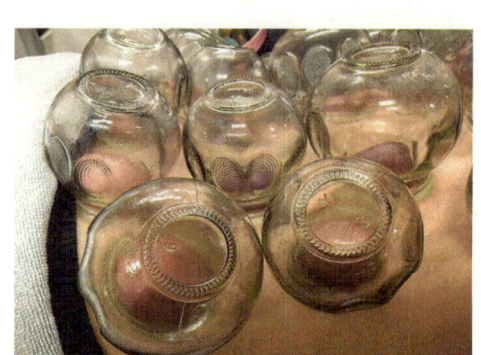

图 2-5 平衡火罐（留罐）

（7）起罐：留罐结束后，一手夹持罐体，另一手拇指按压罐口皮肤起罐。

（8）操作完毕，再次核对，协助患者取舒适体位，整理床单位。

7. 记录

（1）患者的一般情况和施罐局部皮肤情况。

（2）施罐时间。

（3）患者的反应、病情变化、异常情况、处理措施及效果。

【注意事项】

（1）施罐过程注意避开有水疱、瘢痕和伤口的位置，防止烫伤。

（2）点火用的乙醇溶液棉球要拧干、夹紧，防止棉球滴液或脱落烫伤患者皮肤。

（3）施罐时动作要稳、准、快。

（4）留罐及推罐的力度要视患者皮肤情况而定，避免造成患者皮肤过度摩擦。

（5）冬天施罐时，要注意保暖，使用过的火罐均应消毒备用。

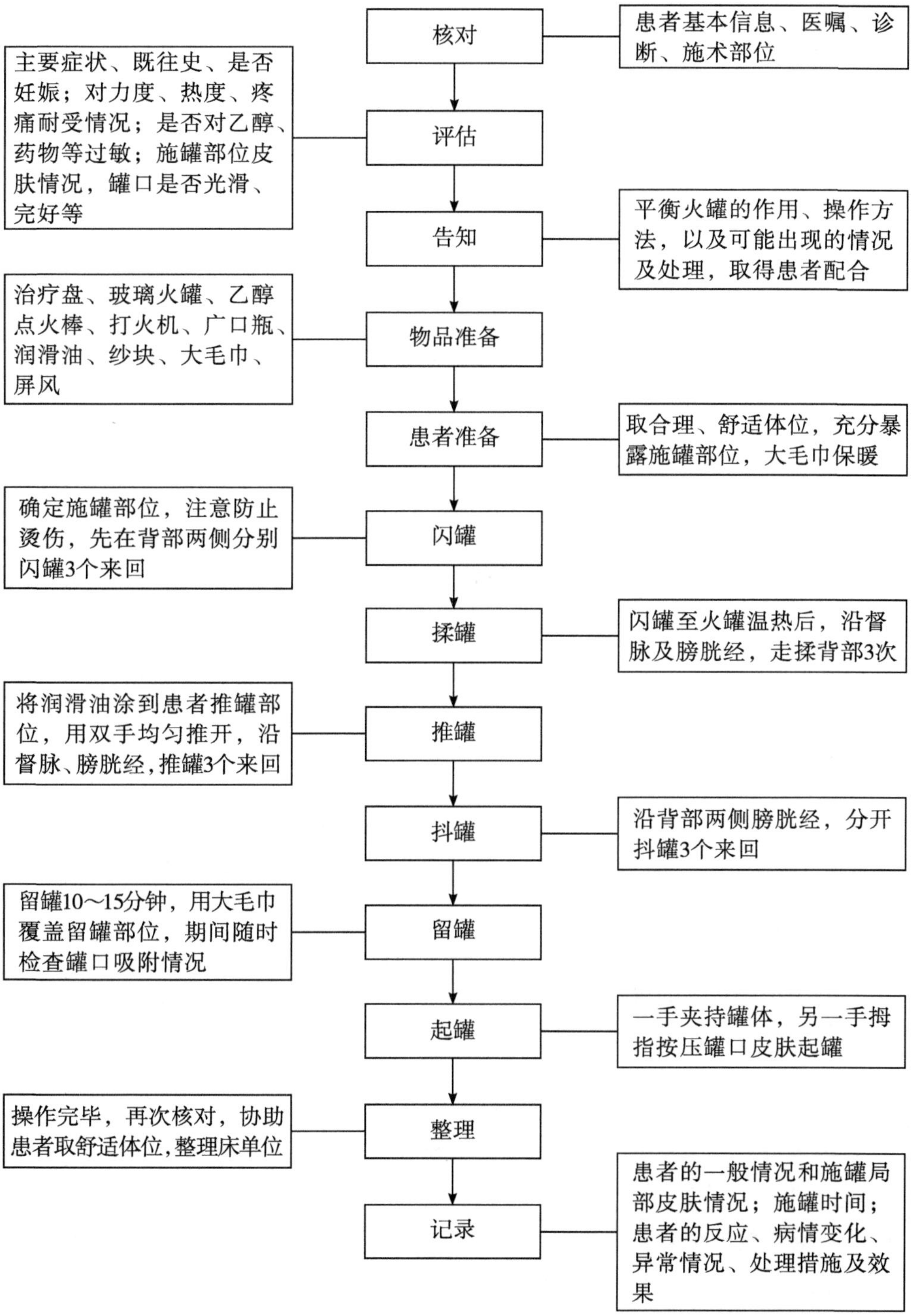

第二章 中医适宜技术

```
                                    ┌─────────────────────────┐
                              ┌──→│ 患者基本信息、医嘱、诊   │
                              │    │ 断、施术部位            │
                        ┌─────┴─┐  └─────────────────────────┘
                        │ 核对  │
                        └───┬───┘
                            ↓
┌─────────────────────┐
│主要症状、既往史、是否│
│妊娠；对力度、热度、疼│  ┌───────┐
│痛耐受情况；是否对乙醇│→│ 评估  │
│、药物等过敏；施罐部位│  └───┬───┘
│皮肤情况，罐口是否光滑│      ↓
│、完好等             │
└─────────────────────┘                  ┌─────────────────────────┐
                        ┌───────┐    ┌→│平衡火罐的作用、操作方   │
                        │ 告知  │────┘  │法，以及可能出现的情况   │
                        └───┬───┘       │及处理，取得患者配合     │
                            ↓           └─────────────────────────┘
┌─────────────────────┐
│治疗盘、玻璃火罐、乙醇│  ┌───────────┐
│点火棒、打火机、广口瓶│→│ 物品准备  │
│、润滑油、纱块、大毛巾│  └─────┬─────┘
│、屏风               │        ↓
└─────────────────────┘
                                         ┌─────────────────────────┐
                        ┌───────────┐  ┌→│取合理、舒适体位，充分暴 │
                        │ 患者准备  │──┘  │露施罐部位，大毛巾保暖   │
                        └─────┬─────┘     └─────────────────────────┘
                              ↓
┌─────────────────────┐
│确定施罐部位，注意防止│  ┌───────┐
│烫伤，先在背部两侧分别│→│ 闪罐  │
│闪罐3个来回          │  └───┬───┘
└─────────────────────┘      ↓
                                         ┌─────────────────────────┐
                        ┌───────┐    ┌→│闪罐至火罐温热后，沿督   │
                        │ 揉罐  │────┘  │脉及膀胱经，走揉背部3次  │
                        └───┬───┘       └─────────────────────────┘
                            ↓
┌─────────────────────┐
│将润滑油涂到患者推罐部│  ┌───────┐
│位，用双手均匀推开，沿│→│ 推罐  │
│督脉、膀胱经，推罐3个 │  └───┬───┘
│来回                 │      ↓
└─────────────────────┘
                                         ┌─────────────────────────┐
                        ┌───────┐    ┌→│沿背部两侧膀胱经，分开   │
                        │ 抖罐  │────┘  │抖罐3个来回              │
                        └───┬───┘       └─────────────────────────┘
                            ↓
┌─────────────────────┐
│留罐10～15分钟，用大毛│  ┌───────┐
│巾覆盖留罐部位，期间随│→│ 留罐  │
│时检查罐口吸附情况   │  └───┬───┘
└─────────────────────┘      ↓
                                         ┌─────────────────────────┐
                        ┌───────┐    ┌→│一手夹持罐体，另一手拇   │
                        │ 起罐  │────┘  │指按压罐口皮肤起罐       │
                        └───┬───┘       └─────────────────────────┘
                            ↓
┌─────────────────────┐
│操作完毕，再次核对，协│  ┌───────┐
│助患者取舒适体位,整理│→│ 整理  │
│床单位               │  └───┬───┘
└─────────────────────┘      ↓
                                         ┌─────────────────────────┐
                                      ┌→│患者的一般情况和施罐局   │
                        ┌───────┐    │  │部皮肤情况；施罐时间；   │
                        │ 记录  │────┘  │患者的反应、病情变化、   │
                        └───────┘       │异常情况、处理措施及效   │
                                         │果                       │
                                         └─────────────────────────┘
```

图2-3 平衡火罐操作流程

(吴巧玲　姚曼)

第四节　火龙罐

【定义】

火龙罐罐口呈梅花花瓣状，其花瓣状罐口边缘兼具刮痧板与按摩齿功能，便于旋转走罐操作；根据罐体大小，罐中可用1～3炷艾条为灸疗火源。火龙罐是集推拿、刮痧、艾灸于一体的中医特色疗法，具有温经散寒、通经活络、调节脏腑、补益强身的作用。

【理论基础】

火龙罐疗法将推拿、刮痧、艾灸结合在一起，集众家之长，有温、通、调、补之效。艾叶性温，味辛、苦，归肝、脾、肾经，有温经止血、散寒止痛的功效。现代药理研究证明，艾叶具有抗菌、抗病毒、提高免疫力的作用，适当艾灸治疗有利于激发人体正气，提高人体免疫力，调节内分泌，促进血液循环和机体代谢，达到预防疾病、强身保健的作用。刮痧是利用刮痧板，作用于经络穴位，使局部充血，即"出痧"。火龙罐在艾灸的作用下，可以改善局部微循环，增加汗腺分泌，祛除邪气，增强机体的免疫力。火龙罐结合艾灸疗法突破了其他中医外治法的单一手法，联合推、揉、点、按、熨、摩等手法，先从整体达到通经活络、平衡阴阳的作用，再从局部出发，使肌肤腠理开合，起到补气益血之功效。火龙罐罐口为梅花瓣状，设计独特，既能合理调控温度，同时兼顾安全性，且完全避免了刮痧及负压走罐的疼痛感，是一种兼具治疗性、舒适性、有效性的中医特色新疗法和慢性病保健治疗的新技术。

【适应证】

（1）肿瘤疾病相关的非病理性关节疼痛、肌肉酸痛。

（2）肿瘤疾病相关的胃肠道反应，如恶心、呕吐、腹部闷胀、便秘、腹泻等。

（3）腰背部肌肉损伤，如上背痛、急性腰扭伤、局部肌肉拉伤。

（4）妇科疾病，如月经不调、痛经、子宫肌瘤。

（5）风、寒、湿所致的痹症。

（6）外伤骨折后的水肿，中风后遗症，糖尿病微循环障碍所致的酸、麻、痛等。

【禁忌证】

（1）患有急性疾病者慎用。

（2）有接触性过敏或有艾烟过敏者慎用。

（3）不明原因内出血者慎用。

（4）妊娠妇女腰骶部、腹部慎用。

（5）糖尿病末梢神经损伤者慎用。

(6) 严重外伤未缝合伤口局部禁用。
(7) 有传染性疾病者禁用。
(8) 情绪激动者、精神病患者、醉酒者、吸毒人员禁用。

【环境准备】
避免在空调或风扇直吹的地方治疗，可用屏风遮挡；注意保护患者隐私；环境无易燃物品。

【操作流程】（图2-9）

1. 核对
(1) 患者姓名、年龄、性别、住院号或门诊号。
(2) 医嘱、诊断、施罐部位。

2. 评估
(1) 患者的主要症状、既往史。
(2) 患者心理状态，以及对热的敏感和耐受程度。
(3) 有无对药物等过敏情况。
(4) 患者体质及施罐部位皮肤情况。

3. 告知
(1) 告知患者火龙罐的操作目的与过程。
(2) 注意事项，做好解释，取得患者的配合。
(3) 施罐后多饮水，4小时内不宜洗澡，注意保暖、避风寒。

4. 物品准备
治疗盘、火龙罐（大、中、小、佛手）、艾炷、打火器、吹灰球、万花油或润肤膏，必要时备浴巾、屏风、烫伤膏。（图2-6、图2-7）

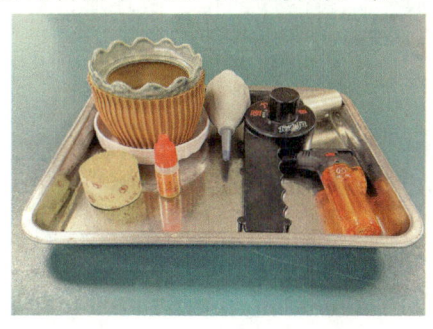
图2-6　火龙罐疗法备物

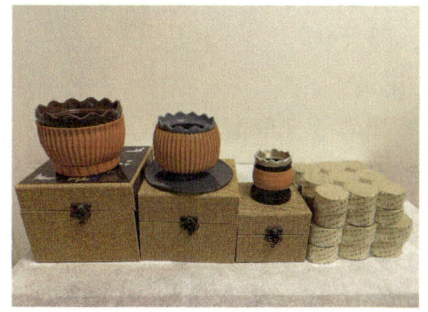
图2-7　火龙罐综合灸用具

5. 患者准备
协助患者取合理、舒适体位，暴露施罐部位皮肤，以大毛巾保暖。

6. 实施
1) 根据医嘱确定施罐部位，再选择大小合适的罐（背部一般采用大罐，腹部用中罐，肩颈及四肢宜用小罐），检查罐口有无破损，插艾炷。

2）火苗对准每个艾炷中心，防止烧到罐口，观察艾炷是否全部点燃并升温。

3）在施罐部位涂抹万花油或润肤膏，进行按摩。

4）施罐：手先接触皮肤，然后落罐，推法、刮法、灸法三位一体进行操作；施术时间一般20～30分钟；当暂停使用或用完罐时，应将火龙罐放置在配套托盘上，且盘内应垫有湿布或湿巾。

5）操作中随时观察，询问患者感觉；以微微汗出、局部皮肤潮红、毛孔张开为度。

6）待罐体冷却后，用卵圆钳剔除艾炷，充分淋水后丢入垃圾桶。

7）用75％乙醇溶液消毒罐壁与罐口，将罐放置于配套托盘上，并在通风处晾干备用。

8）火龙罐基本操作手法（图2-8）：

（1）推法：用罐边及小鱼际紧贴治疗部位，运用适当的压力，进行单方向的椭圆移动，即为推。

（2）揉法：用小鱼际或者指腹包裹罐边，贴附在治疗部位轻柔旋转并不停摆动，即为揉。

（3）点法：用罐边缘赤部突起部分为着力点，按压在治疗穴位，力量垂直于穴位为点法，力点集中，刺激性强，即为点。

（4）按法：用罐边及小鱼际着力于某一部位或者穴位，逐渐用力下压，即为按。

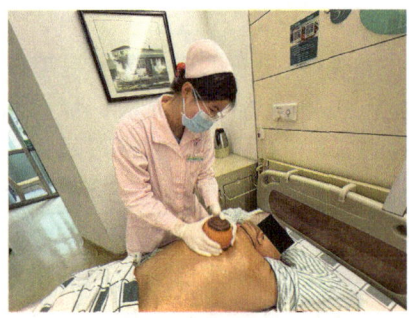

图2-8 火龙罐操作

（5）熨法：将罐口朝上，用底部太极图的高温，迅速接触治疗部位并移动，即为熨。

（6）摩法：用手掌、小鱼际或者指腹轻放于体表治疗部位，做环形、有节律的平移摩擦，即为摩。

7. 记录

（1）患者的一般情况和施罐部位皮肤情况。

（2）患者的反应、病情变化、异常情况、处理措施及效果。

【注意事项】

（1）罐体温度适当，以施术者手部感控温度；罐温过高时，可以放入罐座中冷却几秒再用。

（2）操作强度由轻到重，施术过程中不可用暴力。

（3）治疗过程中暴露腰背部、腹部时注意保暖，必要时以屏风遮挡及神灯（TDP治疗仪）照射。

（4）以微微汗出为宜，一般操作20～30分钟。

（5）大号火龙罐宜选用大枪式打火器点燃，小号火龙罐宜选用小枪式打火器点燃，切勿火焰过大使罐体温度迅速高到1 000 ℃以上而发生炸裂。

（6）施罐后嘱患者多饮水，4小时内不宜洗澡，注意保暖、避风寒。

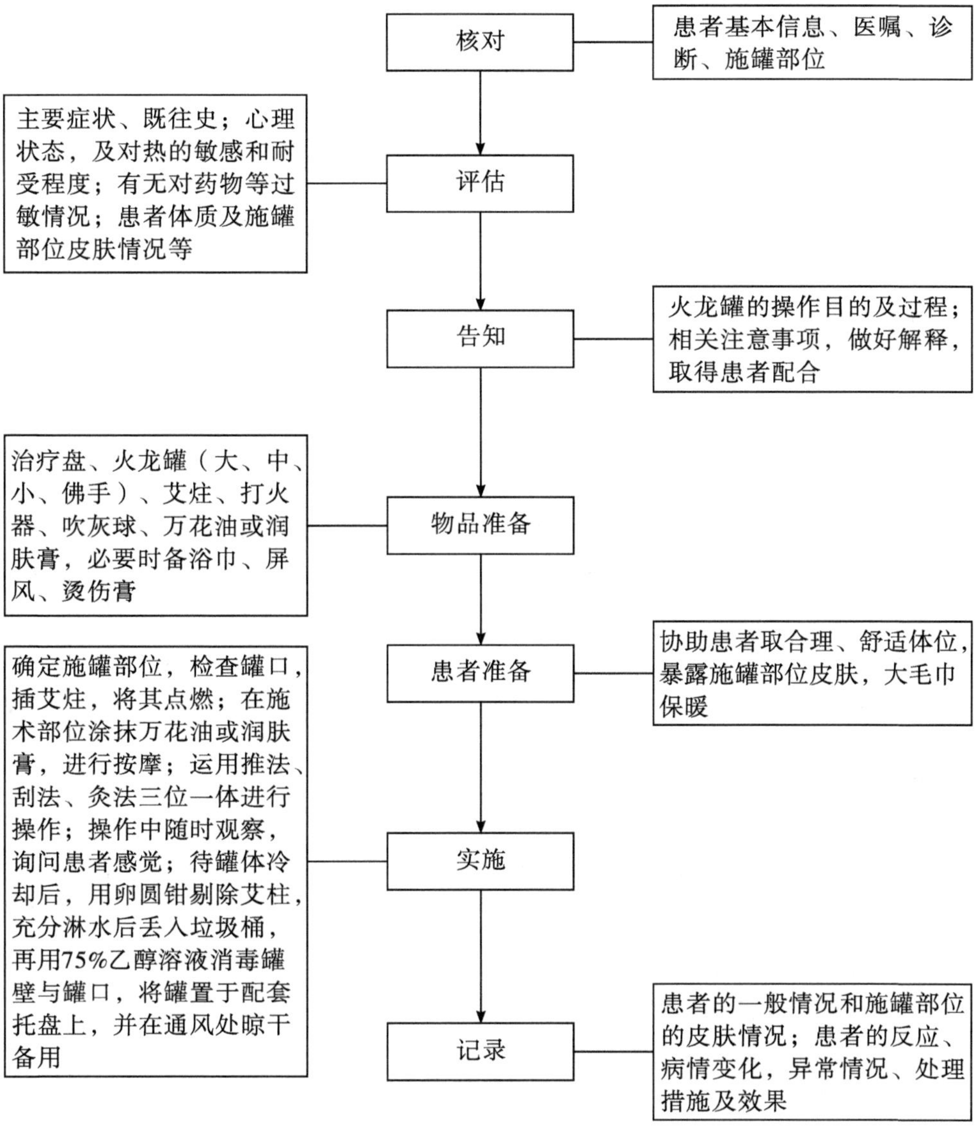

```
                        ┌──────┐        患者基本信息、医嘱、诊
                        │ 核对 │────────断、施罐部位
                        └──┬───┘
主要症状、既往史；心理         │
状态，及对热的敏感和耐         ▼
受程度；有无对药物等过      ┌──────┐
敏情况；患者体质及施罐──────│ 评估 │
部位皮肤情况等              └──┬───┘
                              │
                              ▼
                        ┌──────┐        火龙罐的操作目的及过程；
                        │ 告知 │────────相关注意事项，做好解释，
                        └──┬───┘        取得患者配合
                              │
                              ▼
治疗盘、火龙罐（大、中、
小、佛手）、艾炷、打火       ┌────────┐
器、吹灰球、万花油或润──────│物品准备│
肤膏，必要时备浴巾、屏       └───┬────┘
风、烫伤膏                       │
                                ▼
                          ┌────────┐    协助患者取合理、舒适体位，
                          │患者准备│────暴露施罐部位皮肤，大毛巾
                          └───┬────┘    保暖
确定施罐部位，检查罐口，         │
插艾炷，将其点燃；在施           ▼
术部位涂抹万花油或润肤
膏，进行按摩；运用推法、
刮法、灸法三位一体进行
操作；操作中随时观察，────┌──────┐
询问患者感觉；待罐体冷     │ 实施 │
却后，用卵圆钳剔除艾柱，    └──┬───┘
充分淋水后丢入垃圾桶，           │
再用75%乙醇溶液消毒罐           ▼
壁与罐口，将罐置于配套           
托盘上，并在通风处晾干    ┌──────┐     患者的一般情况和施罐部位
备用                      │ 记录 │─────的皮肤情况；患者的反应、
                          └──────┘     病情变化，异常情况、处理
                                       措施及效果
```

图2-9　火龙罐操作流程

（吴巧玲　徐娴）

第五节 温针灸

【定义】

温针灸又称针柄灸,是针刺与艾灸相结合的一种疗法,即在留针过程中,将艾条段插在针柄上点燃,通过针体将热力传入穴位,每次燃烧艾条段1～3段。本法具有温通经脉、行气活血的作用。

【理论基础】

"温针"之名首见于《伤寒论》,兴盛于明代。明代高武的《针灸聚英》及杨继洲的《针灸大成》均有载述:"其法,针穴上,以香白芷作圆饼,套针上,以艾灸之,多以取效。"温针灸可以温经散寒、通经活络、补气活血,使气血畅通而疼痛止,故在针刺"得气"后,施加温热刺激,从而振奋阳气,达到脏腑平和的目的。现代中医经络理论研究证实,艾灸时发出的红外线可穿透较深部组织,加强患处局部组织代谢,降低患处周围神经的兴奋性,从而利于患处的功能恢复。此外,艾灸还可通过温热效应、光辐射效应和艾灸的药力等因素作用于患处穴位附近的神经血管,调整患处的血浆渗透压,改善患处的血液循环,增强患处的免疫功能,缓解化疗药物引起的神经毒性反应症状。

【适应证】

寒盛湿重、经络壅滞之证,如风寒湿痹症、骨质增生、腰腿痛、冠心病、高脂血症、痛风、胃脘痛、腹痛、腹泻、关节痛等。

【禁忌证】

（1）热性病（如发热和一切急性感染等）者。

（2）糖尿病或其他疾病等引起感觉功能减退、皮肤愈合能力差者。

（3）凡不能留针的病证,如抽搐、痉挛、震颤者。

【环境准备】

避免在空调或风扇直吹的地方治疗,可用屏风遮挡;注意保护患者隐私。

【操作流程】（图2-10）

1. 核对

（1）患者姓名、年龄、性别、住院号或门诊号。

（2）医嘱、诊断、施灸部位。

2. 评估

（1）患者的主要症状、临床表现、既往史、体质辨证情况、有无感觉迟钝或障碍。

（2）患者的心理状态,以及对热的敏感和耐受程度。

(3) 患者体质及施温针灸部位的皮肤情况。

3. 告知

(1) 告知患者施温针灸的目的与过程，取得患者配合，施温针灸时的局部热、痛感觉，如有不适及时告知护士。

(2) 施灸时尽量保持一个姿势，如想变换姿势，及时告知护士，以免烫伤。

(3) 起针后注意观察局部皮肤情况，有无出血及水疱等情况，如有异常及时告知护士。

(4) 施灸后多饮温开水，2小时内避免吹冷风、洗冷水澡，注意施灸部位保暖。

4. 物品准备

艾条段、隔热锡箔片、打火机、灭火盒、弯盘、安尔碘、无菌毫针、棉签、快速消手液、烫伤膏，必要时备屏风、毛巾等。

5. 患者准备

协助患者取合理、舒适体位，暴露温针灸部位皮肤，以大毛巾保暖。

6. 实施

(1) 遵照医嘱，选好腧穴，消毒皮肤。选取毫针，实施针刺。

(2) 针刺"得气"后留针。放置锡箔片隔热，点燃艾条下端，将艾条段插在针柄上，使热力沿针身传至穴位。

(3) 当艾条燃尽时，去除灰烬，换炷再灸，一般燃烧1～3段。

(4) 施灸完毕，去除艾灰，取出毫针，用棉签按压针孔，以防出血。

(5) 注意观察患者局部皮肤的颜色情况，及时询问患者的感受。

(6) 操作完毕，再次核对，协助患者取舒适体位，整理床单位。

7. 记录

(1) 患者的一般情况和施灸部位皮肤情况。

(2) 患者的反应、病情变化、异常情况、处理措施及效果。

【注意事项】

(1) 温针灸时要严防艾灰脱落灼伤皮肤。可预先用隔热锡箔片，并剪一个至中心的小缺口，置于针下穴区上。

(2) 温针灸时，嘱患者不要任意移动肢体，以防灼伤。

(3) 大血管处，孕妇腹部或腰骶部，皮肤感染、溃疡、瘢痕处，有出血倾向者不宜施灸；空腹或餐后1小时内不宜施灸。

(4) 一般情况下，施灸顺序自上而下，先头身后四肢。

(5) 注意观察皮肤情况，对糖尿病、肢体麻木及感觉迟钝的患者，尤应注意防止烧伤。

(6) 如局部出现小水疱，无须处理，可自行吸收；若水疱较大，可用无菌注射器抽吸疱液，再用无菌纱布覆盖。

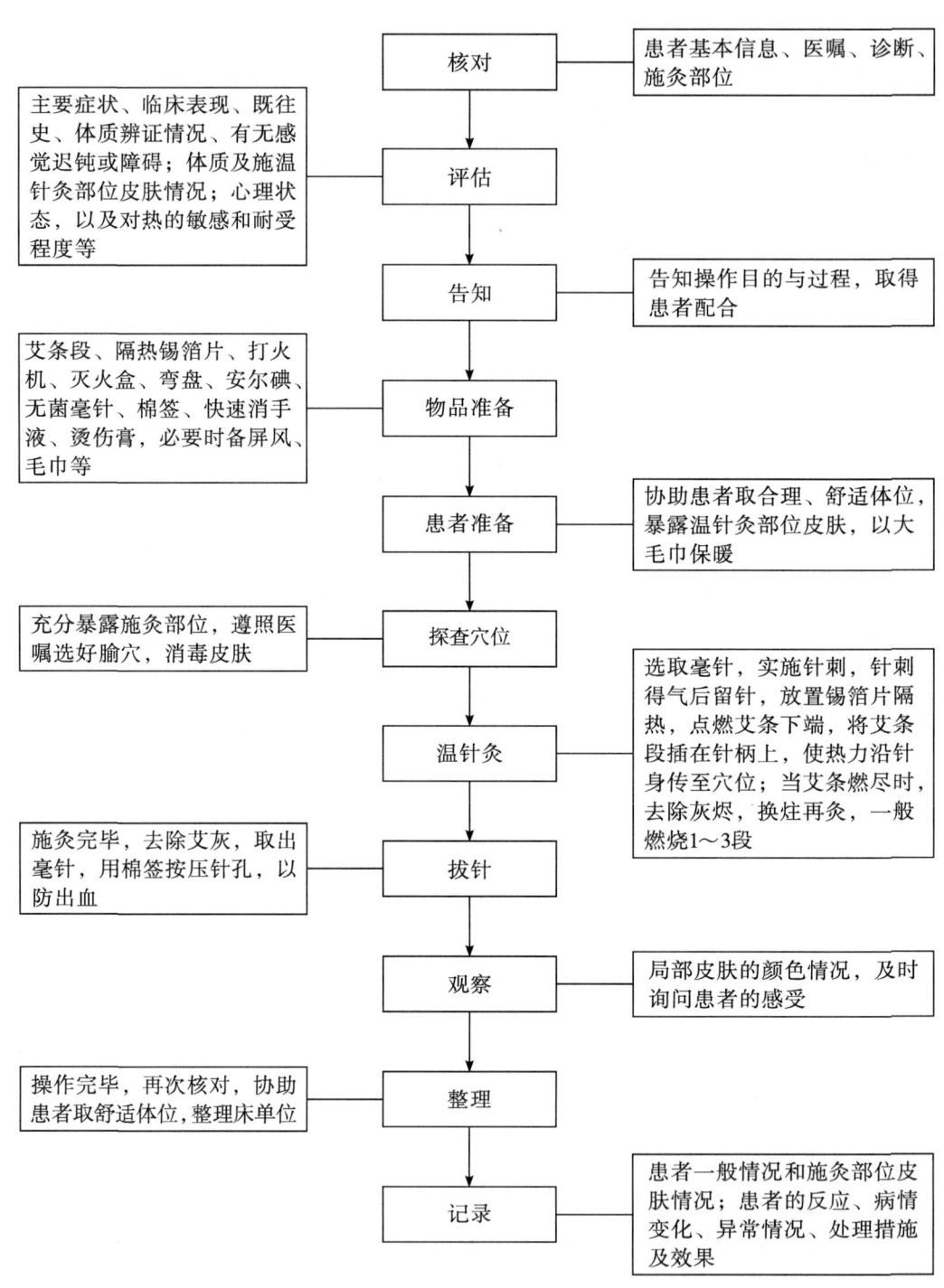

图 2-10 温针灸操作流程

（李柳宁　吴巧玲　李月芳）

第六节 火龙灸

【定义】

火龙灸又称"长蛇灸""督灸""铺灸""龙骨灸",因施灸点火时,形如游龙,熄火后热力持续且深广有力如龙而得名。施灸部位主要是腹部或者背部。其配合温阳活血通络的药纱,在灸的热力之下,通过经穴的按压,使得药力深入渗透到相应经穴,从而达到温经通络、调和阴阳的作用。

【理论基础】

火龙灸的作用主要源于其强大的温阳作用,施灸时能够同时温灸督脉和督脉两侧足太阳膀胱经。《黄帝内经·素问》"骨空论"篇第六十记载:"督脉起于小腹内胞宫,体表出曲骨穴,向下过会阴部,向后行于腰背正中至尾骶部的长强穴,沿人体后背上行,经项后部至风府穴,进入脑内,沿头部正中线,上行至巅顶百会穴,经前额下行鼻柱至鼻尖的素髎穴,过人中,至上齿正中的龈交穴。"且督脉既是阳脉之海,亦是十二经脉之海,总督一身阳气。全身经脉的阳气汇聚在督脉,督脉再将这些阳气输送布散至全身体表的肌肤腠理,发挥其温煦机体、抵御外邪的功能。足太阳膀胱经走行的背部分布着五脏六腑对应的背俞穴。火龙灸及药力刺激通过对督脉和足太阳膀胱经产生大面积的温热作用,从而激发、温补督脉、膀胱经之阳气,促进人体对温阳活血药物的吸收,达到激发经气、温通气血、通络开痹、活血化瘀、调和脏腑阴阳、强壮元阳、透邪外出等功效,同时还可以调节人体免疫功能。当施灸部位在腹部时,任脉走行于腹部总督一身阴经,为阴脉之海。通过刺激任脉,能够起到调节阴经气血、调节月经、促进女子生殖功能的效果。此外,任脉与带脉、冲脉均有交汇处,任脉上的重要穴位,如中脘、神阙、关元、气海等,对带脉、冲脉等阴经有着重要的调节和渗灌作用。因此,对腹部进行火龙灸可以起到温运中土、暖宫散寒、温通经络等功效。

【适应证】

虚寒体质患者,如寒性疼痛、阳虚体质、癌因性疲乏、慢性虚损性疾病、强直性脊柱炎、风湿、类风湿关节炎、虚寒性胃脘痛、慢性阻塞性肺病稳定期等人群。

【禁忌证】

(1) 神志意识不清或不能配合者,辨证为实证、热证、阴虚血少,包括湿热、食积化热等。

(2) 对药物(药酒、乙醇、艾绒等)过敏者。

(3) 治疗局部皮肤有破损或严重水肿者。

(4) 空腹或饱餐时。

(5) 月经期、妊娠期。
(6) 脊柱畸形、糖尿病、感知障碍者等。

【环境准备】

避免在空调或风扇直吹的地方治疗，可用屏风遮挡；注意保护患者隐私；操作环境远离易燃物品。

【操作流程】（以背部施灸为例）（图2-11）

1. **核对**

(1) 患者姓名、年龄、性别、住院号或门诊号。
(2) 医嘱、诊断、施灸部位。

2. **评估**

(1) 患者的主要症状、既往史、是否妊娠。
(2) 患者对热的敏感程度。
(3) 有无对药物（药酒、乙醇、艾绒等）过敏的情况。
(4) 施灸部位皮肤情况。
(5) 背部治疗患者是否耐受较长时间的俯卧位（大于30分钟）。

3. **告知**

(1) 告知患者火龙灸的作用与过程。
(2) 施灸过程中切勿随意移动身体，尤其在点火期间，以免引发用火意外。
(3) 若将施灸部位皮肤感觉到的热度分为10度，感觉到热度为6度左右时可告知护士以及时灭火；过热点部位的描述可以为颈肩、上背部、下背部、腰部等。
(4) 施灸后注意避风寒和生冷，灸疗完毕4~6小时后方能沐浴，局部有可能出现红斑、水疱、瘙痒、疼痛等现象，有其他不适情况及时告知护士。

4. **物品准备**

不锈钢治疗车、药酒纱块、治疗盘（艾绒及模具）、95%乙醇溶液、甘油注射器、点火器、干的大小毛巾各1条（大毛巾用于施灸部位，小毛巾用于头颈面部防护），湿的小毛巾3条（1条用于铺灸，2条用于盖灭），不锈钢桶2个（1个装治疗用热水，1个处理使用后的艾绒），应急桶1个（内装不滴水的湿大毛巾1条用于防范意外），必要时备屏风。

5. **患者准备**

协助患者取合理、舒适体位，暴露施灸部位皮肤，注意保暖。

6. **实施**

(1) 协助患者摆放舒适合理体位（施灸于背部取俯卧位，施灸于腹部取仰卧位）。
(2) 确定施灸部位：背部以督脉和膀胱经双线为主，大椎穴（颈椎第7节）至督脉平下髎穴位置（臀裂顶点处）；腹部以任脉冲脉和脾胃经为主，鸠尾穴（剑突下）至中极穴（耻骨联合上）；双膝部以膝关节上下10 cm范围的脾胃经循行部位为主。

（3）暴露施灸部位：部位是腹部和双膝时应用不同大小毛巾组合摆放，达到保暖肢体、扩大操作部位安全范围的作用。

（4）铺设药酒毛巾及艾绒：协助患者取俯卧位，暴露施灸局部，用温阳活血化瘀的药纱温敷督脉和膀胱经，湿度以不滴水为宜；药纱上方覆盖大毛巾（大毛巾叠两层），大毛巾上铺一条不滴水的温湿小毛巾；在毛巾上方沿督脉和膀胱经铺艾绒。

（5）点火施灸：在艾绒上均匀洒助燃剂（95%乙醇溶液），并注意勿喷洒到毛巾；95%乙醇溶液50～100 mL，视壮数和燃烧情况定；备好双层湿毛巾准备盖火，并嘱患者勿随意移动，方可点火。

（6）灭火按压：患者主诉达到一定温热程度时，用双层湿毛巾盖灭明火，动作要轻、稳、准；患者诉局部过热时，对过热点部位降温（轻抬大小毛巾勿漏风）；患者温度可耐受时按压施灸部位，促进热力渗透。

（7）施灸3～7壮：艾绒每点燃1次及实施相关连贯操作称为1壮，即完成上述施灸步骤（5）至（6）为1壮，第2壮结束后予艾绒翻转，让其充分燃烧，共行3壮，每2天1次，每次约30分钟。施灸壮数取易医阳数（即奇数）为补益之。灸后全身以微微汗出为度，汗出较多者减少施灸壮数，避免过汗，并及时擦干汗液，衣服湿者及时更衣，防受风寒。

（8）施灸完毕，逐层撤走毛巾，观察患者局部皮肤，询问有无不适，并协助患者及时抹干汗液、穿衣。

（9）操作完毕，再次核对，协助患者取舒适体位，整理床单位。

7．记录

（1）患者的一般情况和施灸部位皮肤情况。

（2）患者的反应、病情变化、异常情况、处理措施及效果。

【注意事项】

（1）充分做好患者的宣教与告知工作，确保患者理解并积极配合治疗过程，其间保持密切沟通，严格按照操作规范执行每一个环节，以保障患者及施灸者的安全。

（2）注意观察患者的反应及局部皮肤情况。

（3）若点火期间出现火情，保持沉着冷静，使用应急桶中湿大毛巾对火点进行扑灭后，局部予冷敷或流动水充分降温，再视程度使用烫伤膏，或进一步医生会诊处理。

（4）常规5次为1疗程，两次至少间隔3天。

（5）施灸后嘱患者适当饮温开水，注意避风寒、保暖，4～6小时不宜洗澡。

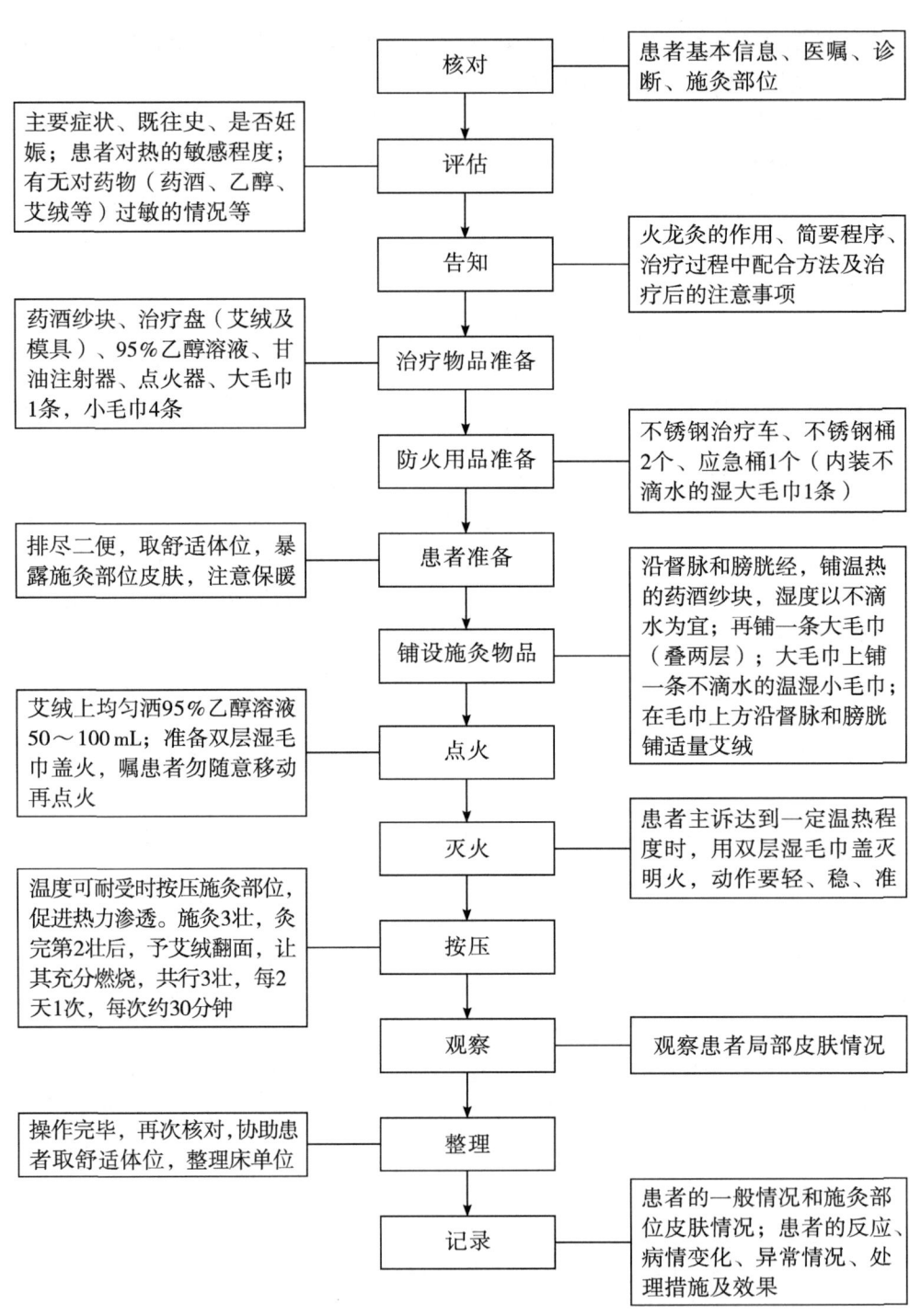

图 2-11 火龙灸操作流程（以背部施灸为例）

（吴巧玲　姚曼）

第七节　刘氏火熨术

【定义】

刘氏火熨术是在内病外治的中医理论基础上,以辨病施术和辨证施术相结合为原则,将特制药酒涂抹在治疗部位上,借用火熨之热力,透药性于内,强力穿透,达到通经活络、散寒通瘀、解表活血、扶助正气之功的一种操作疗法。

【理论基础】

火熨之术源于灸,但区别于灸。灸常以穴位点为主,火熨常以部位面点结合。灸靠艾火之力透穴,火熨用药热之力透骨,灸熨联用辨证治疗。火熨作用机理在于将药物涂抹在治疗部位上,借用火熨之热力,透药性于内,通经活络,强力穿透,行快速热力、热温、热药之术,达散寒通瘀、解表活血之功;在于将药酒燃烧汽化,行药酒之汽于表,散发酒香、药香、体香的混合之气,达到内外汽化、燃烧热化合一的境界,燃烧祛邪,温阳固肾,扶助正气;在于将治疗的部位和穴位结合,有点面的关系,大面积的熨热,点穴上的烫灸,其内透力增强,更能激活人体生命力,增强免疫力,减轻疼痛,缓解危症;在于将中医的辨证论治之理用于诊断,更用于施术,由"寒者热之"到"热者热克"之法,和"寒热往来"到"刺熨联用"之法,都有鲜明的临床辨证特征;在于将火熨的慢、急、快、准、狠的治疗特点,药物的寒凉、燥热之性,散瘀、活血、强筋、壮骨等功能配合,从而治疗寒湿环境中因风、寒、湿、瘀、火等所致的疾病。火熨法施术独特,方法多样,前有古人经验,后有众多医者实践,常会起到立竿见影的效果。

【适应证】

(1) 寒湿痹症,如肩痹、畏寒肢冷、关节疼痛、手足麻木疼痛等。

(2) 头痛失眠,如肝气不舒引发头痛失眠等。

(3) 慢性疲劳综合征,如四肢乏力、肌肉酸痛、活动迟缓等。

(4) 妇科疾病,如月经不调、痛经等。

【禁忌证】

(1) 阳热兼毒者。

(2) 接触性过敏或乙醇过敏者。

(3) 传染性疾病者。

(4) 严重外伤局部伤口未缝合者。

(5) 情绪激动者、精神病患者、醉酒者、吸毒人员。

(6) 急性疾病患者、妊娠妇女腰骶部或腹部、糖尿病末梢神经损伤者。

（7）3个月以下婴儿。

（8）对热疗不敏感者。

【环境准备】

病室环境、温度适宜，无易燃物品。

【操作流程】（图2-12）

1. 核对

（1）患者姓名、年龄、性别、住院号或门诊号。

（2）医嘱、诊断、施术部位。

2. 评估

（1）患者的主要症状、既往史、药物过敏史、是否妊娠、患者体质。

（2）火熨部位的皮肤情况。

（3）对刘氏火熨术操作接受程度，对热的敏感和耐受程度。

（4）心理状态，二便情况。

3. 告知

（1）告知患者火熨术的作用、简单操作方法和时间，告知患者出现皮肤微红为正常现象，取得患者配合。若出现皮肤瘙痒、丘疹、水疱等情况，切勿擅自触碰或抓挠局部皮肤。

（2）操作中因需要点燃药酒，会出现明火，无须紧张。

（3）火熨棒蘸取药酒后因燃烧程度不同，温度呈倒"V"形变化，可随时与施术者沟通以防烫伤。

（4）操作时间为20～30分钟，特殊疾病酌情延长操作时间。

4. 物品准备

治疗盘、遵医嘱配制的药酒（使用50°左右粮食酒浸泡药方，药方可根据患者证型选择）、火熨棒（提前3～5分钟浸泡于药酒中）、火熨布（操作区湿水，非操作区严禁湿水）、点火器、大毛巾、介质（甘油、万花油或液体石蜡油等）、灭火盅装水、灭火筒、烫伤膏。

5. 患者准备

协助患者取合理、舒适体位，暴露火熨部位皮肤，以大毛巾保暖。

6. 实施

（1）可选用甘油、活络油、凡士林、药酒等介质涂抹在火熨部位皮肤上，必要时配合穴位点按。

（2）戴手套，在患者身旁空地处点燃火熨棒，预热火熨布中间湿水区。

（3）将预热好的火熨布平铺在患者火熨部位上，周围用大毛巾做好保暖及防火措施。火熨双手与双足部，操作过程中一手持火熨棒、一手持火熨布，配合不同的手法移动火熨棒及火熨布。持火熨棒手法包括拍法、滚法；持火熨布手法包括拍法、按法、揉法、压法。操作中可根据病情深浅及部位配合掌压，一般按压三掌至九掌之间，力度不可太猛，热力透过肌肤即可。

（4）操作中随时观察，询问患者感觉；以热效力能透达深层组织、略感温热为度。

（5）用火熨布包裹火熨棒灭火。

（6）操作完毕，再次核对，协助患者取舒适体位，整理床单位。

7．记录

（1）患者的一般情况和火熨部位皮肤情况。

（2）患者的反应、病情变化、异常情况、处理措施及效果。

【注意事项】

（1）操作中施术者需专注、细心，保证患者治疗安全。

（2）掌压操作强度由轻到重，施术过程中不可用暴力。

（3）操作时切忌停留在一处，以防因火力峻猛引起局部烫伤。

（4）火熨布操作完毕后应消毒；火熨棒另置容器中，切勿放回药酒盅内，以防火未完全熄灭而引起火灾。

（5）操作部位为头部时，需备多一条小毛巾包裹裸露的头发，以免操作中误燃患者头发。

（6）若突发药酒盅或治疗台因药酒滴落造成的燃烧，立即用大毛巾覆盖灭火或灭火器灭火。

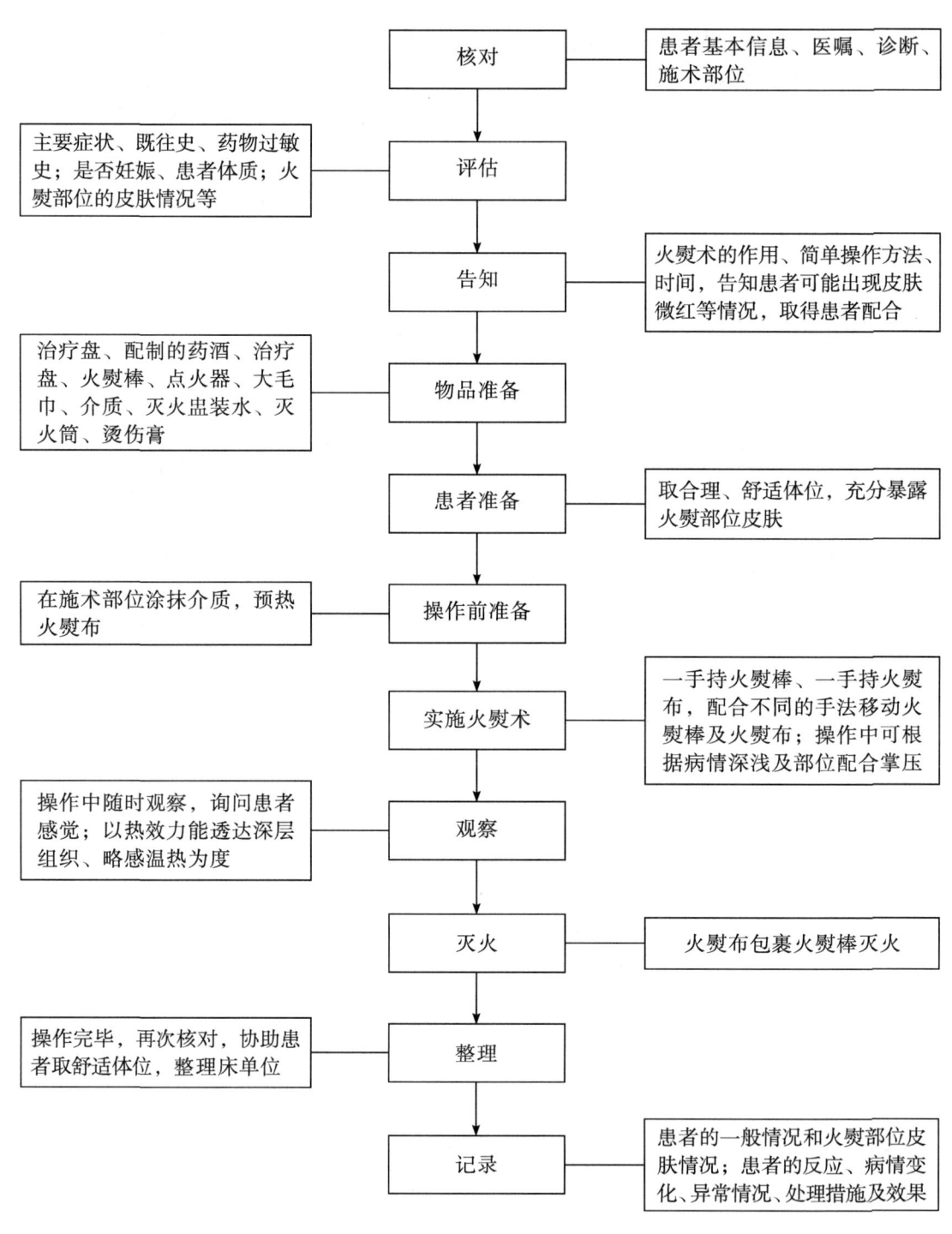

图 2-12 刘氏火熨术操作流程

（吴巧玲 李月芳）

第八节　赵氏雷火灸

【定义】

赵氏雷火灸（简称雷火灸）是利用药物燃烧时产生的热力、红外线辐射力及药化因子、物理因子，在人体面、位、穴上通过脉络和腧穴的循经感传来调节人体各项功能、经络的一种疗法。

【理论基础】

赵氏雷火灸使用的药物由多味中药配制而成，具有热力峻、火力猛、渗透力强、治疗面广的特点，其借助燃烧时产生的热力、红外线辐射力和药化因子、物理因子，通过脉络和腧穴的循经传感共同达到温通经脉、调节人体功能的作用。作为国家非物质文化遗产的赵氏雷火灸，其使用的药物除艾绒外，还包含行气止痛温肾的沉香、温中散寒的木香、温中散寒的干姜、祛风散寒的羌活、活血止痛的乳香、开窍醒脾的麝香及助燃温肾的硫黄等中药，有温经散寒、活血行气、健脾温肾之效。因此，雷火灸作为集针、灸、药于一体的中医外治法，以经络学说为原理，以中医辨证论治为指导，对于不同的患者，选取不同的施灸部位，借助艾炷燃烧时产生的物理因子及药化因子，能够激发人体自身经气，促使药物渗透进入穴位内，起到活血行气、疏经通络、止痛之效，最终改善局部组织血液循环。此外，雷火灸的各种药物通过一定时间的熏烤，药物分子可以迅速吸附在人体表层，在皮肤周围形成高浓度药区，渗透到腧穴内，通过经络腧穴的传导调节作用，起到温通经络、祛风散寒、活血化瘀、散瘿散瘤、扶正祛邪、调理脏腑的功效。

【适应证】

（1）损伤、风湿、颈肩腰腿痛、骨质增生、肱骨外上髁炎（网球肘）、胸腹胀满、中风偏瘫等症引起的疼痛或不便者。

（2）感冒、慢性支气管炎、支气管哮喘者。

（3）胃炎、胃溃疡、肠炎者。

（4）耳鸣、耳聋、中耳炎者。

（5）近视、远视、斜视、青光眼、慢性角膜炎、散光、弱视、白内障、沙眼、视神经萎缩者。

（6）腰腹部肥胖、大小腿肥胖及各种肥胖症者。

（7）痛经、月经不调、输卵管阻塞、子宫肌瘤、卵巢囊肿、慢性盆腔炎、不孕症者。

（8）阳痿、早泄、前列腺增生症者。

（9）急性鼻炎、急慢性鼻窦炎、萎缩性鼻炎、过敏性鼻炎、肥大性鼻炎者。

（10）癌因性疲乏、癌性疼痛、带状疱疹者。

（11）急慢性咽喉疾病者。

【禁忌证】

眼外伤、青光眼、眼底出血、发热、脑血管病急性期、高血压危象患者，以及孕早期者。

【环境准备】

避免在空调或风扇直吹的地方治疗，可用屏风遮挡；注意保护患者隐私。

【操作流程】（图2-16）

1. 核对

（1）患者姓名、年龄、性别、住院号或门诊号。

（2）医嘱、诊断、施灸部位。

2. 评估

（1）患者的主要症状、既往史、是否妊娠。

（2）对热的敏感程度。

（3）有无对药物等过敏情况。

（4）施灸部位皮肤情况。

3. 告知

（1）告知患者雷火灸时有局部热、痛感觉，如有不适及时告知护士。

（2）施灸时尽量保持一个姿势，如想变换姿势及时告知护士，以免烫伤，取得患者配合。

（3）施灸后多饮水，4～6小时内不宜洗澡，注意保暖、避风寒。

4. 物品准备

治疗盘、棉签、排水盒装水、雷火灸具、大头针、打火枪、吹灰球、毛巾、万花油、纸巾或纱块（图2-13、图2-14）。

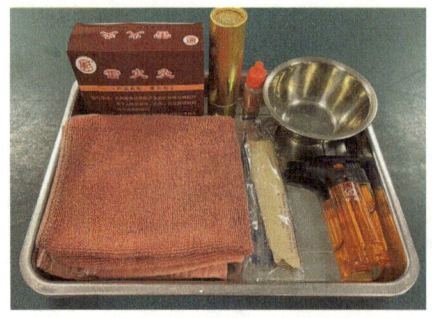

图2-13 雷火灸备物

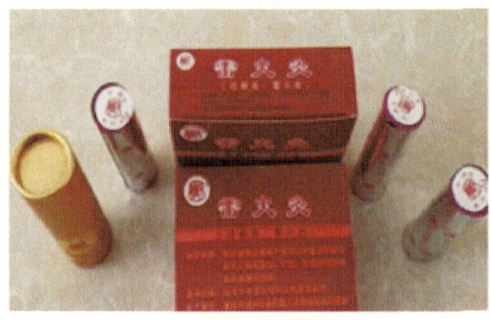

图2-14 雷火灸具

5. **患者准备**

协助患者取合理、舒适体位，暴露施灸部位皮肤，大毛巾保暖。

6. **实施**

1）遵医嘱确定穴位及施灸方法，清洁皮肤。

2）拧开灸具顶部，揭开灸具底部，把雷火灸条从底部向前推至露出约 5 cm 处，取大头针插在灸具两边针孔固定雷火灸条。

3）撕开雷火灸条前端包装纸，点燃雷火灸条。

4）将雷火灸条对准施灸部位，距离皮肤 2～3 cm 施灸，以皮肤发红、深部组织发热为度。

5）操作中观察患者局部皮肤，询问有无不适感。

6）操作完毕，再次核对，协助患者取舒适体位，整理床单位。

7）赵氏雷火灸常用的基本手法（图 2-15）：

（1）雀啄灸法：雷火灸火头对准应灸部位或穴位，做形如鸡啄米、雀啄食运动。此方法多用于泻法。

（2）小回旋灸法：雷火灸火头对准应灸部位或穴位，做固定的圆弧形旋转。此方法多用于泻法。

（3）螺旋形灸法：雷火灸火头对准应灸部位中心点，螺旋式旋转，范围由小而大至碗口大。

（4）横行灸法：雷火灸火头悬至病灶部位之上，灸时左右摆动。此方法多用于补法。

（5）纵行灸法：雷火灸火头悬至病灶部位之上，灸时上下移动。此方法多用于补法。

（6）斜行灸法：雷火灸火头悬至病灶部位之上，火头斜行移动。

（7）拉辣式灸法：左手示指、中指、无名指平压躯干软组织，指尖处为施灸部位，手指往后移，火头随指尖移动，距离皮肤 2 cm。

（8）补法：火头带灰为补法，火力温和、距离皮肤 3～5 cm 补法。

（9）泻法：火头火红为泻法，火力猛、距离皮肤 1～2 cm 泻法。

（10）平补平泻法：介于补法与泻法之间，距离皮肤 2～3 cm。

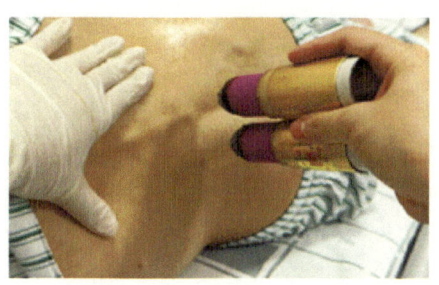

图 2-15 赵氏雷火灸操作

7. 记录

（1）患者的一般情况和施灸部位皮肤情况。

（2）患者的反应、病情变化、异常情况、处理措施及效果。

【注意事项】

（1）施灸过程中，随时询问患者有无灼痛感，并根据反馈适时调整雷火灸条与皮肤的距离，确保施灸部位表面始终保持温热感而不致灼伤皮肤，以局部皮肤发红、深部组织发热为度。施灸过程中随时刮灰，以维持灸条的红火状态和温度稳定性，并防止艾灰脱落灼伤皮肤。

（2）治疗时，随时观察患者表情，以患者能忍受为度，避免灼伤。

（3）对于体质虚弱、神经衰弱的患者，治疗时火力宜小；对于精神紧张的患者，应先消除其思想顾虑；对于饥饿的患者，应嘱其先进食或适当饮用糖水，待饥饿感缓解后再进行操作。

（4）治疗过程中应注意对患者其他暴露部位的保暖。

（5）雷火灸条燃至灸具口时，取出大头针，用拇指推出雷火灸条，再用大头针固定后继续使用。

（6）操作完毕后，盖好灸盖，火自动熄灭。

（7）施灸后嘱患者多饮水，4～6小时内不宜洗澡，注意保暖、避风寒。

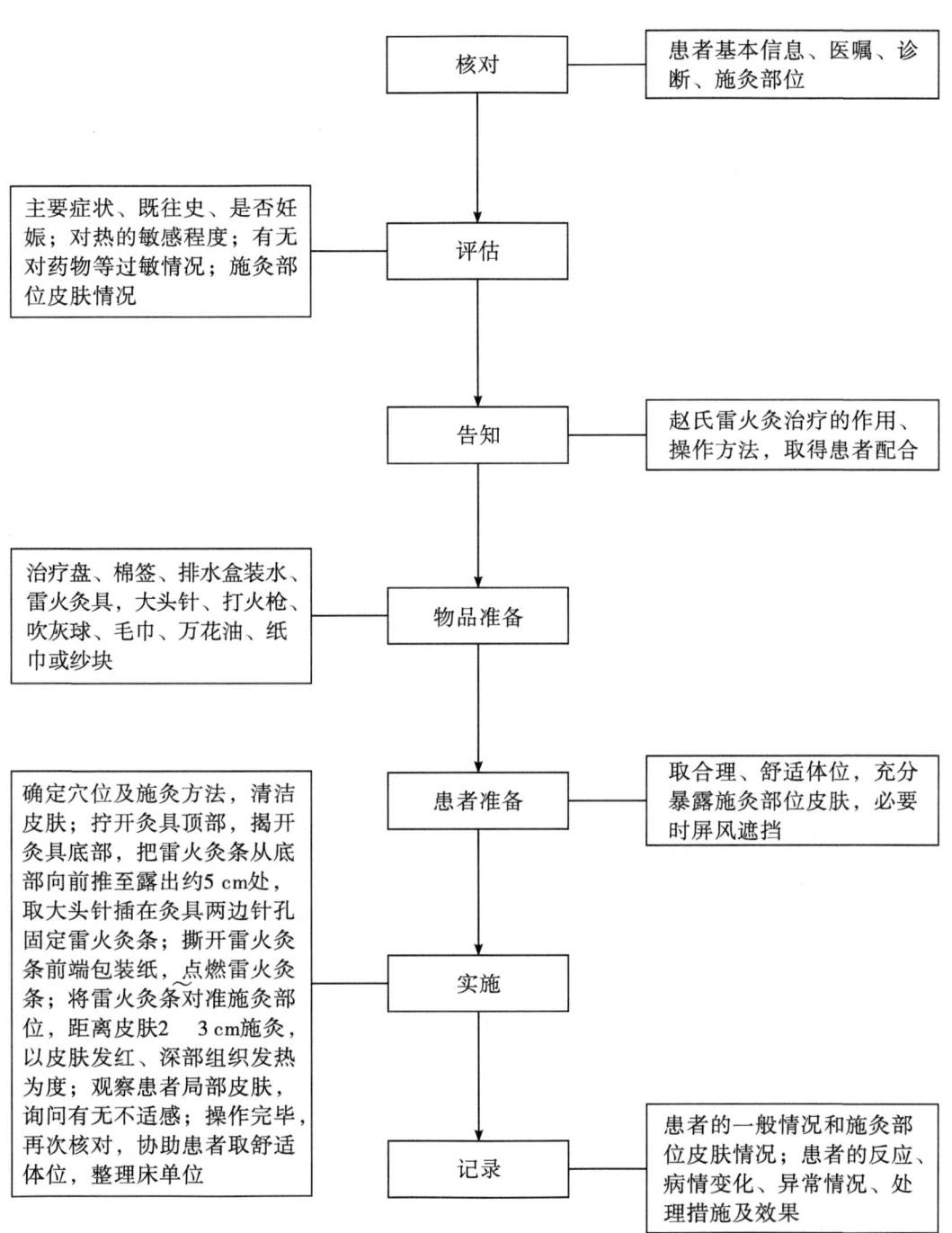

图 2-16 赵氏雷火灸操作流程

（吴巧玲　刘杨　高梦霞）

第九节 皮内针

【定义】

皮内针又称埋针,是将皮内针刺入并固定于腧穴的皮内或皮下,留置一定时间,利用其持续的刺激作用,调整经络脏腑功能,达到防治疾病的一种疗法。

【理论基础】

《黄帝内经·灵枢》"九针十二原"篇将针列为9种,其中皮内针与镵针描述相近。《针灸逢源》记载:"一曰镵针,取法于巾针,去末寸半,卒锐之,长一寸六分,主热在头身也。"《医宗金鉴》曰:"镵者,锐也……欲浅刺不令深入。"外邪侵袭人体,首先侵入皮部络脉,络盛而入客于相对应的经脉。皮内针以皮部理论为治疗基础,通过针刺皮下,调节络脉和经络,以此发挥作用。长时间留针增加刺激总量,延长针刺作用,可获得持续性的治疗效果。《黄帝内经·灵枢》记载:"审察卫气,为百病母,调其虚实,虚实乃至。"皮内针可通过刺激人体浅表部分,调节卫气,激发机体卫外能力,达到扶正祛邪的目的。

皮内针为一种传统针刺与现代技术相结合的新型皮内针类型,既有传统针刺的功效,久留置于皮部又产生微弱而持久的刺激,激发经气传导,进而调理气血,调动体表卫气,平衡阴阳。

【适应证】

适应证广泛,涉及内科、外科、妇科、儿科、五官科病症。临床上常用于治疗抑郁症、慢性胃肠病、失眠、功能紊乱性疾病,某些需要长时间留针的慢性顽固性疾病和经常发作的疼痛性疾病,如头面痛、牙痛、肩痛、胃痛、痛经等痛证,以及咳嗽、哮喘、不寐、高血压等慢性病。

【禁忌证】

(1)关节处、局部红肿、皮肤化脓感染处、紫癜和瘢痕处不宜埋针。

(2)皮肤过敏患者、出血性疾病患者不宜埋针。

【环境准备】

避免在空调或风扇直吹的地方治疗。

【操作流程】(图2-17)

1. 核对

(1)患者姓名、年龄、性别、住院号或门诊号。

(2)医嘱、诊断、埋针穴位。

2. 评估

(1)患者的主要症状、既往史、过敏史、发病部位及相关因素、有无感觉迟钝或障碍、对疼痛的耐受程度。

(2) 患者年龄、体质、文化层次，当前精神状态、心理状态及合作程度。

(3) 埋针部位皮肤情况。

(4) 凝血功能状况。

3. 告知

(1) 告知患者皮内针的目的与操作方法，取得患者配合。

(2) 疲乏、饥饿或精神高度紧张时不宜进行操作。

(3) 埋针期间，感觉刺痛或妨碍肢体活动时，及时告知护士。

(4) 埋针期间，针处不可着水，以免感染。

(5) 埋针期间，发现针具脱落时，及时告知护士处理，以防造成针刺伤。

(6) 埋针期间若出现皮肤红肿、瘙痒或疼痛明显，应尽早取出皮内针并局部消毒。

(7) 埋针时间视季节而定，天气热时，一般埋针 1～2 天；天气冷时，可埋 3～7 天。埋针期间，每隔 4 小时左右用手指按压埋针部位 1～2 分钟，以加强刺激，增强疗效。

4. 物品准备

治疗盘、无菌皮内针、75% 乙醇溶液、棉签、镊子、胶布、弯盘、治疗单、快速手消毒剂、锐器盒等。

5. 患者准备

协助患者取合理体位，注意保暖。

6. 实施

1) 遵医嘱确定施针穴位。

2) 用拇指按压相应穴位，询问患者有无酸、麻、痛感觉，以校准穴位。

3) 操作者消毒手指后，用 75% 乙醇溶液消毒取穴部位皮肤。

4) 根据病情，实施相应的皮内针刺法。

(1) 麦粒型皮内针法：用镊子夹住针身对准穴位，沿皮肤横刺入皮内，针身埋入 0.5～1 cm，然后将留在皮肤表面的针柄用胶布固定。

(2) 图钉型皮内针法：用镊子夹住针圈，将针尖对准穴位刺入，使环状针柄平整地留在皮肤表面，用胶布固定。

5) 留针期间观察有无不良反应。若出现皮肤红肿、瘙痒或疼痛明显者，应尽早取出皮内针并局部消毒。

6) 起针时，用干棉球按压针孔片刻，以防出血，局部加强消毒。

7) 操作完毕，再次核对，协助患者取舒适体位，整理床单位。

7. 记录

(1) 患者一般情况、治疗时间和留针部位。

(2) 患者的反应、病情变化、异常情况、处理措施及效果。

【注意事项】

（1）针刺前，应对针体详细检查，以免发生折针事故。

（2）埋针要选择易于固定和不妨碍肢体活动的穴位。

（3）埋针后，患者感觉刺痛或妨碍肢体活动时，应将针取出重埋或改用其他穴位。

（4）留针期间若出现皮肤红肿、瘙痒或疼痛明显者，应尽早取出皮内针并局部消毒。

（5）注意消毒，夏天埋针时间不超过 2 天，以防感染。

（6）皮内针留针期间，注意观察针具有无脱落情况，按锐器处理规范处理脱落的针具，以防造成针刺伤。

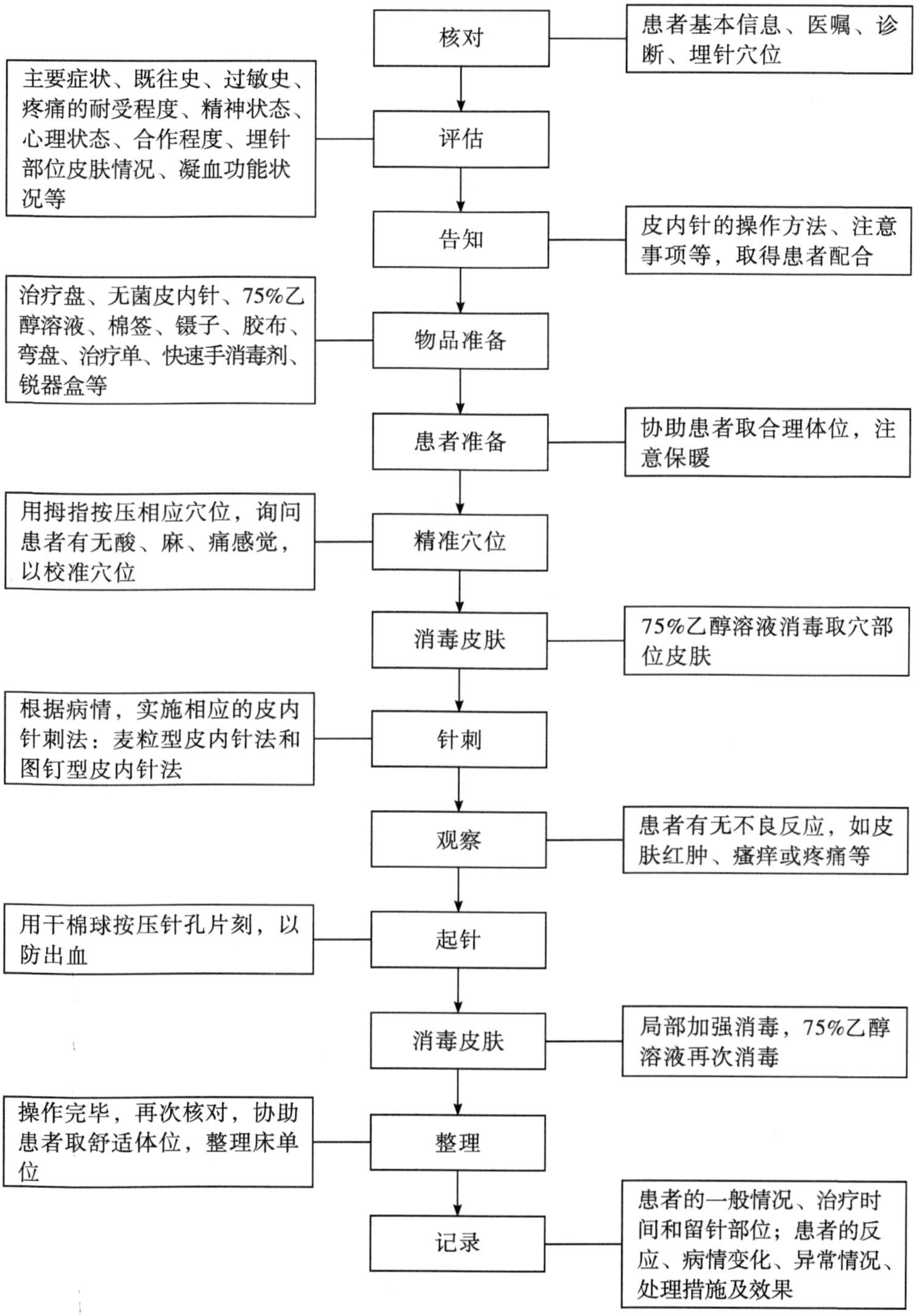

第二章 中医适宜技术

```
                    ┌──────┐      患者基本信息、医嘱、诊
                    │ 核对 │─────断、埋针穴位
                    └──┬───┘
                       ↓
主要症状、既往史、过敏史、
疼痛的耐受程度、精神状态、  ┌──────┐
心理状态、合作程度、埋针───│ 评估 │
部位皮肤情况、凝血功能状    └──┬───┘
况等                         ↓
                    ┌──────┐      皮内针的操作方法、注意
                    │ 告知 │─────事项等,取得患者配合
                    └──┬───┘
                       ↓
治疗盘、无菌皮内针、75%乙
醇溶液、棉签、镊子、胶布、  ┌────────┐
弯盘、治疗单、快速手消毒剂─│物品准备│
锐器盒等                   └───┬────┘
                              ↓
                    ┌────────┐    协助患者取合理体位,注
                    │患者准备│───意保暖
                    └───┬────┘
                        ↓
用拇指按压相应穴位,询问
患者有无酸、麻、痛感觉,───┌────────┐
以校准穴位                 │精准穴位│
                          └───┬────┘
                              ↓
                    ┌────────┐    75%乙醇溶液消毒取穴部
                    │消毒皮肤│───位皮肤
                    └───┬────┘
                        ↓
根据病情,实施相应的皮内
针刺法:麦粒型皮内针法和──┌──────┐
图钉型皮内针法             │ 针刺 │
                          └──┬───┘
                             ↓
                    ┌──────┐      患者有无不良反应,如皮
                    │ 观察 │─────肤红肿、瘙痒或疼痛等
                    └──┬───┘
                       ↓
用干棉球按压针孔片刻,以──┌──────┐
防出血                    │ 起针 │
                          └──┬───┘
                             ↓
                    ┌────────┐    局部加强消毒,75%乙醇
                    │消毒皮肤│───溶液再次消毒
                    └───┬────┘
                        ↓
操作完毕,再次核对,协助
患者取舒适体位,整理床单──┌──────┐
位                        │ 整理 │
                          └──┬───┘
                             ↓
                    ┌──────┐      患者的一般情况、治疗时
                    │ 记录 │─────间和留针部位;患者的反
                    └──────┘      应、病情变化、异常情况、
                                   处理措施及效果
```

图 2-17 皮内针操作流程

(吴巧玲　刘杨)

第十节 腕踝针

【定义】

腕踝针又称腕踝针疗法，是一种只在腕踝部特定的针刺点循着肢体纵轴方向用针灸针行皮下浅刺治病的特色针刺疗法。

【理论基础】

腕踝针由中国人民解放军第二军医大学附属长海医院［现中国人民解放军海军军医大学附属第一医院（上海长海医院）］张心曙教授提出，是在经络学说中皮部理论的启示下逐步形成和发展起来的。张心曙教授认为，腕踝针的作用机制是通过针刺刺激神经末梢传导改善病灶血液循环，经各级神经中枢的调整引起镇痛物质释放，提高痛阈，从而发挥镇痛效应。中医疼痛病机不外"不通则痛"与"不荣则痛"两大类，腕踝针根据三阴三阳理论及皮部理论将身体两侧各分为6个纵行区，以及手部和腕部各6个针刺点，通过在进针点施针以调经络气血，从而达到活血通络、化瘀止痛之效。

【适应证】

（1）急性疼痛和慢性疼痛，如急性扭伤引起的疼痛、手术后疼痛、换药疼痛、慢性腰痛、癌性疼痛等。

（2）某些神经精神疾病，如失眠、焦虑、抑郁、应激反应、创伤后应激障碍等。

（3）内科、外科、妇科、耳鼻喉科、眼科、皮肤科的某些病症。

【禁忌证】

（1）进针部位皮肤有瘢痕、伤口、溃疡及肿物者不宜进行针刺。

（2）女性在月经期或3个月以内的妊娠期，不宜针刺两侧下1区。

【环境准备】

安静、光线可以调节的房间，减少人员进出，避免电子产品或其他可能发出噪声的设备的干扰。

【操作流程】（图2-18）

1. 核对

（1）患者姓名、年龄、性别、住院号或门诊号。

（2）医嘱、诊断、埋针部位。

2. 评估

（1）患者的主要症状、既往史、是否妊娠。

（2）对疼痛的敏感程度。

（3）有无对胶布、消毒液等过敏情况。

(4) 埋针部位的皮肤情况。
(5) 凝血功能状况。
(6) 心理状况。

3. 告知

(1) 告知患者腕踝针的目的与操作方法。
(2) 疲乏、饥饿或精神高度紧张时不宜进行操作，取得患者配合。
(3) 埋针后，感觉疼痛或妨碍肢体活动、出现血肿时，及时告知护士。
(4) 埋针后，头晕、目眩、面色苍白、胸闷、欲呕等属于晕针现象，及时告知护士。
(5) 埋针期间，施针处不可着水，以免感染。

4. 物品准备

治疗盘、针灸针（直径0.25 mm，长25 mm）、75%乙醇溶液、无菌输液贴、棉签、快速手消毒剂。

5. 患者准备

协助患者取合理、舒适体位，暴露埋针部位皮肤。

6. 实施

(1) 遵医嘱确定进针部位。
(2) 确定进针点和针刺方向：用75%乙醇溶液消毒穿刺点皮肤，根据患者症状选取不同分区和针刺方向。
(3) 进针：用三指持针柄，针体与皮肤呈30°角，拇指轻捻针柄，使针尖快速通过皮肤后将针放平。针尖会将皮挑起形成0.2 cm大小的皮丘，将针体贴近皮肤表面，循纵的直线方向沿皮下进针。
(4) 针柄固定：将针身几乎全部刺入，留2 mm针身在皮肤外，用输液贴覆盖针刺口并固定针柄。
(5) 观察：留针时间一般为30分钟，最长不超过48小时，留针期间不捻针，观察留针期间患者的反应。
(6) 拔针：留针到时间后，一手按压针刺周围皮肤处，另一手持针柄迅速拔出。用输液贴按压针孔片刻以防出血。检查针数，以防遗漏。
(7) 进针手法要点：①皮下浅刺。②要求不出现酸、麻、胀、痛等"得气"的表现。③针刺方向朝向症状端。④针刺点位置：纵轴固定，上下可调整。
(8) 操作完毕，再次核对，协助患者取舒适体位，整理床单位。

7. 记录

(1) 患者的一般情况和埋针部位皮肤情况。
(2) 患者的反应、病情变化、异常情况、处理措施及效果。

【注意事项】

(1) 严格执行无菌操作，一穴一针，防止交叉感染。

（2）留针期间，注意观察有无弯针、折针、断针等情况，若有，及时处理，保持针刺口周围干洁，防止感染。

（3）拔针时检查核对针数，以防遗漏。

（4）埋刺过程中，应密切观察患者反应，如出现头晕、目眩、面色苍白、胸闷欲呕等晕针现象及时报告医师并处理。

（5）患者过于饥饿、疲劳，精神过于紧张时，不宜立即进行针刺。

（6）针刺治疗结束后患者应休息片刻。

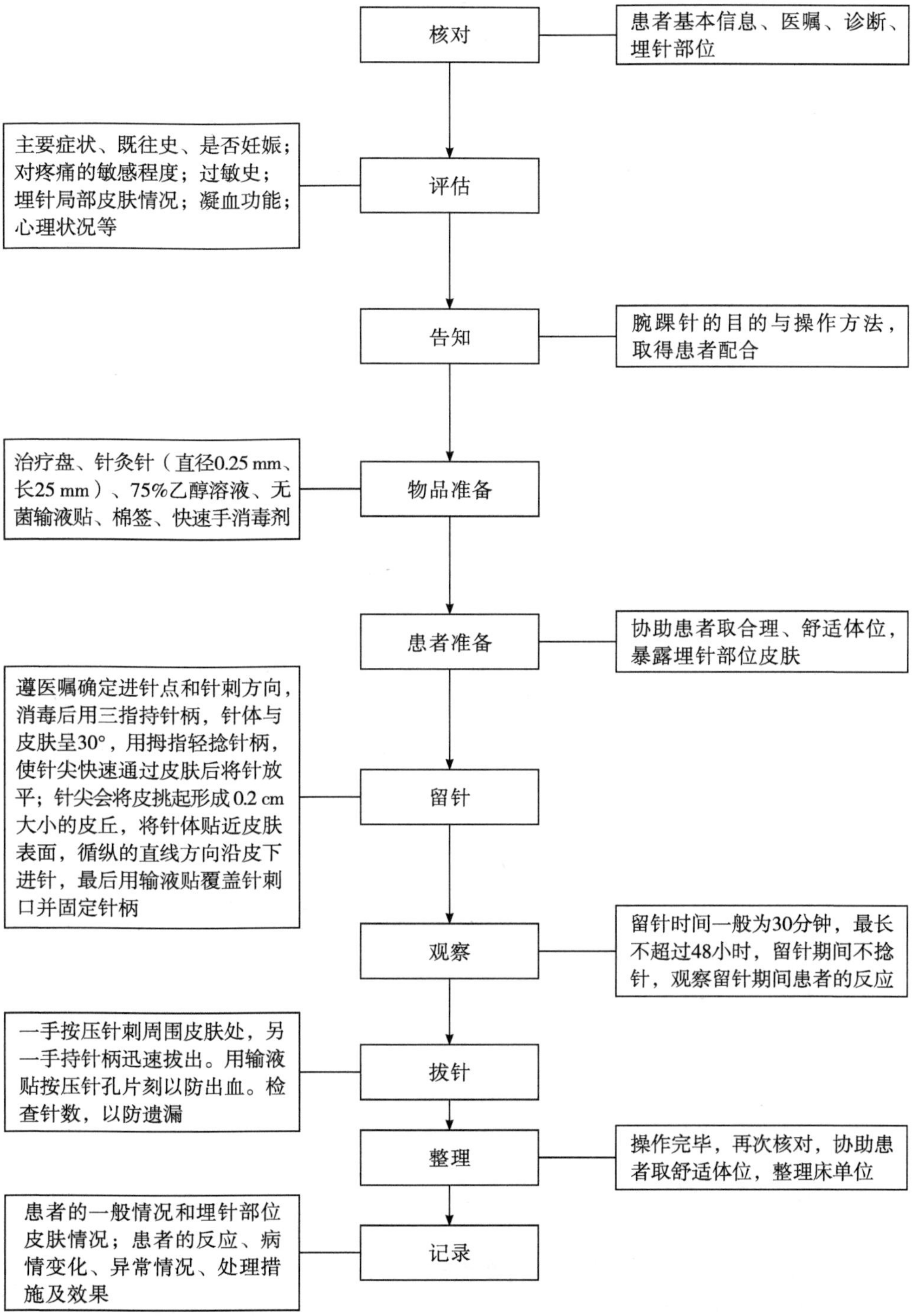

第二章　中医适宜技术

```
                                    ┌─ 核对 ─┬─ 患者基本信息、医嘱、诊断、埋针部位
                                    │
主要症状、既往史、是否妊娠；           │
对疼痛的敏感程度；过敏史；      ─── 评估
埋针局部皮肤情况；凝血功能；           │
心理状况等                             │
                                    ├─ 告知 ─── 腕踝针的目的与操作方法，取得患者配合
                                    │
治疗盘、针灸针（直径0.25 mm、          │
长25 mm）、75%乙醇溶液、无    ─── 物品准备
菌输液贴、棉签、快速手消毒剂           │
                                    │
                                    ├─ 患者准备 ─── 协助患者取合理、舒适体位，暴露埋针部位皮肤
                                    │
遵医嘱确定进针点和针刺方向，           │
消毒后用三指持针柄，针体与             │
皮肤呈30°，用拇指轻捻针柄，            │
使针尖快速通过皮肤后将针放            │
平；针尖会将皮挑起形成0.2 cm  ─── 留针
大小的皮丘，将针体贴近皮肤            │
表面，循纵的直线方向沿皮下            │
进针，最后用输液贴覆盖针刺            │
口并固定针柄                         │
                                    │
                                    ├─ 观察 ─── 留针时间一般为30分钟，最长不超过48小时，留针期间不捻针，观察留针期间患者的反应
                                    │
一手按压针刺周围皮肤处，另            │
一手持针柄迅速拔出。用输液   ─── 拔针
贴按压针孔片刻以防出血。检           │
查针数，以防遗漏                     │
                                    ├─ 整理 ─── 操作完毕，再次核对，协助患者取舒适体位，整理床单位
                                    │
患者的一般情况和埋针部位              │
皮肤情况；患者的反应、病      ─── 记录
情变化、异常情况、处理措             │
施及效果                             │
```

图 2-18　腕踝针操作流程

（吴巧玲　吴利敏）

第十一节 颊 针

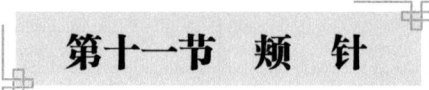

【定义】

颊针是通过针刺面颊部16个特定穴位治疗全身疾病的一种新型微针疗法，是针灸学微针诊疗系统的一个新分支。

【理论基础】

颊针是王永洲教授及其团队近30年的临床经验总结。颊针疗法以中医大三焦理论为核心。从中医角度看，《黄帝内经·灵枢》"邪气脏腑病形"篇曰"十二经脉，三百六十五络，其血气皆上于面而走窍"，手足阳明经、少阳经循行经过人体面颊部，阳明经多气多血，少阳经调节枢机，通过针刺面颊部穴位，使气血调和、经络通活，从而实现镇痛效果。从西医角度看，颊针穴位分布区域有三叉神经和面神经存在，两条脑神经分别控制人体的感觉和运动，受到针刺刺激时可通过调节神经传导通路，从而治疗疾病。同时将中医的气化功能、西医的人体结构及心理与精神分析的心身整合融为一体，构建相互贯通的全息—三焦—身心同治的理论体系，为认识生命和疾病提供一个多元、立体的全新视域。该疗法以16个穴位为人体在面颊部的全息对应点，取穴方便，靶点明确，对于各种疼痛类疾病疗效显著，面颊部人体投射缩影区位置暴露，受体位、环境等影响较小，取穴简单方便。

【适应证】

颊针的适应证分三个层面。

(1) 全息层面：以四肢脊柱部位的急慢性疼痛为主，如临床常见的颈肩腰腿痛，部分复杂的颈椎病及腰椎间盘突出。

(2) 三焦层面：主要针对胸腹腔的内脏疾病及症状，如胸闷、心悸、乳房胀痛、胃疼、腹痛、尿频、尿急、痛经等。

(3) 身心层面：主要针对各种应激综合征，如抑郁症、焦虑症、头痛、偏头痛、失眠，各种肿瘤放化疗后遗症及辅助治疗等。

【禁忌证】

(1) 面颊部破损性皮肤病、局部感染者。

(2) 晕针、对金属过敏者。

(3) 高热、惊厥、心肺衰竭及各种急腹症者。

(4) 血小板减少、有出血倾向者。

(5) 三叉神经痛及面肌痉挛者。

(6) 妊娠妇女，特别是有流产史或人工受孕者。

(7) 对已经整容或注射瘦脸针、抗皱针的患者要详细询问，评估风险后再决定是否采用颊针。

【环境准备】
保证室内光线充足、清洁、干燥、安静，避免风口。

【操作流程】（图2-19）

1. 核对
(1) 患者姓名、年龄、性别、住院号或门诊号。
(2) 医嘱、诊断、针刺部位。

2. 评估
(1) 患者的主要症状、既往史、是否妊娠。
(2) 对疼痛的敏感程度。
(3) 有无对消毒液等过敏情况。
(4) 针刺部位的皮肤情况。
(5) 凝血功能状况。
(6) 心理状况。

3. 告知
(1) 告知患者颊针的目的与操作方法，取得患者配合。
(2) 疲乏、饥饿或精神高度紧张时不宜进行操作。
(3) 施针后，感觉疼痛或有弯针、折针、断针、血肿等情况，及时告知医生以处理。
(4) 施针后，头晕、目眩、面色苍白、胸闷、欲呕等属于晕针现象，及时告知医生。
(5) 施针期间，保持穿刺周围皮肤干洁无水，以免感染。

4. 物品准备
治疗盘、针灸针（直径0.20 mmm，长13 mm）、75%乙醇溶液、棉签、快速手消毒剂。

5. 患者准备
协助患者取合理、舒适体位，暴露面部皮肤。

6. 实施
(1) 确定进针点和深度：确定针刺点后消毒，直刺0.2~0.5寸，斜刺0.5~1寸，透刺0.5~1.5寸。针刺深度原则上根据病位进行调整，病轻则浅，病重则深。
(2) 操作手法：颊针疗法强调气至而有效，重视调神调气，不追求针感，着眼于病理靶点的变化。根据效果作为"得气"判断，将有效视为"得气"，无效者尚未"得气"，纠错后继续治疗。提倡无痛进针，可选择快速进针法、飞针法或套管进针法。

（3）观察：留针20～40分钟。留针期间，可根据患者的反应调针、补针以确保疗效。慢性、顽固性疼痛，以及需要精神放松者留针时间应长一些；其他则留针时间短一些。留针期间不捻针，观察留针处血管情况。

（4）拔针：施针到时间后，一手按压针刺周围皮肤处，另一手持针柄迅速拔出。用棉签按压针孔片刻以防出血，尤其是在靠近眼周围组织疏松部位，有出血倾向者禁施针。检查针数，以防遗漏。

（5）操作完毕，再次核对，协助患者取舒适体位，整理床单位。

7. 记录

（1）患者的一般情况和施针部位皮肤情况。

（2）患者的反应、病情变化、异常情况、处理措施及效果。

【注意事项】

（1）严格执行无菌操作，防止交叉感染。

（2）留针期间，注意观察有无弯针、折针、断针等情况，若有，及时处理；针灸期间禁食，防咀嚼致滞针、断针；保持针刺口周围干洁，防止感染。

（3）出针时检查核对针数，以防遗漏。

（4）针刺过程中，应密切观察患者反应，如出现头晕、目眩、面色苍白、胸闷欲呕等晕针现象及时报告医师并处理。

（5）患者过于饥饿、疲劳，精神过于紧张时，不宜立即进行针刺。

（6）针刺治疗结束后嘱患者休息10分钟，待针刺区无出血后方可离开。

（7）针刺区域24小时内勿沾水。

（8）嘱患者注意保暖，避免劳累。

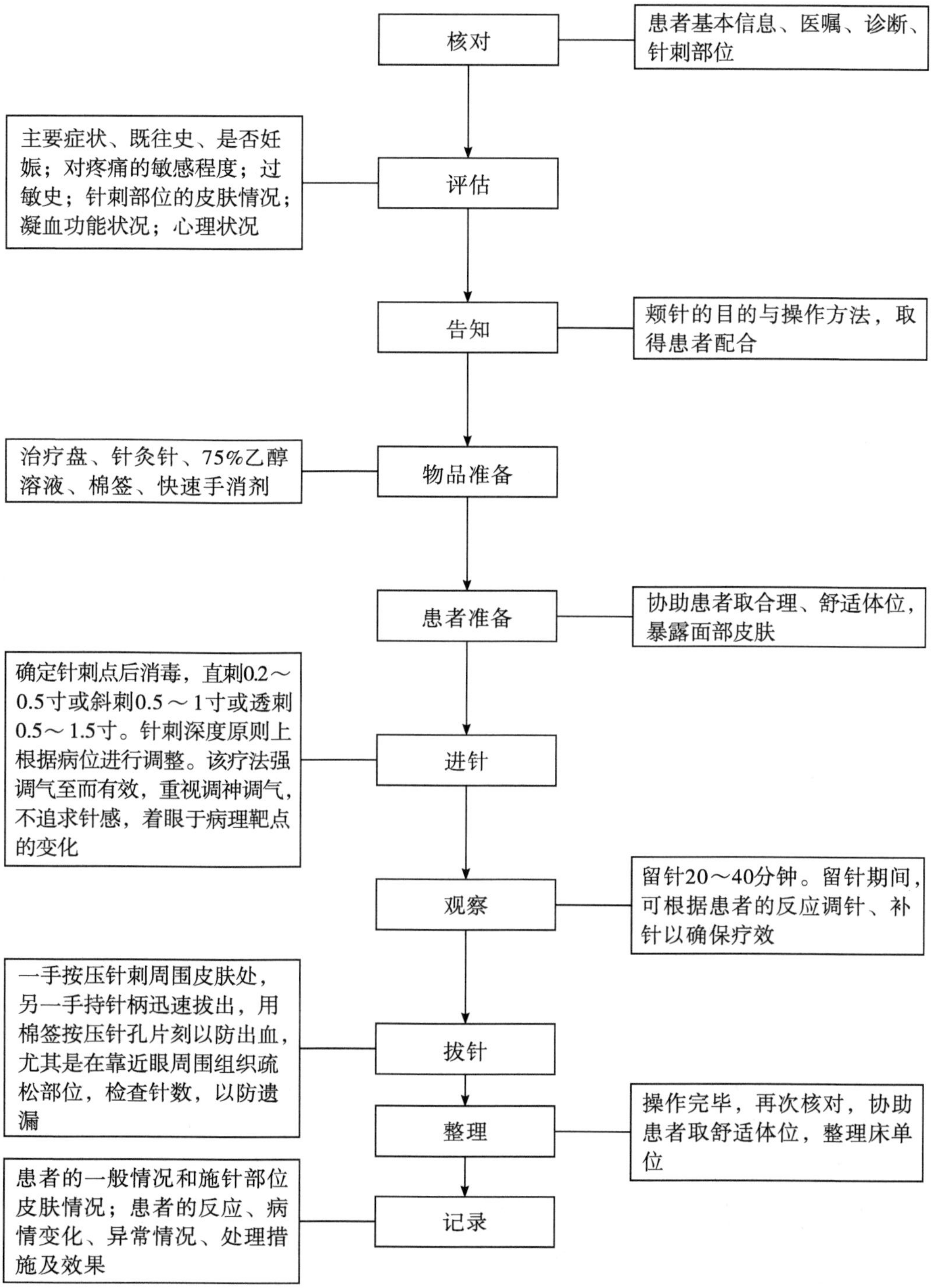

第二章 中医适宜技术

```
                    ┌──────┐     ┌─────────────────────┐
                    │ 核对 │────→│ 患者基本信息、医嘱、│
                    └──┬───┘     │ 诊断、针刺部位      │
                       ↓         └─────────────────────┘
┌──────────────────┐ ┌──────┐
│主要症状、既往史、│ │      │
│是否妊娠；对疼痛的│ │      │
│敏感程度；过敏史；│→│ 评估 │
│针刺部位的皮肤情况│ │      │
│；凝血功能状况；  │ │      │
│心理状况          │ │      │
└──────────────────┘ └──┬───┘
                        ↓         ┌─────────────────────┐
                     ┌──────┐     │ 颊针的目的与操作方  │
                     │ 告知 │────→│ 法，取得患者配合    │
                     └──┬───┘     └─────────────────────┘
                        ↓
┌──────────────────┐ ┌────────┐
│治疗盘、针灸针、  │ │        │
│75%乙醇溶液、     │→│物品准备│
│棉签、快速手消剂  │ │        │
└──────────────────┘ └───┬────┘
                         ↓         ┌─────────────────────┐
                     ┌────────┐    │ 协助患者取合理、舒  │
                     │患者准备│───→│ 适体位，暴露面部皮肤│
                     └───┬────┘    └─────────────────────┘
┌──────────────────┐     ↓
│确定针刺点后消毒，│  ┌──────┐
│直刺0.2~0.5寸或斜 │  │      │
│刺0.5~1寸或透刺   │  │      │
│0.5~1.5寸。针刺深 │  │      │
│度原则上根据病位进│→ │ 进针 │
│行调整。该疗法强调│  │      │
│气至而有效，重视调│  │      │
│神调气，不追求针感│  │      │
│，着眼于病理靶点  │  │      │
│的变化            │  │      │
└──────────────────┘  └──┬───┘
                         ↓         ┌─────────────────────┐
                      ┌──────┐     │留针20~40分钟。留针  │
                      │ 观察 │────→│期间，可根据患者的反 │
                      └──┬───┘     │应调针、补针以确保疗效│
                         ↓         └─────────────────────┘
┌──────────────────┐
│一手按压针刺周围皮│
│肤处，另一手持针柄│
│迅速拔出，用棉签按│
│压针孔片刻以防出血│  ┌──────┐
│，尤其是在靠近眼周│→│ 拔针 │
│围组织疏松部位，检│  └──┬───┘
│查针数，以防遗漏  │     ↓
└──────────────────┘  ┌──────┐   ┌─────────────────────┐
                      │ 整理 │──→│操作完毕，再次核对，│
                      └──┬───┘   │协助患者取舒适体位， │
┌──────────────────┐     ↓       │整理床单位           │
│患者的一般情况和施│  ┌──────┐   └─────────────────────┘
│针部位皮肤情况；患│→│ 记录 │
│者的反应、病情变化│  └──────┘
│、异常情况、处理措│
│施及效果          │
└──────────────────┘
```

图 2-19 颊针操作流程

（李柳宁　吴巧玲　吴利敏）

第十二节 穴位注射

【定义】

穴位注射又称水针,是在穴位内进行药物注射的一种技术,它将针刺及药物对穴位的渗透刺激作用和药物的药理作用结合在一起,发挥综合效能而达到治疗疾病的目的。

【理论基础】

所谓"水针",是相对于针灸所采用的"金针"而言。这种疗法始创于20世纪50年代,在封闭疗法的广泛应用中,将封闭与针灸疗法结合起来用于临床,被称为"孔穴封闭"。使用时,将注射针刺入穴位后,运用提插手法,使其"得气",抽吸无回血后再将药液缓慢注入穴位,从而起到穴位、针刺、药物三者结合的作用。一方面针刺和药物作用直接刺激经络线上的穴位,产生一定疗效;另一方面,穴位注射后,药物在穴位处存留的时间较长,可增强与延长穴位的治疗效能,并使之沿经络循行以疏通经气直达相应的病理组织器官,充分发挥穴位和药物的共同治疗作用。二者结合应用,达到治疗某些病症的效果。

【适应证】

(1) 多种慢性疾病引起的症状,如眩晕、呃逆、腹胀、尿潴留、疼痛等。

(2) 化疗后引起的胃肠道反应,如恶心、呕吐等。

【禁忌证】

(1) 婴儿,以及诊断不清、意识障碍、对药物过敏的患者。

(2) 体质十分虚弱、疲乏、饥饿、精神高度紧张的患者。

(3) 有频繁的晕针病史的患者。

(4) 局部皮肤有感染、溃疡、瘢痕,以及有出血倾向、高度水肿的患者。

(5) 妊娠妇女慎用;妊娠妇女下腹部、腰骶部及三阴交、合谷等处禁用。

【环境准备】

避免在风口正对的地方,可用屏风遮挡;注意保护患者隐私。

【操作流程】(图2-20)

1. 核对

(1) 患者姓名、年龄、性别、住院号。

(2) 医嘱、诊断、药物、针刺部位、时间。

2. 评估

(1) 患者的主要症状、临床表现、既往史、过敏史、是否妊娠。

(2) 穴位注射部位的皮肤情况。

(3) 对疼痛的耐受程度。
(4) 患者年龄、体质、文化层次、当前精神状态、心理状态及合作程度。
(5) 凝血功能状况。

3．告知
(1) 告知患者穴位注射的目的与操作方法。
(2) 注射部位出现疼痛、酸胀的感觉属于正常现象。若出现其他不适及时告知护士。
(3) 操作前排空二便，在治疗途中不要变更体位。

4．物品准备
无菌盘、皮肤消毒液、无菌棉签、药物、排水盒、锐器盒、选用不同规格的无菌注射器和长针头。

5．患者准备
协助患者取合理、舒适体位，暴露注射部位。

6．实施
(1) 遵医嘱确定注射穴位，测试患者局部感觉及反应，消毒局部皮肤。
(2) 操作者一手持注射器（排除空气），另一手绷紧皮肤，针尖对准穴位迅速刺入皮下，然后用针刺手法将针身刺至一定深度，并上下提插，"得气"后若回抽无回血，即将药液缓慢注入。如注入药量较多，可于推入部分药液后将针头稍微提起后再注入余液。
(3) 药液注射完毕后拔出针头，用无菌棉签轻按针孔片刻，以防出血，并注意观察用药反应。
(4) 操作完毕，再次核对，协助患者取舒适体位，整理床单位。

7．记录
(1) 患者的一般情况和注射部位皮肤情况。
(2) 患者的反应、病情变化、异常情况、处理措施及效果。

【注意事项】
(1) 按医嘱处方进行操作，熟练掌握穴位的定位和注射的深度。注射药量遵医嘱而定。
(2) 根据药物的剂量大小及针刺的深度选择不同的注射器和针头，常用注射器有 1 mL、2 mL、5 mL 等规格，常用针头为 4 号至 6 号普通长注射针头。
(3) 选穴时，应避免选用肌肉浅薄、针感特别强烈的穴位；避开血管丰富部位及大动脉、静脉和神经干选穴，以免药物注入血管内；患者有触电感时针体往外退出少许后再进行注射，以免损伤神经。注射时注意进针角度，颈项、胸背部穴位注射时不宜过深，以防误伤重要脏器。
(4) 穴位注射时，应向患者说明本疗法的特点和注射后的正常反应，如注射局部出现酸胀感、4~8小时内局部有轻度不适。若局部反应较重，用艾条温和灸之多能缓解，不适感持续时间一般不超过1天。

（5）风池穴近延髓，故应严格掌握针刺角度和深度；针刺深度应控制在颈围的1/10内，向鼻尖方向刺0.5~0.8寸，以免伤及延髓。脊柱两侧腧穴注射时，针尖斜向脊柱为宜，避免直刺引起气胸。药物不宜注入脊髓腔，误入脊髓腔，有损伤脊髓的可能，严重者可导致瘫痪。

（6）年老体弱及初次接受治疗者，宜取卧位，注射部位不宜过多，以免出现晕针现象。

（7）注射药物时，若患者出现不适症状，应立即停止注射并观察病情变化。

（8）意外情况：肢体活动功能障碍、肌肉挛缩畸形、骨髓炎、神经麻痹、感染致跛足、腓深神经损伤、深静脉炎等，临床需要对症处理。

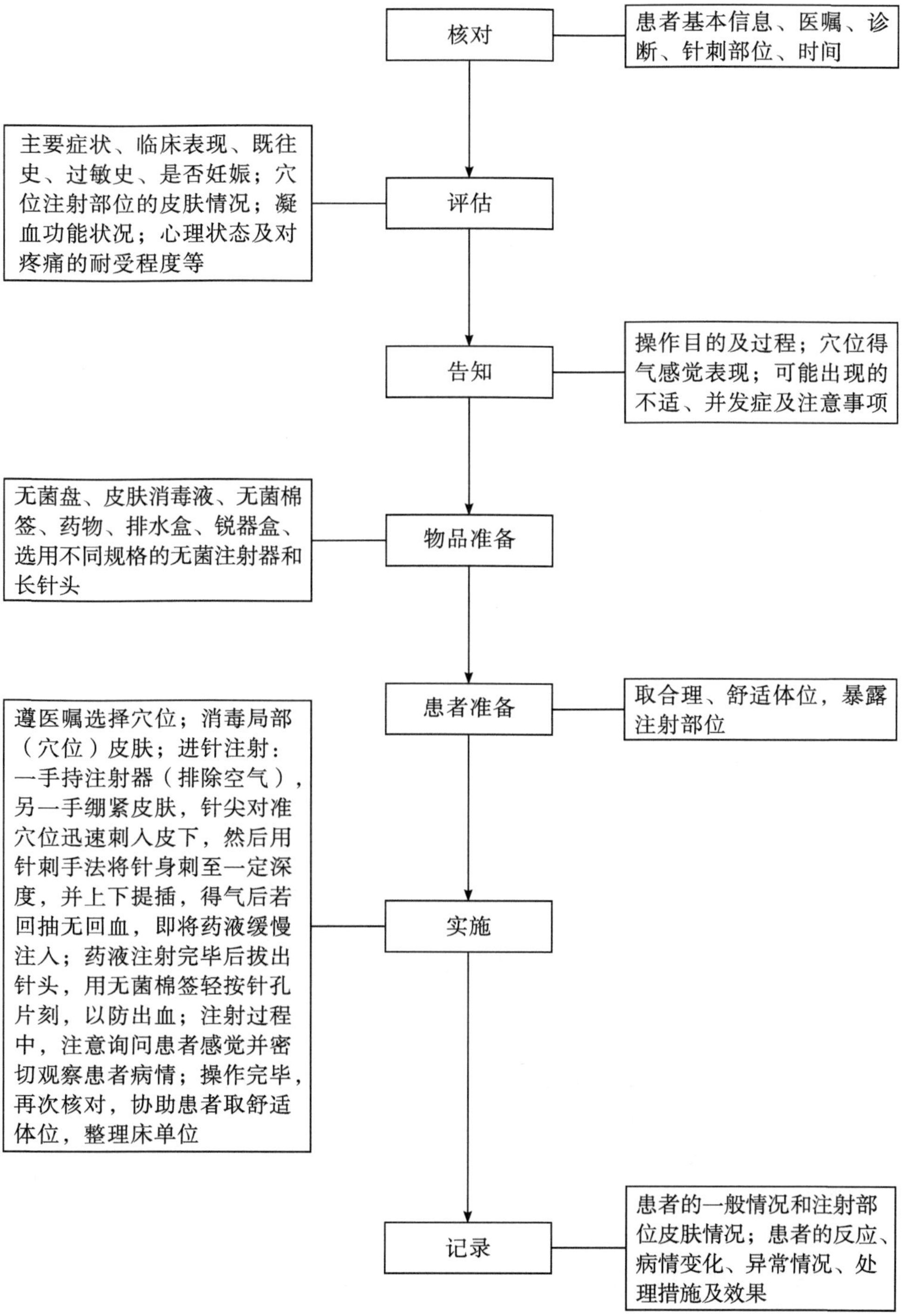

第二章 中医适宜技术

```
                    ┌──────┐     ┌──────────────────┐
                    │ 核对 │────▶│患者基本信息、医嘱、诊│
                    └──┬───┘     │断、针刺部位、时间    │
                       │         └──────────────────┘
                       ▼
┌──────────────────┐  ┌──────┐
│主要症状、临床表现、既往│  │      │
│史、过敏史、是否妊娠；穴│─▶│ 评估 │
│位注射部位的皮肤情况；凝│  │      │
│血功能状况；心理状态及对│  └──┬───┘
│疼痛的耐受程度等      │     │
└──────────────────┘     ▼
                       ┌──────┐    ┌──────────────────┐
                       │ 告知 │───▶│操作目的及过程；穴位得│
                       └──┬───┘    │气感觉表现；可能出现的│
                          │        │不适、并发症及注意事项│
                          ▼        └──────────────────┘
┌──────────────────┐  ┌──────┐
│无菌盘、皮肤消毒液、无菌棉│  │      │
│签、药物、排水盒、锐器盒、│─▶│物品准备│
│选用不同规格的无菌注射器和│  │      │
│长针头              │  └──┬───┘
└──────────────────┘     │
                          ▼
                       ┌──────┐    ┌──────────────────┐
                       │患者准备│───▶│取合理、舒适体位，暴露│
                       └──┬───┘    │注射部位            │
                          │        └──────────────────┘
                          ▼
┌──────────────────┐  ┌──────┐
│遵医嘱选择穴位；消毒局部│  │      │
│（穴位）皮肤；进针注射： │  │      │
│一手持注射器（排除空气），│  │      │
│另一手绷紧皮肤，针尖对准 │  │      │
│穴位迅速刺入皮下，然后用 │  │      │
│针刺手法将针身刺至一定深 │  │      │
│度，并上下提插，得气后若 │─▶│ 实施 │
│回抽无回血，即将药液缓慢 │  │      │
│注入；药液注射完毕后拔出 │  │      │
│针头，用无菌棉签轻按针孔 │  │      │
│片刻，以防出血；注射过程 │  │      │
│中，注意询问患者感觉并密 │  │      │
│切观察患者病情；操作完毕，│  │      │
│再次核对，协助患者取舒适 │  │      │
│体位，整理床单位      │  └──┬───┘
└──────────────────┘     │
                          ▼
                       ┌──────┐    ┌──────────────────┐
                       │ 记录 │───▶│患者的一般情况和注射部│
                       └──────┘    │位皮肤情况；患者的反应、│
                                   │病情变化、异常情况、处 │
                                   │理措施及效果          │
                                   └──────────────────┘
```

图 2-20 穴位注射操作流程

（吴巧玲 吴利敏）

第十三节 放血疗法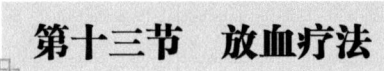

【定义】

放血疗法又称"刺血疗法"或"刺络放血疗法",是中医学中的一种历史悠久、方法独特的治疗手段,常用三棱针或其他针具在某些腧穴、病灶处、病理反应点或浅表血络浅刺,使血液适量流出或加压流出,以达到治疗疾病目的的一种针刺疗法。

【理论基础】

放血疗法最早的文字记载见于《黄帝内经》,如"刺络者,刺小络之血脉也""菀陈则除之,出恶血也"。放血疗法以中医经络学说和气血学说为理论依据,具有调和气血、活血化瘀、解表泻热、消肿止痛、祛风止痒、祛湿除痹、醒脑开窍等作用。

【适应证】

(1) 肿瘤相关性发热、外感发热。

(2) 癌因性失眠。

(3) 过敏性疾病、荨麻疹、湿疹。

(4) 神经系统疾病、高血压、三叉神经痛、头痛、神经衰弱、失眠、多梦、腰扭伤等。

【禁忌证】

(1) 皮肤有感染、瘢痕、溃疡、冻疮者。

(2) 体质虚弱、严重贫血、低血压者。

(3) 妊娠妇女、习惯性流产者。

(4) 乙肝等传染病患者,以及心、肝、肾功能严重损害者。

(5) 血友病、血小板减少性紫癜等凝血机制障碍者。

(6) 出血性疾病、体质虚弱、过敏体质者。

(7) 晕血、耳尖穴处有溃疡或皮损者。

【环境准备】

患者可采取坐位或平卧位,在拟施治部位下方铺垫巾,以防血液污染床单位;注意保护患者隐私。

【操作流程】(以耳尖放血为例)(图2-21)

1. 核对

(1) 患者姓名、年龄、性别、住院号或门诊号。

(2) 医嘱、诊断、放血部位。

2. 评估

(1) 患者的主要症状、临床表现、既往史、是否妊娠。

(2) 对疼痛的耐受程度、是否有晕针史。

(3) 患者体质及放血处皮肤情况。
(4) 心理状况。

3. **告知**
(1) 告知患者放血疗法的作用与操作方法。
(2) 治疗过程中可能出现的不适、意外情况及注意事项。

4. **物品准备**
治疗盘、75%乙醇溶液棉球、无菌棉球、排水盒、一次性血糖采血针头、一次性乳胶手套等。

5. **患者准备**
协助患者取合理、舒适体位，排空二便，暴露耳尖处皮肤。

6. **实施**
(1) 遵照医嘱，再次核对放血部位。
(2) 嘱患者取舒适体位，按摩揉搓患者整个耳郭使之充血发热。
(3) 用75%乙醇溶液棉球消毒整个耳郭皮肤。
(4) 刺针：针刺时左手把耳朵从后向前对折，充分暴露耳轮上部顶端处（耳尖穴），右手戴手套持一次性血糖采血针头，垂直进针，针刺动作稳、准、快，对准穴位快速刺入1～2 mm，随即出针。放血过程中需注意患者体位，以防出现晕针现象。
(5) 放血：操作者用手指轻轻挤压针孔周围耳郭，用75%乙醇溶液棉球吸取血滴。出血量根据患者病情、体质而定，病情轻、体质弱者每次放血5～8滴，血滴如黄豆大小；病情重、体质强壮者每次可放血10～15滴。放血过程中及时询问患者有无不适感。
(6) 观察患者疼痛情况及是否有晕针现象。
(7) 用75%乙醇溶液棉球再次消毒皮肤，并用无菌棉球按压针刺部位止血。
(8) 操作完毕，再次核对，协助患者取舒适体位，整理床单位。

7. **记录**
(1) 患者的一般情况和放血处皮肤情况。
(2) 患者的反应、病情变化、异常情况、处理措施及效果。

【注意事项】
(1) 放血前耐心做好患者的解释工作，消除患者的顾虑及对放血的恐惧和紧张感。
(2) 放血时特别注意严格消毒和无菌操作，防止感染。对耳郭最高点进行定位和消毒；使用一次性采血针，以防血源性传染病的传播。
(3) 挤压要注意方法，不能在局部挤压，应从远端向近端慢慢地、轻轻地挤压，以防产生血肿。
(4) 放血过程中，密切观察患者反应，若出现头晕、目眩、面色苍白、欲呕等晕血现象，及时报告医师并处理。
(5) 放血后短时间内一般不宜洗澡或游泳，以防感染。
(6) 放血疗法可每日行1次，左、右耳交替，5次为1疗程。

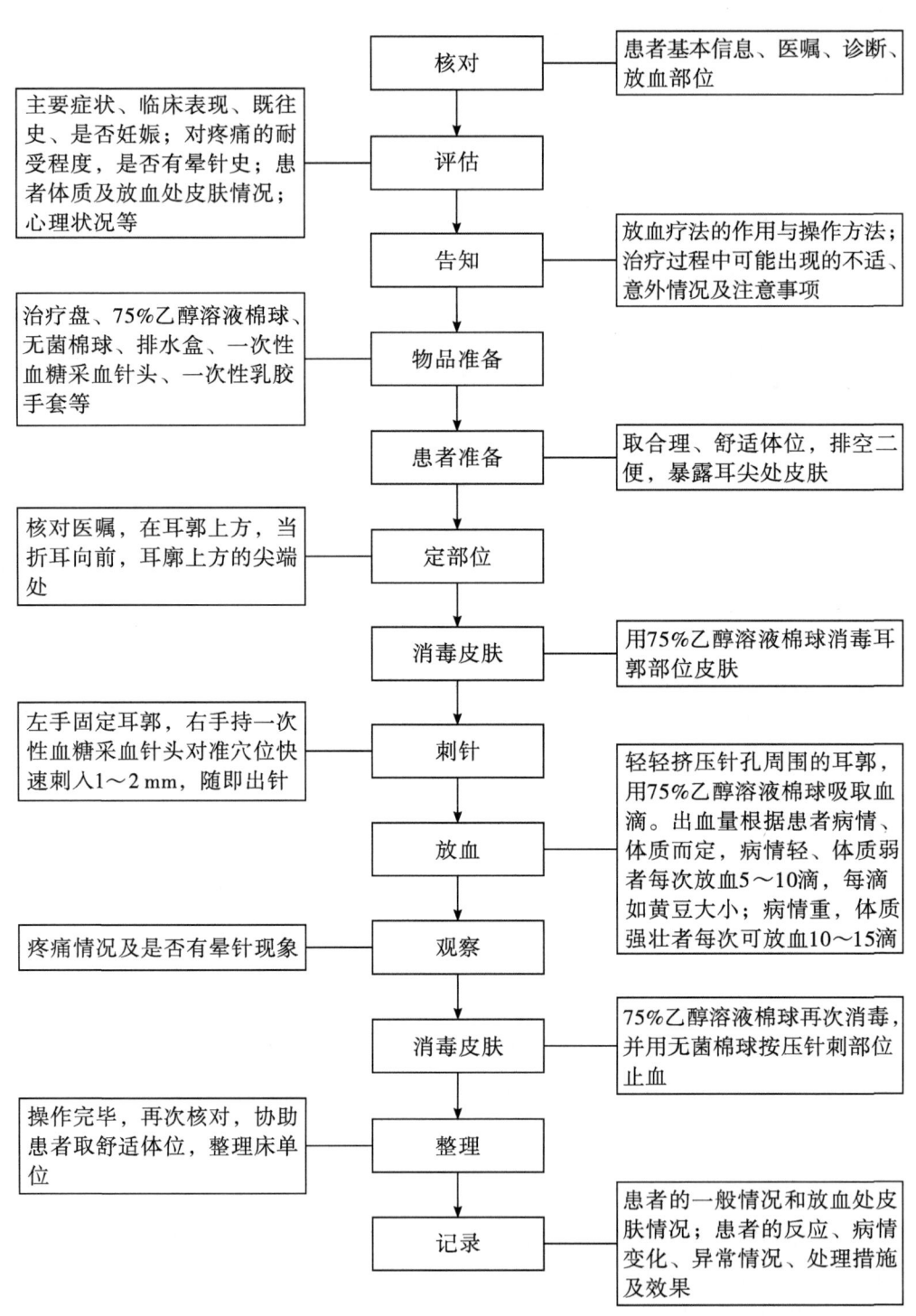

图 2-21 放血疗法操作流程（以耳尖放血为例）

（吴巧玲　郑飞辉）

第十四节 中药灌肠

【定义】

中药灌肠是将中药煎煮后的汤剂经肛门灌入或滴入直肠或结肠，并于肠道内保留一定时间，通过肠黏膜的吸收，起到清热解毒、软坚散结的作用，以治疗疾病的一种疗法。

【理论基础】

中药灌肠是中医治疗体系中的一个古老而独具特色的治疗方法，属中医外治法中"导法"范畴。在中医基础理论中，肺与大肠相表里，经脉相络，一脏一腑，一阴一阳，在脏腑联系中最为密切。《黄帝内经》云"肺者，相傅之官……朝百脉，主治节"，即全身各部的血脉都直接或间接地汇聚于肺，输布全身。中药灌肠，通过肺的宣发及肃降作用使药物输布全身，从而起到治病的目的。《伤寒论》记载了运用导法通便的条文："阳明病，自汗出，若发汗，小便自利者，此为津液内竭，虽硬不可攻之，当须自欲大便，宜蜜煎导而通之。"在中医学说中，六腑以通为用，常用灌肠方剂中的主要药物有生大黄、芒硝、厚朴、枳实等。生大黄具有泻下攻积、清热泻火、凉血解毒、逐瘀通经、利湿退黄的作用；芒硝具有泻下通便、润燥软坚、清火消肿的作用，与生大黄相伍泻热除积；厚朴具有燥湿消痰、下气除满的作用；枳实具有破气消积、化痰散痞的作用。四药合用，其煎剂灌肠，可起到泻热通下、化瘀消积、行气镇痛的作用。

【适应证】

慢性疾病所致的腹痛、腹泻、便秘、非器质性病变肠梗阻、发热、带下等症状。

【禁忌证】

（1）肿瘤器质性病变涉及肛门、直肠、结肠者，肿瘤器质性病变引起的消化道出血者禁用。

（2）月经期不宜使用。

【环境准备】

环境、温度适宜，可用屏风遮挡；注意保护患者隐私。

【操作流程】（图2-22）

1. **核对**

（1）患者姓名、年龄、性别、住院号或门诊号。

（2）医嘱、诊断。

2. **评估**

（1）患者的主要症状、既往史、是否妊娠。

（2）患者的配合度，做好解释。
（3）有无对药物等过敏情况。
（4）肛门皮肤情况。

3. 告知

（1）告知患者操作前排空膀胱，取得患者配合。
（2）协助患者取左侧卧位，枕头垫高臀部，暴露肛门。
（3）灌肠后垫高臀部，取舒适体位，卧床休息，药液尽量保留1小时。

4. 物品准备

治疗包、灌洗器1支、水温计、一次性垫巾、肛管/吸痰管、液体石蜡油、一次性乳胶手套、纱块、温度适宜的灌肠液，必要时备便盆、屏风、中单。

5. 患者准备

患者排空膀胱，协助患者取左侧卧位，枕头垫高臀部，暴露肛门。

6. 实施

（1）再次核对药液，测量药液温度39～41 ℃，准备药液排气，将液体石蜡油滴于纱块后润滑肛管前端及肛门入口处，暴露肛门，嘱患者深呼吸、放松，将肛管轻柔插入10～15 cm。
（2）缓慢注入药物，观察患者反应，询问有无不适。
（3）注药完毕，夹闭肛管/吸痰管，轻轻拔出，擦净肛门。
（4）操作完毕，协助患者垫高臀部，并取舒适体位，卧床休息，嘱患者药液尽量保留1小时，勿强忍，整理床单位。

7. 记录

（1）患者的一般情况和排便情况。
（2）患者的反应、病情变化、异常情况、处理措施及效果。

【注意事项】

（1）灌肠后药液尽量保留1小时。一般首次灌肠后患者无法保留足够时间，可根据患者自身耐受情况排便，嘱患者勿强忍。
（2）肿瘤器质性病变涉及肛门、直肠、结肠，肿瘤器质性病变引起的消化道出血者禁用。
（3）慢性痢疾病变多在直肠和乙状结肠，宜采取左侧卧位，插入深度以15～20 cm为宜；溃疡性结肠炎病变多在乙状结肠或降结肠，插入深度以18～25 cm为宜；阿米巴痢疾病变多在回盲部，应取右侧卧位。
（4）当患者出现脉搏细速、面色苍白、出冷汗、剧烈腹痛、心慌等，应立即停止灌肠并报告医生。

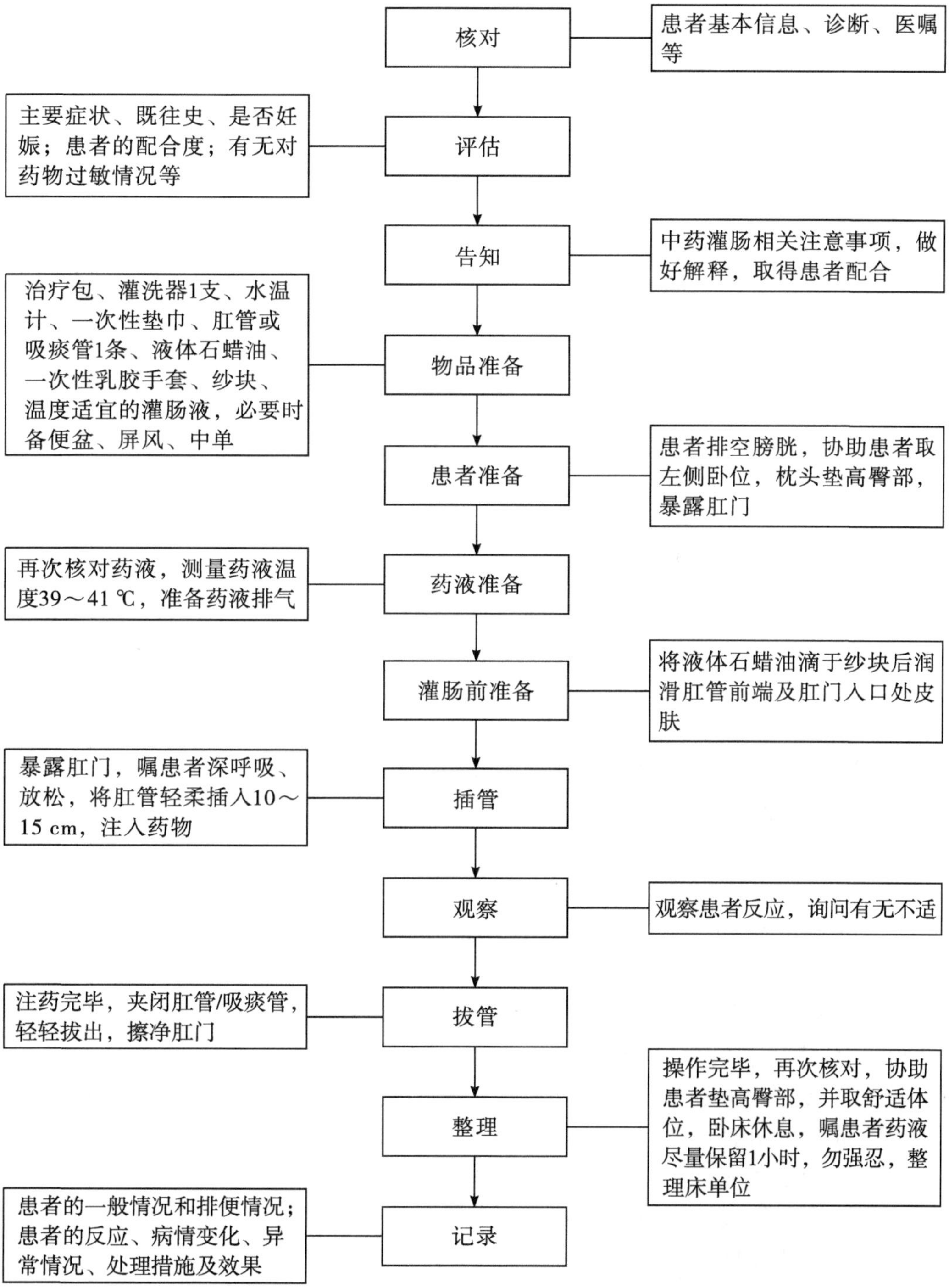

第二章 中医适宜技术

```
                    ┌──────┐      ┌──────────────────────┐
                    │ 核对 │─────▶│ 患者基本信息、诊断、医嘱等 │
                    └──┬───┘      └──────────────────────┘
                       ▼
┌────────────────────┐ ┌──────┐
│主要症状、既往史、是否妊 │ │      │
│娠；患者的配合度；有无对│▶│ 评估 │
│药物过敏情况等      │ │      │
└────────────────────┘ └──┬───┘
                       ▼
                    ┌──────┐      ┌──────────────────────┐
                    │ 告知 │─────▶│ 中药灌肠相关注意事项，做 │
                    └──┬───┘      │ 好解释，取得患者配合    │
                       ▼          └──────────────────────┘
┌────────────────────┐ ┌────────┐
│治疗包、灌洗器1支、水温│ │        │
│计、一次性垫巾、肛管或 │ │        │
│吸痰管1条、液体石蜡油、│▶│物品准备│
│一次性乳胶手套、纱块、 │ │        │
│温度适宜的灌肠液，必要时│ │        │
│备便盆、屏风、中单   │ │        │
└────────────────────┘ └──┬─────┘
                       ▼
                   ┌────────┐     ┌──────────────────────┐
                   │患者准备│────▶│患者排空膀胱，协助患者取 │
                   └──┬─────┘     │左侧卧位，枕头垫高臀部， │
                      ▼           │暴露肛门              │
┌────────────────────┐ ┌────────┐ └──────────────────────┘
│再次核对药液，测量药液温│ │        │
│度39～41℃，准备药液排气│▶│药液准备│
└────────────────────┘ └──┬─────┘
                       ▼
                   ┌────────┐     ┌──────────────────────┐
                   │灌肠前准备│──▶│将液体石蜡油滴于纱块后润 │
                   └──┬───────┘   │滑肛管前端及肛门入口处皮│
                      ▼           │肤                   │
┌────────────────────┐ ┌──────┐   └──────────────────────┘
│暴露肛门，嘱患者深呼吸、│ │      │
│放松，将肛管轻柔插入10～│▶│ 插管 │
│15cm，注入药物      │ │      │
└────────────────────┘ └──┬───┘
                       ▼
                    ┌──────┐     ┌──────────────────────┐
                    │ 观察 │────▶│观察患者反应，询问有无不适│
                    └──┬───┘     └──────────────────────┘
                       ▼
┌────────────────────┐ ┌──────┐
│注药完毕，夹闭肛管/吸痰管│▶│ 拔管 │
│轻轻拔出，擦净肛门   │ │      │
└────────────────────┘ └──┬───┘
                       ▼
                    ┌──────┐     ┌──────────────────────┐
                    │ 整理 │────▶│操作完毕，再次核对，协助 │
                    └──┬───┘     │患者垫高臀部，并取舒适体│
                       ▼         │位，卧床休息，嘱患者药液│
┌────────────────────┐ ┌──────┐ │尽量保留1小时，勿强忍，整│
│患者的一般情况和排便情况│▶│ 记录 │ │理床单位              │
│患者的反应、病情变化、异│ │      │ └──────────────────────┘
│常情况、处理措施及效果 │ │      │
└────────────────────┘ └──────┘
```

图2-22 中药灌肠操作流程

（吴巧玲 姚曼）

第十五节 中药沐手足

【定义】

中药沐手足是将中药煎汤后浸泡双手足，以促进血液循环，刺激神经末梢及穴位，运用温热之力和中药的通经活络、活血化瘀、消肿止痛的功效，改善双手足麻木等情况。

【理论基础】

人体的手部与足部有丰富的穴位，穴位通过经络与相应的脏腑相连，中医理论认为，通过刺激这些穴位，可起到疏通经气、调理气血、调节脏腑功能的作用。现代全息生物学理论认为，全身各部位在手部及足部都有其对应的反射区，刺激这些反射区，可引起相对应身体部位产生生理反应和变化，从而对其相对应部位的疾病起到治疗作用。

【适应证】

（1）呼吸系统疾病，如支气管哮喘、急慢性支气管炎等。

（2）骨科疾病，如肩周炎、肱骨外上髁炎（网球肘）、颈椎病、腰椎间盘突出症等。

（3）妇科疾病，如月经失调、痛经、子宫内膜异位症、不孕、更年期综合征等。

（4）内分泌疾病，如糖尿病、肥胖症等。

（5）心脑血管疾病，如高血压、低血压、冠心病、中风等。

（6）慢性疲劳综合征，保健养生等。

【禁忌证】

（1）患严重心力衰竭、心肌梗死者不宜沐手足。任何外来刺激都可能加重心脏负担。

（2）饭前、饭后30分钟内不宜进行沐手足。沐手足时足部血管扩张、血容量增加，造成胃肠及内脏血液减少，影响胃肠的消化吸收功能。

（3）有出血倾向或有血液病的患者不宜进行沐手足。在进行足底按摩治疗的时候，可能导致局部组织内出血。

【环境准备】

病室温度适宜，必要时备屏风。

【操作流程】（图2-23）

1. 核对

（1）患者姓名、年龄、性别、住院号或门诊号。

（2）医嘱、诊断、中药、用法、用量。

2. 评估

(1) 患者的主要症状、临床表现、舌苔、脉象、既往史、女性患者妊娠及月经情况。

(2) 有无对所用沐手足药物过敏。

(3) 患者体质及沐手足部位皮肤情况。

(4) 患者对热的敏感性和耐受性。

(5) 患者心理状态及进食情况。

3. 告知

(1) 告知患者中药沐手足的目的与过程。

(2) 沐手足的温度、时间及其他注意事项,防止烫伤。

4. 物品准备

治疗盘、手消毒液、中药、沐手足器具、毛巾、一次性沐手足袋、水温计、纱布,必要时备屏风。

5. 患者准备

协助患者取合理、舒适体位,暴露双手足,以大毛巾保暖,必要时以屏风遮挡。

6. 实施

(1) 按医嘱配制药液,将中药煎剂或中药免煎颗粒倒入器具中加热水,调节水温(夏天 38~41 ℃,冬天 41~43 ℃),取沐手足器具,套上一次性塑料袋,将已配制好的中药沐手足液倒入沐足器具中。

(2) 协助患者双手足浸入中药沐手足液中,药液以浸过双手踝、双足踝关节为宜,接通电源,选择沐足模式,调节时间,盖好毛巾,注意保暖。

(3) 治疗过程中,护士每 10 分钟巡视患者 1 次,保持药液温度,专人负责,治疗结束方可离开。询问患者有无不适,若有灼痛等不适,立即调试水温。

(4) 操作完毕后,再次核对,协助患者取舒适体位,整理床单位。

7. 记录

(1) 患者的一般情况和双手足部位皮肤情况。

(2) 患者的反应、病情变化、异常情况、处理措施及效果。

【注意事项】

(1) 沐手足药液温度应适宜(夏天 38~41 ℃,冬天 41~43 ℃)。

(2) 沐手足时水量应该以将双足放入沐手足器具中时沐手足液能浸没脚踝 10 cm 以上为宜。沐手足过程中可多按摩双足足趾和足心,常选的穴位有合谷、涌泉、阿是穴及足底跟部。

(3) 中药沐手足过程中严密观察患者的病情变化,患者出现头晕、乏力、心慌等症状时,应立即停止沐手足,及时报告医师并配合处理。

(4) 中药沐手足时间一般为 20~30 分钟。一般可以每天 1~2 次。

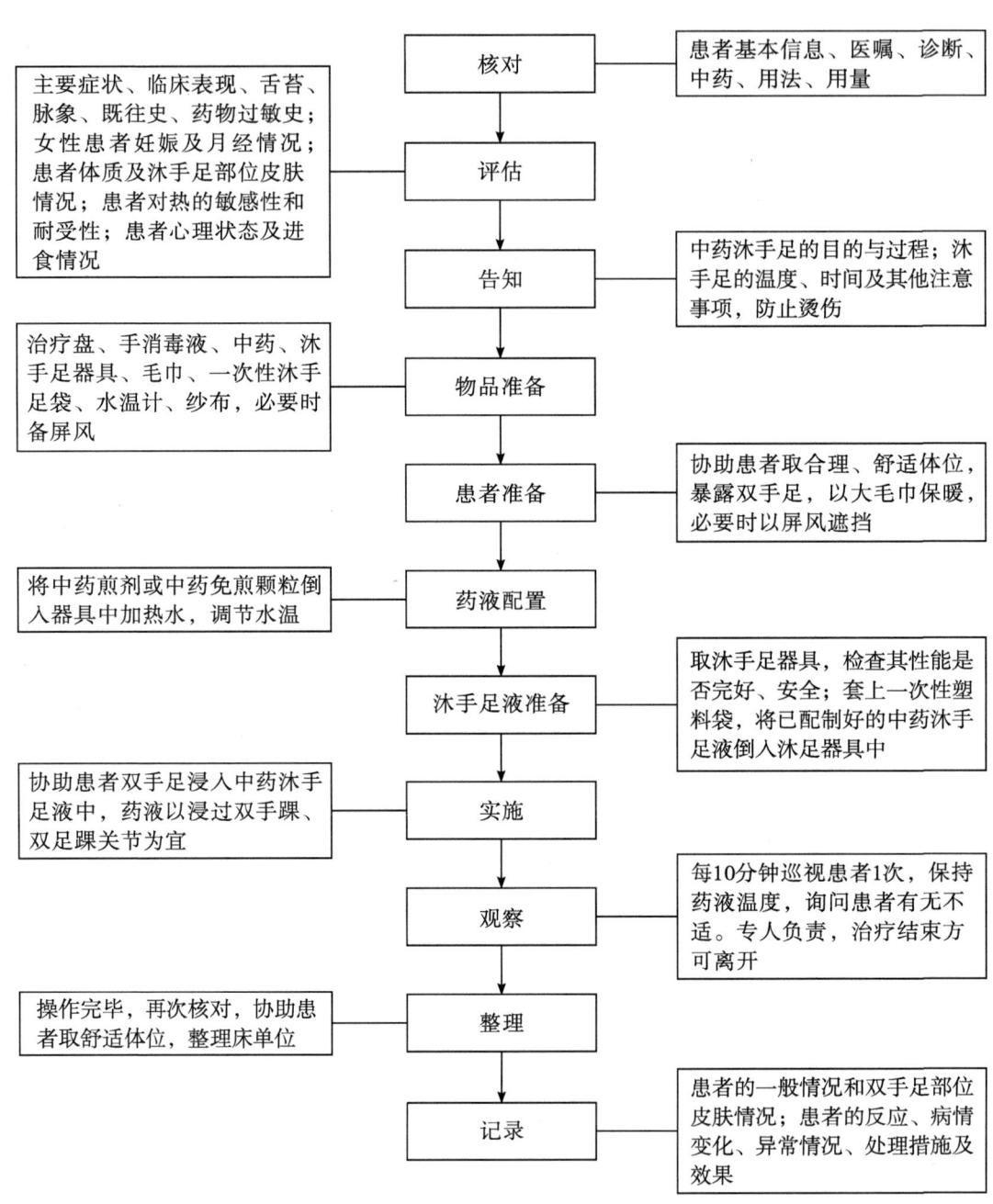

图 2-23 中药沐手足操作流程

（吴巧玲　李月芳）

第十六节 穴位贴敷

【定义】

穴位敷贴技术是将药物制成一定剂型，敷贴到人体穴位，通过刺激穴位、激发经气，起到通经活络、清热解毒、活血化瘀、消肿止痛、行气消痞、扶正强身的作用的一种疗法。

【理论基础】

穴位贴敷疗法最早见于我国现存最早的医方著作《五十二病方》，其理论基础主要源于三个方面：一为整体观念。中医学认为，人体是以五脏为中心，通过经络系统，把六腑、五体、五官、九窍、四肢百骸等全身组织联系成有机的整体，并通过精、气、血、津液的作用，来完成机体的机能活动。二是经络学说。经络是人体组织结构的重要组成部分，是人体气血运行的通路，是沟通人体表里、上下的一个独特的系统。它内属脏腑，外络肢节，使人体成为一个完整的有机统一体。三是腧穴作为脏腑气血汇聚之处，有其独特的生理功能。每个腧穴都具有其特殊性，并有双向调节作用，且对药物的理化作用相当敏感，能使药物理化作用较长时间地停留在腧穴或释放到全身而产生整体调节作用。穴位贴敷疗法正是在中医整体观念的指导下，通过特定部位药物吸收的直接作用和穴位刺激激发经气的间接作用来达到治疗的目的。

【适应证】

（1）恶性肿瘤、各种疮疡及跌打损伤等疾病引起的疼痛。

（2）消化系统疾病引起的腹胀、腹泻、便秘。

（3）呼吸系统疾病引起的咳喘等症状。

【禁忌证】

（1）皮肤过敏及局部皮肤破溃者。

（2）女性经期、妊娠期、哺乳期慎用。

（3）对药物、蜂蜜、醋、姜汁、敷料过敏者。

【环境准备】

病室环境、温度适宜。

【操作流程】（图2-24）

1．核对

（1）患者姓名、年龄、性别、住院号或门诊号。

（2）医嘱、诊断、配置药物、贴敷穴位。

2．评估

（1）患者的主要症状、既往史、是否妊娠、体质。

（2）有无对药物及敷料等过敏情况。
（3）敷药部位的皮肤情况。
（4）对穴位贴敷操作的接受程度，心理状态，二便情况。

3. 告知

（1）告知患者出现皮肤微红为正常现象。若出现皮肤瘙痒、丘疹、水疱等情况，切勿擅自触碰或抓挠局部皮肤，以及出现敷料松动或脱落，均应及时告知护士。

（2）穴位贴敷时间一般为4～6小时。可根据病情、年龄、药物、季节调整时间，小儿酌减。

（3）局部贴药后可出现药物颜色、油渍等污染衣物的情况；若为深色中药可致皮肤着色，数日后可自行消退。

4. 物品准备

治疗盘、遵医嘱配制的药物、挖勺、薄胶纸、生理盐水、棉签，必要时备屏风、毛毯。

5. 患者准备

协助患者取合理、舒适体位，暴露贴敷部位皮肤。

6. 实施

（1）用棉签蘸生理盐水清洁皮肤并观察局部皮肤情况。
（2）用挖勺将配置好的药物涂抹于薄胶纸上，厚薄适中。
（3）将药物敷贴于穴位上，做好固定。
（4）观察患者局部皮肤，询问有无不适。
（5）操作完毕，再次核对，协助患者取舒适体位，整理床单位。

7. 记录

（1）患者的一般情况和穴位贴敷处皮肤情况。
（2）患者的反应、病情变化、异常情况、处理措施及效果。

【注意事项】

（1）孕妇的脐部、腹部、腰骶部，以及某些敏感穴位，如合谷、三阴交等处都不宜贴敷，以免局部刺激引起流产。

（2）药物应均匀涂抹于薄胶纸中央，厚薄一般以0.2～0.5 cm为宜，覆盖敷料大小适宜。

（3）除拔毒膏外，患处有红肿及溃烂时不宜敷贴药物，以免发生化脓性感染。

（4）对于残留在皮肤上的药物不宜采用肥皂或刺激性物品擦洗。

（5）贴敷药后，若出现红疹、瘙痒、水疱等过敏现象，应暂停使用，及时报告护士并配合处理。

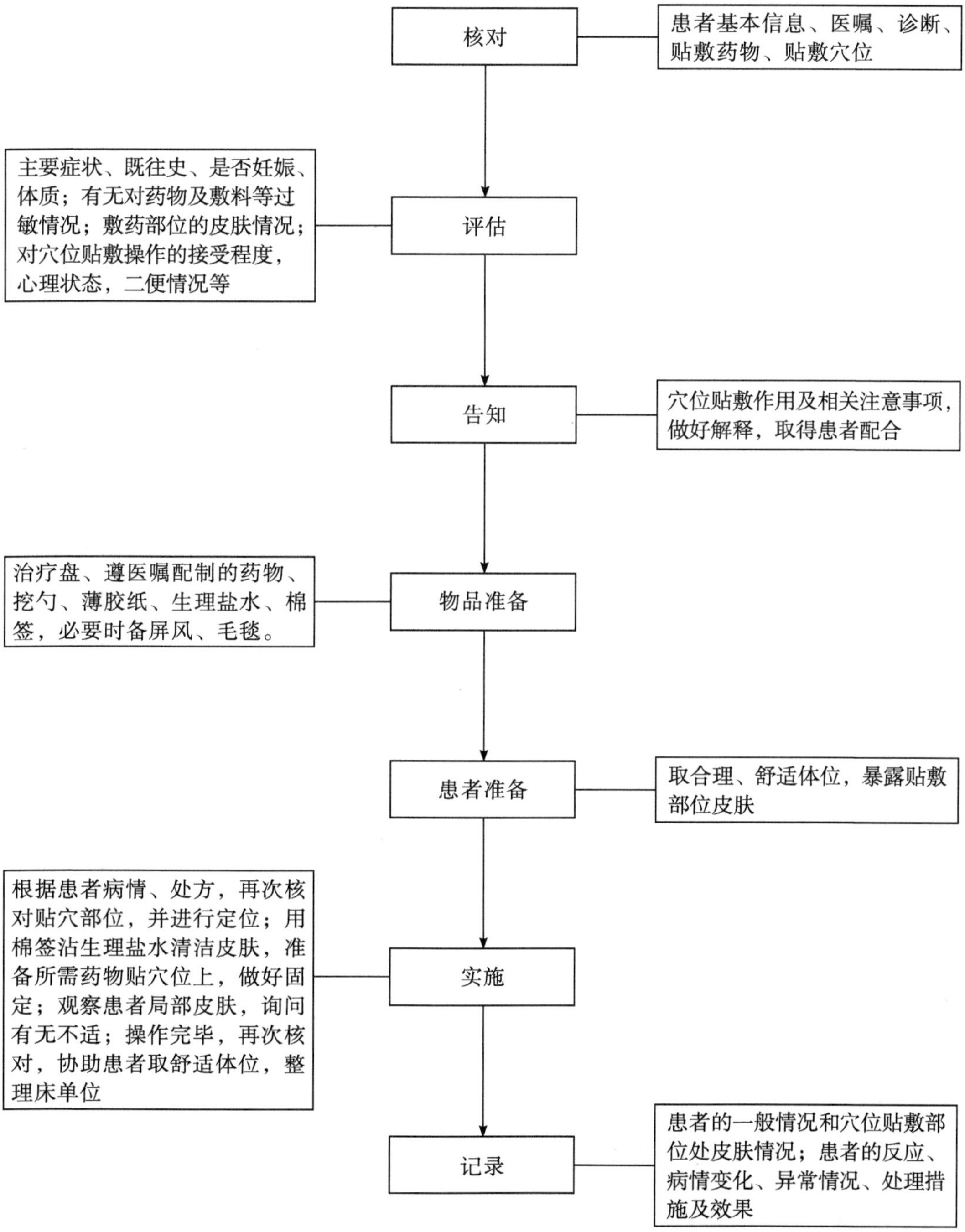

第二章 中医适宜技术

```
                            ┌──────────────────┐
                    ┌──────│ 患者基本信息、医嘱、诊断、│
             ┌────┐ │      │ 贴敷药物、贴敷穴位        │
             │核对├─┘      └──────────────────┘
             └─┬──┘
               │
┌─────────────────────┐  ┌────┐
│主要症状、既往史、是否妊娠、│  │    │
│体质；有无对药物及敷料等过 ├──┤评估│
│敏情况；敷药部位的皮肤情况；│  │    │
│对穴位贴敷操作的接受程度、 │  └─┬──┘
│心理状态、二便情况等       │    │
└─────────────────────┘    │
                              │
                    ┌────┐   ┌──────────────────┐
                    │告知├──│ 穴位贴敷作用及相关注意事项，│
                    └─┬──┘   │ 做好解释，取得患者配合      │
                      │      └──────────────────┘
                      │
┌──────────────────┐  ┌──────┐
│治疗盘、遵医嘱配制的药物、│  │      │
│挖勺、薄胶纸、生理盐水、棉├──│物品准备│
│签，必要时备屏风、毛毯。  │  │      │
└──────────────────┘  └─┬────┘
                            │
                      ┌──────┐   ┌──────────────────┐
                      │患者准备├──│ 取合理、舒适体位，暴露贴敷│
                      └─┬────┘   │ 部位皮肤                 │
                            │      └──────────────────┘
                            │
┌──────────────────┐  ┌────┐
│根据患者病情、处方，再次核│  │    │
│对贴穴部位，并进行定位；用│  │    │
│棉签沾生理盐水清洁皮肤，准├──│实施│
│备所需药物贴穴位上，做好固│  │    │
│定；观察患者局部皮肤，询问│  │    │
│有无不适；操作完毕，再次核│  │    │
│对，协助患者取舒适体位，整│  │    │
│理床单位                  │  │    │
└──────────────────┘  └─┬──┘
                              │
                    ┌────┐   ┌──────────────────┐
                    │记录├──│ 患者的一般情况和穴位贴敷部│
                    └────┘   │ 位处皮肤情况；患者的反应、│
                              │ 病情变化、异常情况、处理措│
                              │ 施及效果                 │
                              └──────────────────┘
```

图 2 - 24 穴位贴敷操作流程

（吴巧玲　徐娴）

第十七节 中药紫草油外涂

【定义】

中药紫草油外涂技术是将紫草 50 g 与橄榄油 500 mL 文火煎煮 8 分钟,再浸泡 2 小时,滤渣后制成紫草油,涂抹于患处或涂抹于纱布并外敷于患处,以达到凉血润燥、拔毒生肌、祛风除湿、解毒透疹、止痒镇痛目的的一种疗法。

【理论基础】

紫草油出自清代《疮疡大全》。紫草在我国药用历史悠久,始载于《神农本草经》,被列为中品。紫草为紫草科植物新疆紫草或内蒙紫草的干燥根,味甘、咸,性寒,归心、肝经,具有清热凉血、活血解毒、透疹消斑之功效。浸泡紫草最常使用的油剂为橄榄油,橄榄油富含人体必需脂肪酸以及微量元素,局部应用有利于创面组织的修复生长和愈合。从中医角度来讲,紫草油具有凉血润燥、拔毒生肌、祛风除湿、解毒透疹、止痒镇痛的功效。

【适应证】

(1) 儿童皮肤病,如婴幼儿湿疹、尿布皮炎(小儿红臀症)。

(2) 疱疹类皮肤病,如带状疱疹、单纯疱疹、天疱疮等。

(3) 变态反应性皮肤病,如特应性皮炎、药物性皮炎、放射性皮炎、免疫性皮炎等。

(4) 静脉炎、糖尿病足、皮下硬结、压疮、手足综合征等。

【禁忌证】

(1) 接触性过敏或紫草过敏者慎用。

(2) 妊娠妇女慎用。

【环境准备】

避免在空调或风扇直吹的地方治疗,可用屏风遮挡;注意保护患者隐私。

【操作流程】(图 2-25)

1. 核对

(1) 患者姓名、年龄、性别、住院号或门诊号。

(2) 医嘱、诊断、涂药部位。

2. 评估

(1) 患者的主要症状、既往史、药物过敏史、是否妊娠、体质。

(2) 涂油部位皮肤情况,有无毛发。

(3) 患者心理状态,对中药紫草油外涂操作的接受程度。

3. 告知
（1）告知患者中药紫草油外涂的目的与过程。
（2）告知注意事项，做好解释，取得患者的配合。

4. 物品准备
治疗盘、紫草油、治疗碗、弯盘、棉签、镊子、生理盐水、棉球、治疗巾等，必要时备纱布、中单、屏风、大毛巾。

5. 患者准备
协助患者取合理、舒适体位，暴露涂患部皮肤，以大毛巾保暖。

6. 实施
（1）患处铺以治疗巾，用生理盐水和棉球清洁皮肤，并观察局部皮肤情况。
（2）用棉签将紫草油均匀涂抹于患处；治疗面积较大时，可用镊子夹棉球蘸取紫草油涂抹。涂抹厚薄均匀，范围以超出患处 1～2 cm 为宜。
（3）根据涂油的位置，必要时选择适当的敷料覆盖并固定。
（4）涂油过程中观察患者局部皮肤，询问患者有无不适。
（5）指导患者 1 小时后用清水洗净。
（6）操作完毕，再次核对，协助患者取舒适体位，整理床单位。

7. 记录
（1）患者的一般情况以及涂油部位皮肤情况。
（2）患者的反应、病情变化、异常情况、处理措施及效果。

【注意事项】
（1）婴幼儿颜面部、过敏体质及妊娠者慎用。
（2）注意消毒隔离，避免交叉感染。
（3）有毛发部位，应将毛发剃去。
（4）涂油后观察局部及全身的情况，若出现丘疹、瘙痒等过敏现象，应停止用药，将油拭净或清洗干净，及时报告医生并配合处理。
（5）紫草油外涂后，其紫红色易染到衣服、床单上，使用时应避开衣物。

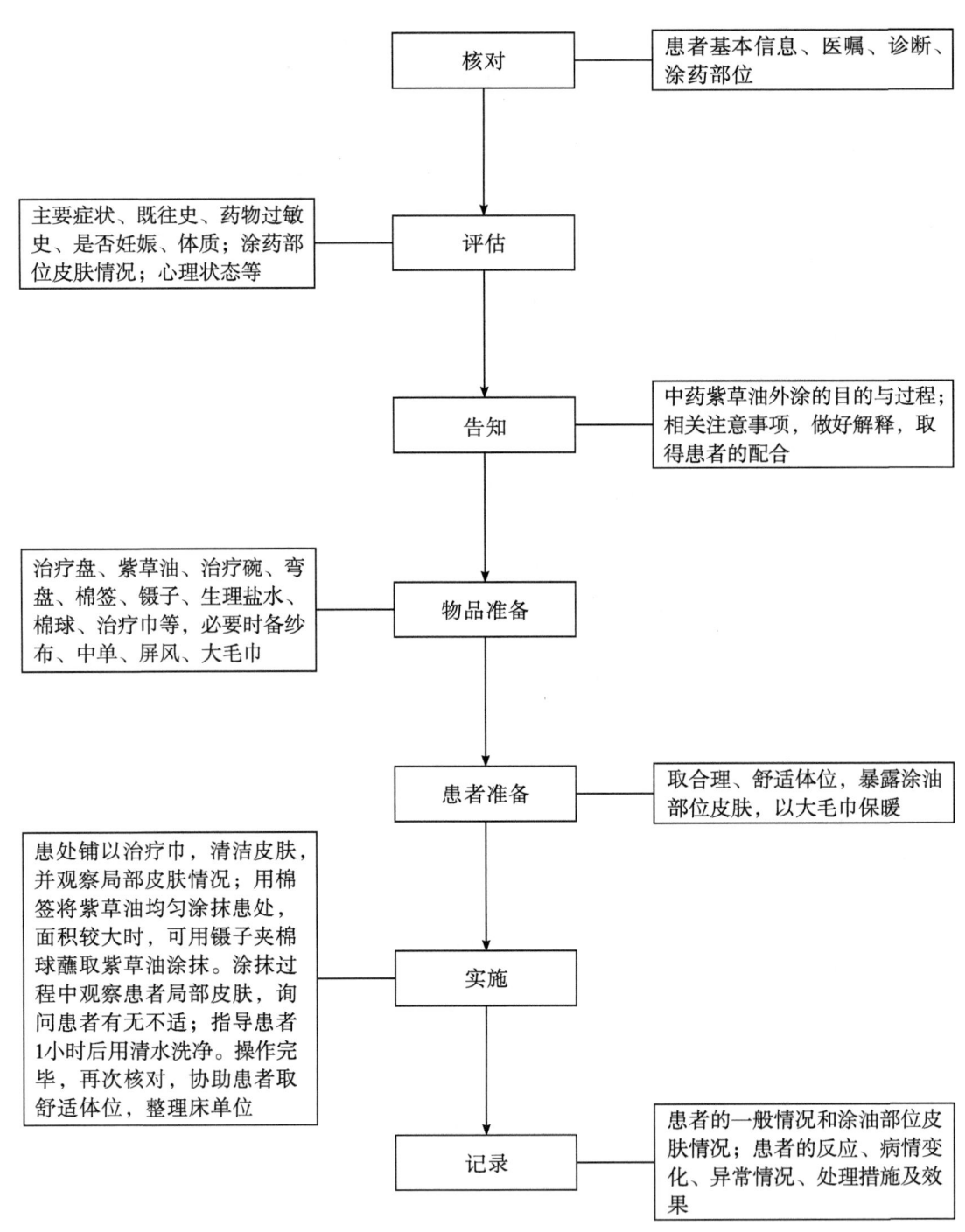

图 2-25 中药紫草油外涂操作流程

(吴巧玲 徐娴)

第十八节 中药四子散热奄包

【定义】

中药四子散热奄包是根据临床辨证,将莱菔子、紫苏子、白芥子、吴茱萸四味中药装入布袋,在人体局部或一定穴位上移动,利用温热之力使药性通过体表透入经络、血脉,从而起到温经通络、行气活血、散寒止痛、祛瘀消肿等作用。

【理论基础】

中药四子散热奄包有温经通络、行气活血、散寒止痛、祛瘀消肿之效。四子散由紫苏子、莱菔子、白芥子、吴茱萸组成。紫苏子有降气化痰、止咳平喘、润肠通便之功效;莱菔子有消食除胀、降气化痰之功效;白芥子有温肺豁痰利气、散结通络止痛之功效;吴茱萸有散寒止痛、降逆止呕、助阳止泻之功效。四药合用可温经通络止痛,共奏调理气机、活血化瘀、恢复胃肠功能之功效。

【适应证】

(1) 内科应用:风寒咳嗽、哮喘、鼻炎、反复上呼吸道感染、慢性阻塞性肺病等呼吸系统疾病;厌食、消化不良、急性肠胃炎、胃痛、腹胀、腹泻、便秘等消化系统疾病;心绞痛、原发性肾病综合征、慢性肾衰竭等疾病。

(2) 外科应用:颈椎病、关节炎、肩周炎、腰肌劳损、腰椎间盘突出、软组织水肿、骨伤、肛肠术后脏器功能恢复等。

(3) 妇科、儿科应用:妇科盆腔炎、妇产科手术后疼痛、痛经等妇科疾病;小儿肺炎、小儿厌食症、小儿肠梗阻、小儿腹泻、小儿遗尿等儿科疾病。

(4) 带状疱疹后遗神经痛、手术后尿潴留、癌症疼痛、偏头痛等。

【禁忌证】

(1) 肿瘤术后生命体征不平稳,有腹腔内出血征象的患者。

(2) 皮肤局部溃烂及皮肤病患者。

(3) 炎症、过敏或者用药后出现红疹、瘙痒、水疱等现象者。

(4) 不明肿块、出血倾向者。

(5) 女性经期、妊娠期、哺乳期。

(6) 妊娠妇女腹部、腰骶部,大血管处、皮肤破损及炎症、局部感觉障碍处忌用。

【环境准备】

避免在空调或风扇直吹的地方治疗;注意保护患者隐私。

【操作流程】(图2-26)

1. 核对

(1) 患者姓名、年龄、性别、住院号或门诊号。

(2) 医嘱、诊断、热敷部位。

2. 评估

(1) 患者的主要症状、既往史、药物过敏史、月经期及是否妊娠。

(2) 对热和疼痛的耐受程度。

(3) 热敷部位的皮肤情况。

3. 告知

(1) 告知患者中药四子散热奄包的作用与操作方法，取得患者配合。

(2) 治疗前排空二便。

(3) 感觉局部温度过高或出现红肿、丘疹、瘙痒、水疱等情况，及时告知护士。

(4) 治疗时间每次15～30分钟，每天1～2次。

4. 物品准备

治疗盘、四子散热奄包（由紫苏子、莱菔子、白芥子、吴茱萸装入密封布袋制成）、纱块、温度计，必要时备屏风、毛毯等。

5. 患者准备

协助患者取合理、舒适体位，排空二便，暴露治疗部位皮肤，以大毛巾保暖。

6. 实施

(1) 将四子散放入炒锅，炒至有芳香味出，色微黄，装入自制小布袋内，扎紧袋口，温度60～70℃。若用恒温箱，则先将四子散装入自制小布袋内，扎紧袋口，再将恒温箱温度调至60～70℃，至有芳香味出。

(2) 遵照医嘱，确定热奄包的热敷部位，清洁操作部位皮肤。

(3) 将加热好的四子散热奄包用布包裹，直接置于治疗部位皮肤上或相应穴位上，用力均匀，来回推熨或回旋运动。一定时间后，用温度计测四子散热奄包的温度，低于50℃时停止热敷。

(4) 将温度低于50℃的四子散热奄包置于腹部持续热敷，热敷时间30分钟，注意观察局部皮肤的颜色，询问患者对温度的感受。

(5) 操作完毕，再次核对，协助患者取舒适体位，整理床单位。

7. 记录

(1) 患者的一般情况和热敷处皮肤情况。

(2) 患者的反应、病情变化、异常情况、处理措施及效果。

【注意事项】

(1) 操作过程中注意保暖，保持药袋温度，温度过低时应及时更换或加热。

(2) 操作过程中随时询问患者对温度的感受，观察皮肤颜色变化，出现水疱或烫伤时应立即停止，并给予适当处理。

(3) 药熨温度一般保持在50～60℃，不宜超过70℃，年老者、婴幼儿及感觉障碍者，药熨温度不宜超过50℃。

（4）冬季要注意保暖，热敷结束需休息半小时后方能外出，以防风寒侵袭。

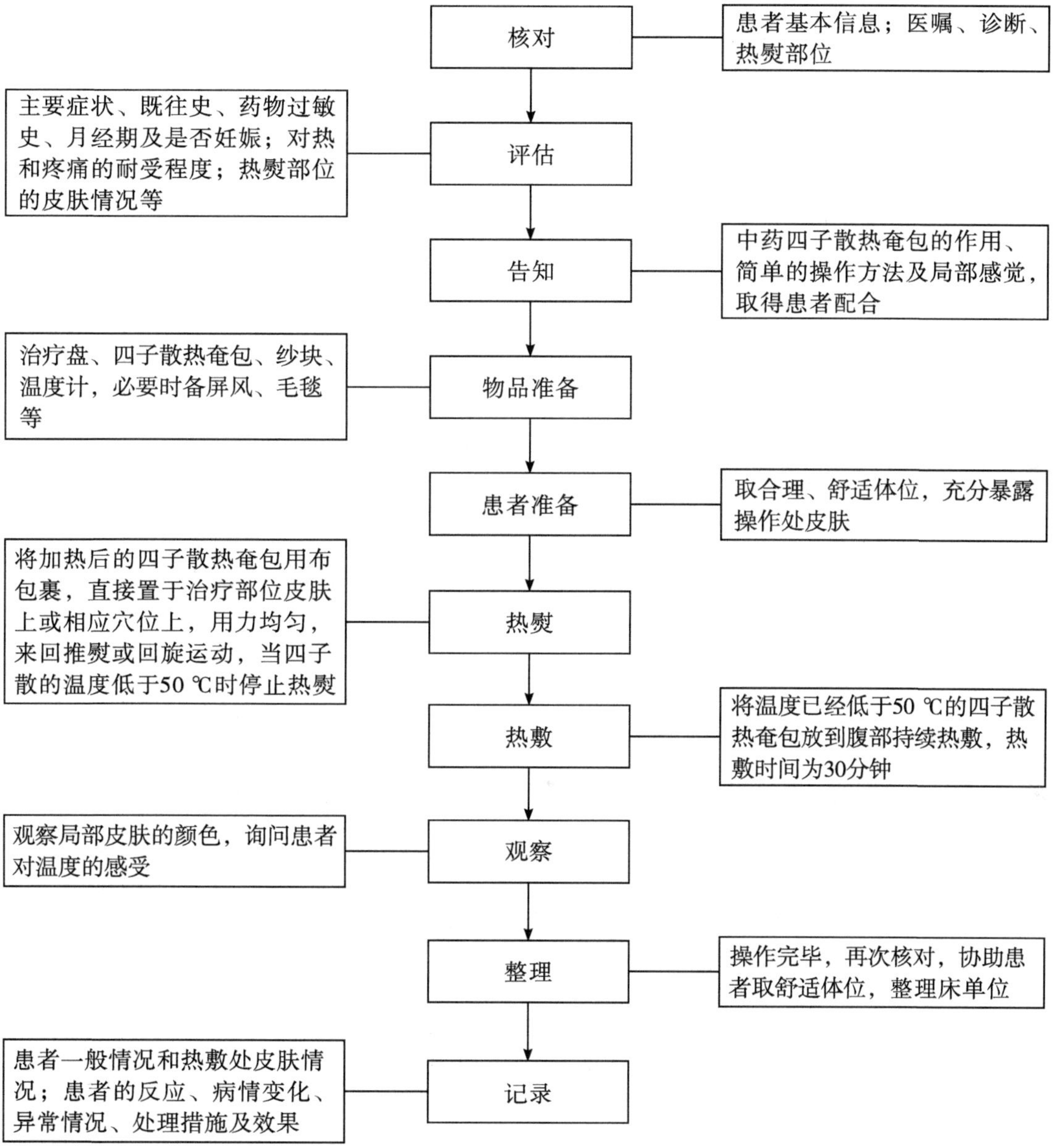

```
                              ┌──────────┐      ┌────────────────────────┐
                              │   核对   │──────│ 患者基本信息；医嘱、诊断、│
                              └──────────┘      │ 热熨部位                │
                                   │            └────────────────────────┘
                                   ▼
┌────────────────────────┐    ┌──────────┐
│ 主要症状、既往史、药物过敏│    │   评估   │
│ 史、月经期及是否妊娠；对热│────│          │
│ 和疼痛的耐受程度；热熨部位│    └──────────┘
│ 的皮肤情况等            │         │
└────────────────────────┘         ▼
                              ┌──────────┐      ┌────────────────────────┐
                              │   告知   │──────│ 中药四子散热奄包的作用、│
                              └──────────┘      │ 简单的操作方法及局部感觉│
                                   │            │ ，取得患者配合          │
                                   ▼            └────────────────────────┘
┌────────────────────────┐    ┌──────────┐
│ 治疗盘、四子散热奄包、纱块│    │ 物品准备 │
│ 、温度计，必要时备屏风、│────│          │
│ 毛毯等                  │    └──────────┘
└────────────────────────┘         │
                                   ▼
                              ┌──────────┐      ┌────────────────────────┐
                              │ 患者准备 │──────│ 取合理、舒适体位，充分暴露│
                              └──────────┘      │ 操作处皮肤              │
                                   │            └────────────────────────┘
                                   ▼
┌────────────────────────┐    ┌──────────┐
│ 将加热后的四子散热奄包用布│    │          │
│ 包裹，直接置于治疗部位皮肤│    │   热熨   │
│ 上或相应穴位上，用力均匀，│────│          │
│ 来回推熨或回旋运动，当四子│    └──────────┘
│ 散的温度低于50℃时停止热熨│         │
└────────────────────────┘         ▼
                              ┌──────────┐      ┌────────────────────────┐
                              │          │      │ 将温度已经低于50℃的四子│
                              │   热敷   │──────│ 散热奄包放到腹部持续热敷│
                              │          │      │ ，热敷时间为30分钟      │
                              └──────────┘      └────────────────────────┘
                                   │
                                   ▼
┌────────────────────────┐    ┌──────────┐
│ 观察局部皮肤的颜色，询问患│    │   观察   │
│ 者对温度的感受          │────│          │
└────────────────────────┘    └──────────┘
                                   │
                                   ▼
                              ┌──────────┐      ┌────────────────────────┐
                              │          │      │ 操作完毕，再次核对，协助│
                              │   整理   │──────│ 患者取舒适体位，整理床单│
                              │          │      │ 位                      │
                              └──────────┘      └────────────────────────┘
                                   │
                                   ▼
┌────────────────────────┐    ┌──────────┐
│ 患者一般情况和热敷处皮肤情│    │          │
│ 况；患者的反应、病情变化、│────│   记录   │
│ 异常情况、处理措施及效果│    │          │
└────────────────────────┘    └──────────┘
```

图 2-26 中药四子散热奄包操作流程

（吴巧玲　郑飞辉）

第十九节 开天门

【定义】
开天门是穴位按摩的一种,运用各种推拿手法,作用于头面部的腧穴而产生作用的一种疗法。

【理论基础】
《保赤推拿法》载:"先从眉心向额上,推二十四数,谓之开天门。"开天门有发汗解表、开窍醒神等作用。开天门作为一种头部穴位按摩疗法,通过推、抹、揉、轻叩等手法按摩头部经络腧穴,刺激皮下血管和神经,由反射弧传导,调节大脑兴奋,缓解肌紧张状态,调整血管舒缩功能,疏通经络,促进气血运行,使机体代谢功能加强,以期"阴平阳秘,精神乃治",从而达到定眩止晕、心神得宁、夜寐得安的效果。

【适应证】
外感头痛、惊风、头晕头胀、神经衰弱、失眠、中风后遗症、小儿脑瘫、焦虑等。

【禁忌证】
(1)头部有外伤、皮疹者禁用。
(2)有出血倾向或血液病、内科危重病患者禁用。

【环境准备】
保证室内光线充足、清洁、干燥、安静,避免风口。

【操作流程】(图2-27)

1. 核对
(1)患者姓名、年龄、性别、住院号或门诊号。
(2)医嘱、诊断、按摩部位。

2. 评估
(1)患者的主要症状、既往史、是否妊娠。
(2)对疼痛的敏感程度。
(3)头面部位皮肤情况。
(4)患者心理状况。

3. 告知
(1)告知患者开天门的作用与操作方法。
(2)告知患者按摩时的局部感觉,若有不适及时告知护士。
(3)按摩时尽量保持一个姿势,如变换姿势及时告知护士。
(4)按摩后4小时内不宜洗澡,注意保暖、避风寒。

4. 物品准备

梳子、治疗巾、滑石粉（小儿用）、快速手消毒剂、润肤露。

5. 患者准备

协助患者取合理、舒适体位，暴露按摩部位皮肤。

6. 实施

1）嘱患者放松心情，调整呼吸。施术者洗手后双手涂抹适量润肤露。

2）取穴：上星、印堂、头维、攒竹、丝竹空、百会、太阳、风池、肩井。

3）开天门步骤：

（1）推上星：患者仰卧位，施术者搓热双手，双拇指使用一指禅推法由印堂直推至上星36次。

（2）推头维：施术者双拇指交替，由印堂向上推至头维36次。

（3）推眉围（抹眉）：施术者双拇指自攒竹沿眉围推至丝竹空36次。

（4）梳理太阳经：五指分开，双手交替用手指指腹梳理太阳经10～20次。

（5）叩印堂：中指指腹叩击印堂36次。

（6）叩百会：中指指腹叩击百会36次。

（7）揉太阳：利用双手示指和中指顺时针按揉太阳10次、逆时针按揉太阳10次。

（8）轻拍头部：前额以印堂为中心轻拍→沿左侧眉骨上缘向左，以左太阳穴为中心轻拍至左耳轮脚→返回到前额→沿右侧眉骨上缘向右，以右太阳穴为中心轻拍至右耳轮脚→返回到前额→从印堂经上星到百会→返回到前额。共轻拍3分钟。

（9）收功：按压双侧风池、肩井，各5～10次。

施术者应根据患者症状、年龄及耐受性，选用适宜的手法和刺激强度进行按摩，做一紧一松的按压，频率每2秒1次，按压需要有一定强度，以按压穴位下出现酸、麻、胀感，即有"得气"现象为宜，每日1次，每次20～30分钟，10次为1个疗程。困扰严重者，可每日2次。

4）操作完毕，再次核对，协助患者取舒适体位，整理床单位。

7. 记录

（1）患者的一般情况和按摩部位皮肤情况。

（2）患者的反应、病情变化、异常情况、处理措施及效果。

【注意事项】

（1）操作前修剪指甲以防损伤患者皮肤。

（2）根据患者性别、年龄，选择推拿手法和时间。对体质柔弱者、年老者手法稍轻；处于月经期、患带下病、妊娠或产褥期的女性手法宜轻；小儿气血未充，肌肤娇嫩，手法宜轻，时间宜短；体质强壮者手法可稍重。

（3）操作过程中及时询问患者对手法的治疗反应，及时调整手法，以感觉舒适为度；操作力度均匀、柔和、渗透、有力、持久。

（4）症状重者可每日行1次，症状轻者3天1次，每次20～30分钟。

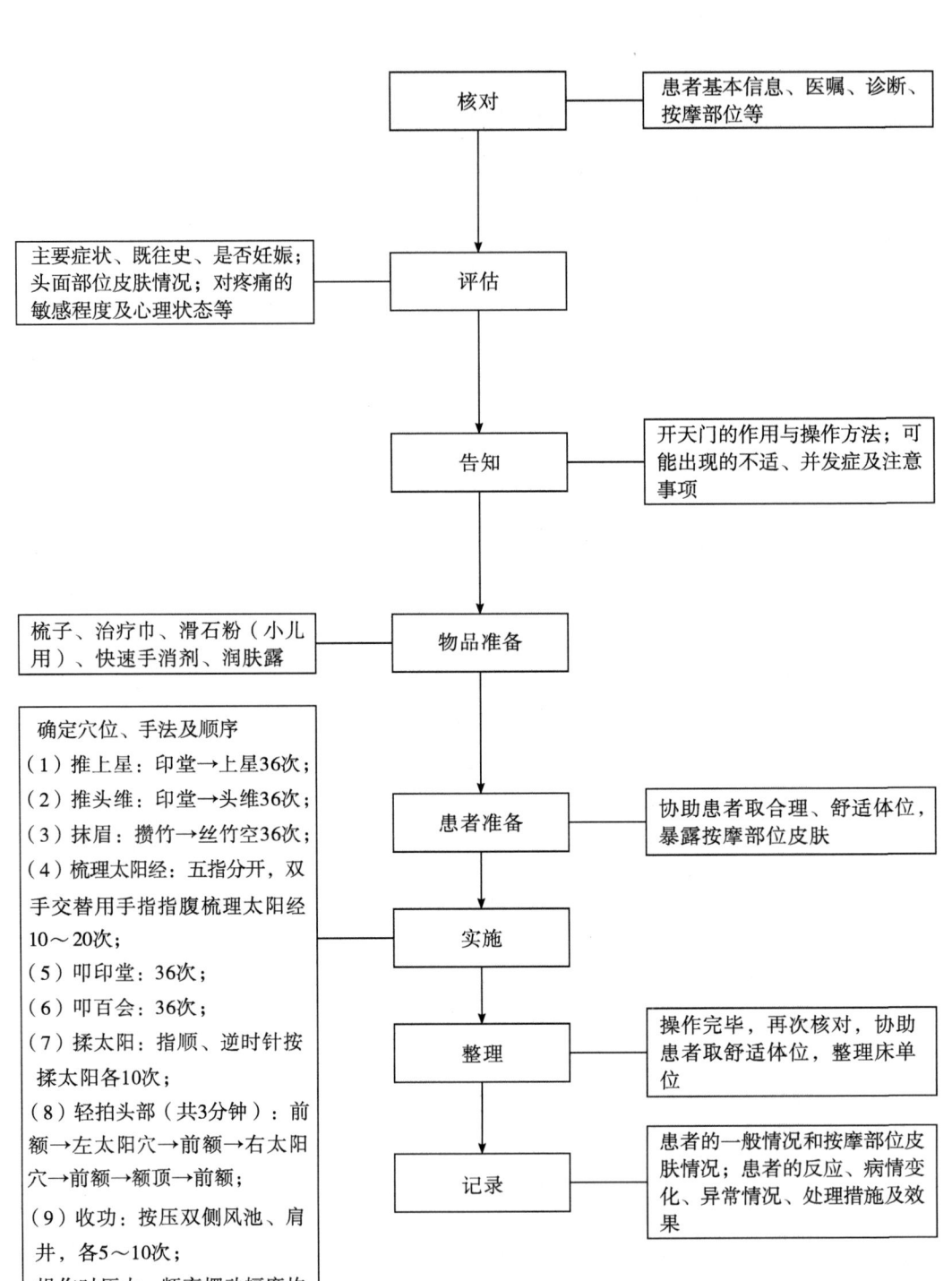

图2-27 开天门操作流程

(吴巧玲 吴利敏)

第二十节 刺络拔罐

【定义】

刺络拔罐又称刺血拔罐，属于拔罐疗法中的一种，是针刺结合拔罐治疗相关疾病的一种疗法。通常以三棱针或皮肤针刺破消毒后的局部皮肤，然后迅速用适当大小的火罐拔罐，留罐一定时间后可见适量血液渗出，以改善经络脏腑气血的功能，从而达到治疗疾病的目的。

【理论基础】

刺络法在《黄帝内经·灵枢》"官针"篇中被称为"赞刺法"，是指连续且分散地点刺出血的一种方法。拔罐法早在《五十二病方》中就有记载。古时以兽角或竹筒作为罐具，通过点燃或抽吸等方法使罐内空气排出，形成一定的负压吸附于体表部位。刺络与拔罐配合可产生协同效应，拔罐产生的负压和温热作用可增加刺络的出血量，使瘀血应排尽排；刺络出血可提高火罐对穴位的刺激作用。二者配合，共奏泻泄透邪、散瘀通络、活血行气、散结止痛、调和阴阳之效。

【适应证】

（1）抗肿瘤治疗后的骨髓抑制，临床疗效佳。

（2）疼痛病症、支气管哮喘、面肌痉挛、重症面神经麻痹及其后遗症、软组织损伤、风湿、类风湿关节炎、急性乳腺炎、淋巴炎、丹毒、带状疱疹急性期疼痛、疮疡、皮肤科急慢性炎症等。

【禁忌证】

（1）高热抽搐者、凝血机制障碍者、精神病患者、急性传染病患者禁用，以及皮肤溃疡、心力衰竭、晕针、晕血患者禁用。

（2）妊娠妇女腹部、腰骶部不宜拔罐。

（3）12岁以下者，不宜行刺络拔罐。

【环境准备】

避免在空调或风扇直吹的地方治疗；注意保护患者隐私。

【操作流程】（以玻璃火罐为例）（图2-28）

1. 核对

（1）患者姓名、年龄、性别、住院号或门诊号。

（2）医嘱、诊断、刺络拔罐部位。

2. 评估

（1）患者的主要症状、临床表现、既往史、是否妊娠。

（2）对疼痛的耐受程度，是否有晕针史。
（3）刺络拔罐处皮肤情况。
（4）心理状况。

3. 告知
（1）告知患者刺络拔罐的作用与操作方法，取得患者配合。
（2）治疗过程中局部可能出现水疱或者烫伤。
（3）由于罐内空气负压吸引的作用，局部皮肤会出现罐口大小的紫红色瘀斑，数日后可自然消失。
（4）火罐脱落，应及时告知护士。

4. 物品准备
治疗盘、火罐（玻璃罐）、止血钳、95%乙醇溶液、75%乙醇溶液、无菌棉签、无菌纱布块、打火机、宽口瓶（内盛水）、大毛巾、三棱针、胶布、快速手消毒剂等。

5. 患者准备
协助患者取合理、舒适体位，暴露刺络拔罐处皮肤，以大毛巾保暖。

6. 实施
（1）遵照医嘱，确定刺络拔罐部位，清洁操作部位皮肤。
（2）刺络：用75%乙醇溶液消毒取穴部位皮肤，用右手拇指、示指持住针柄，中指扶住针尖部，露出针尖1～2分，以控制针刺深浅度。针刺时左手捏住指（趾）部，或夹持、舒张皮肤，右手持三棱针针刺，针刺范围直径1～2 cm，针刺动作要稳、准、快。刺络过程中需注意患者体位，以防出现晕针现象。
（3）拔罐：火罐大小以覆盖到针眼外0.5～1 cm为宜。一手拿火罐，另一手持止血钳夹95%乙醇溶液棉球点燃，伸入罐内中下端，点燃的火焰在火罐内转动，罐内形成负压后迅速扣至已经选择的拔罐部位上，待火罐稳定吸附后方可离开，防止火罐脱落，适时留罐，留罐时间8～10分钟。棉球用毕放入宽口瓶内熄火。
（4）观察：检查罐口吸附情况，观察局部吸出的血或血水情况，以5～10 mL为宜，或血水接近半罐时则需要倾倒重新拔罐。及时询问患者有无不适。
（5）起罐：一手夹罐体，另一手用手指按压罐口边缘皮肤，漏气后起罐，用无菌棉签抹净拔罐部位皮肤血迹。
（6）消毒皮肤：用75%乙醇溶液再次消毒局部皮肤，无菌纱布块覆盖针刺部位，胶布固定。
（7）操作完毕，再次核对，协助患者取舒适体位，整理床单位。
（8）刺络拔罐时间间隔：刺络拔罐可间隔3～7日施行1次。

7. 记录
（1）患者的一般情况和刺络拔罐处皮肤情况。
（2）患者的反应、病情变化、异常情况、处理措施及效果。

【注意事项】
（1）注意检查针具，当发现针尖有钩毛或缺损、针锋参差不齐时，要及时更换。
（2）针具及针刺局部皮肤（包括穴位）均应消毒。针具一般用75%乙醇溶液浸泡30分钟后即可使用。重刺后，局部皮肤须用乙醇溶液棉球消毒，并应注意保持针刺局部清洁，以防感染。24小时内不要沐浴。
（3）拔罐时宜选肌肉较厚的部位，骨骼凹凸不平或毛发处不宜拔罐，避开有水疱、瘢痕或伤口的位置。
（4）点火用的乙醇溶液棉球应用止血钳拧干、夹紧，防止棉球滴液或脱落烫伤患者皮肤。用毕将棉球放入小口瓶内熄灭。
（5）刺络过程中应注意患者体位，以防出现晕针现象。拔罐过程中，应随时观察火罐吸附情况和患者皮肤颜色。
（6）使用玻璃罐时随时注意罐内吸附力是否降低，以防火罐松脱打碎。
（7）起罐时切勿强拉，拔罐后皮肤出现潮红或瘀红为正常现象，拔罐以后引起的张力性水疱可按外科常规处理。
（8）冬天注意保暖，但拔罐部位不宜覆盖厚重的棉被，必要时以屏风遮挡。
（9）针刺时不宜过深以防出血过多，局部注意消毒。

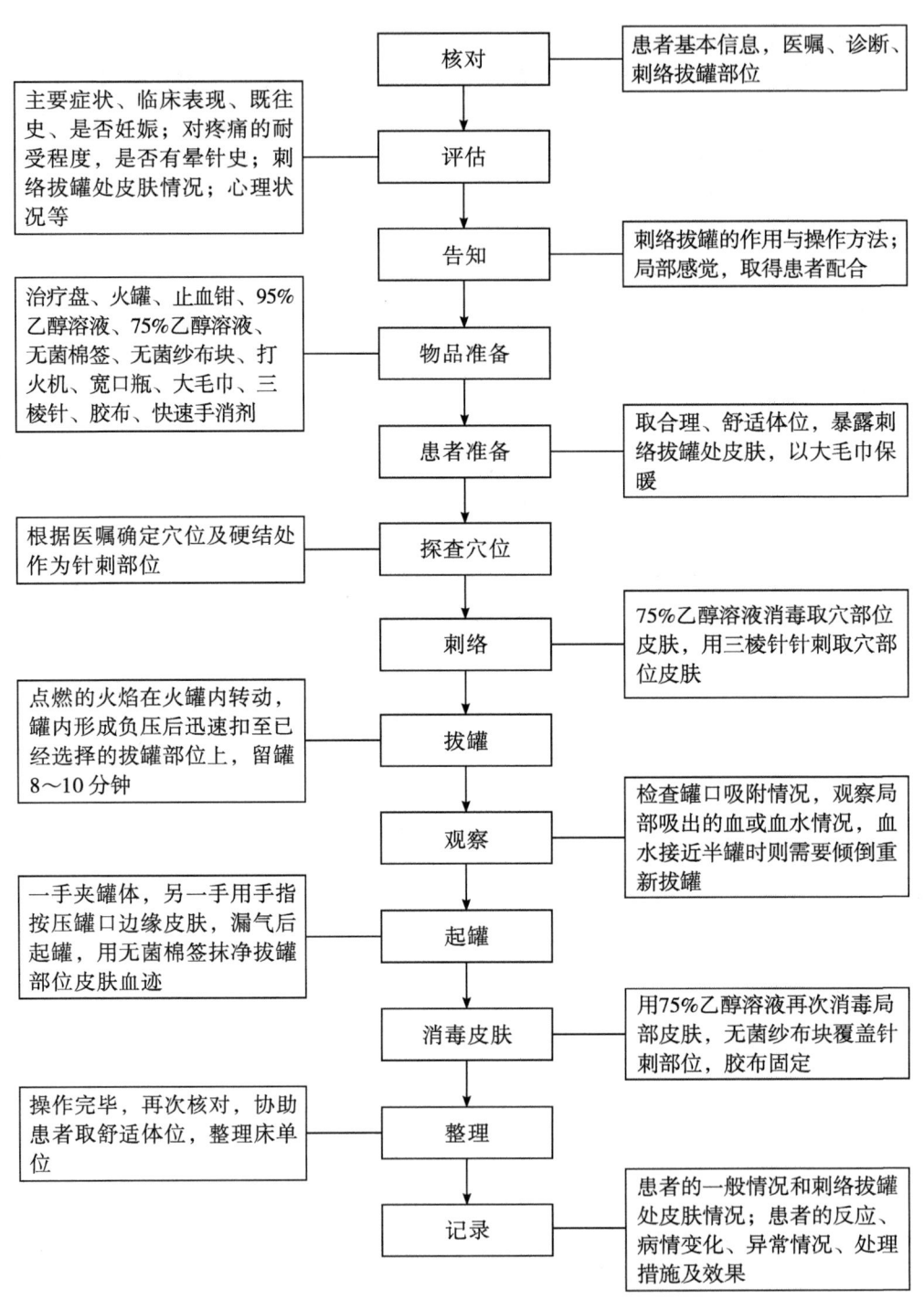

图 2-28 刺络拔罐操作流程（以玻璃火罐为例）

（吴巧玲　刘杨　陆雅晴）

第二十一节 腹部按摩

【定义】

腹部按摩是在脏腑和经络学说指导下,运用手法作用于人体穴位,通过局部刺激、疏通经络、行气活血,达到通腑泄热、促进排便的一种疗法。

【理论基础】

腹部按摩是以脏腑和经络学说为基础的一种中医治疗方法。其操作手法最早记载于《黄帝内经·素问》"举痛论"篇曰:"寒气客于肠胃之间,膜原之下,血不得散,小络急引故痛,按之则血气散,故按之痛止。"《厘正按摩要术》亦有记载:"胸腹者,五脏六腑之宫城,阴阳气血之发源。"由此可见,腹部作为人体上、下部的枢纽,五脏六腑虽分居于胸腹之中,然而位于胸中的心、肺二脏与腹中的大肠、小肠二腑,通过经脉相互络属构成表里关系,所以腹部不但直接包括脾、肝、肾三脏和胆、胃、大肠、小肠、三焦、膀胱六腑,而且位于胸中的心、肺二脏亦与腹部有着密切的关系。十二经脉的循行、分布均与腹部有着密切的联系,奇经八脉中冲、任、督三脉同起于少腹胞中,即"一源而三歧"。腹部按摩通过手法作用于腹部,促进五脏六腑、十二经脉的经气循行流通,使五脏六腑的气机滋生、恢复,通过局部刺激疏通经脉、行气活血,达到通腑泄热的目的。现代医学认为,腹部按摩通过机械刺激直接作用于胃肠道,结合神经反射调节与经络传导效应,可增强肠道规律蠕动,促进内容物有序推进。

【适应证】

各种疾病及化疗所致的便秘、化疗后所致的腹胀、口服止痛药物所致的便秘、胃脘痛、小儿疳积、慢性盆腔炎等。

【禁忌证】

(1)未确诊的急性脊柱损伤、各种急性传染病、感染性化脓性疾病、结核性关节炎、烧伤、烫伤、皮肤破损及瘢痕等部位。

(2)妇女月经期,妊娠妇女腹部、腰骶部禁用。

【环境准备】

避免在空调或风扇直吹的地方治疗,可用屏风遮挡;注意保护患者隐私。

【操作流程】(图2-33)

1. 核对

(1)患者姓名、年龄、性别、住院号或门诊号。

(2)医嘱、诊断、施术部位。

2. 评估

(1)患者的主要症状、既往史、是否妊娠。

(2) 对疼痛及力度的耐受程度，心理接受度。
(3) 腹部皮肤情况，有无术口，有无破溃情况。

3. **告知**

(1) 告知患者腹部按摩的局部感觉，可能会出现局部皮肤发热、胀、痛等，如有不适及时告知护士，取得患者配合。
(2) 每天按摩1～2次，每次10分钟。
(3) 勿空腹或饱餐后行此项操作，于两餐之间时段按摩为宜。
(4) 腹部按摩前嘱患者排空膀胱。

4. **物品准备**

治疗盘、纱块、润滑油介质、快速手消毒剂、棉签、松节油（备用）、屏风、大毛巾。

5. **患者准备**

操作前排空膀胱，取合理、舒适体位（仰卧位为宜），暴露治疗部位。

6. **实施**

1）施治准备：根据患者腹部皮肤情况，酌情涂抹润肤品或去除胶布印等污垢。

2）体位准备：患者取仰卧位，两手于身体两侧平伸，解开腰带，指导患者调匀呼吸，按摩者面对患者右侧坐位。遵医嘱根据患者耐受程度进行力度调整来操作。

3）常用按摩手法为按法、摩法、推法、颤法（振法）。

(1) 按法：利用指端、指腹或指掌，在患者身体适当部位，有节奏地一起一落按压，即按法（图2-29）。有单手按法和双手按法两种。临床上，在两肋下或腹部，通常应用单手按法或双手按法；也可以右手在下，左手压在右手指背上。在腹部皮肤上涂擦少许润滑油，以肚脐为圆心，以外腹部为按摩部位（把腹部均分为内外两个部分，内腹部主要为小肠部位，外腹部主要为大肠部位）。腹泻患者逆时针方向摩擦按摩腹部10分钟，每天早晚各1次。便秘患者可顺时针方向摩擦按摩腹部10分钟，每天早、晚各1次。

(2) 摩法：用手指指腹或手掌在患者身体的适当部位，给予柔软的抚摩，即摩法（图2-30）。摩法多配合按法和推法，有常用于上肢和肩端的单手摩法和常用于腹部的双手摩法。

(3) 推法：向前用力推动即推法。有单手推法或双手推法两种（图2-31）。推法与摩法不能分开，推法中包括摩法，推法、摩法常配合一起使用。常用的推法为四指并拢，置于同侧剑突旁，然后沿季肋部方向进行分推5～10分钟。

(4) 颤法（振法）：是一种震颤而抖动的按摩手法（图2-32）。动作要迅速而短促、均匀。将大拇指垂直地点在患者痛点，全腕用力颤动，带动拇指产生震颤性的抖动，为单指颤动法。用拇指与示指，或示指与中指，放在患者痛处，利用腕力进行颤动，为双指颤动法。常用方法为手指稍微弯曲，轻贴于腹部，上下颤动如鸟啄之势。颤动频率以3～4次/秒为宜,用力应均匀、柔和。可从上腹部开始,由剑突下缓缓下行至脐部,来回往复移动,左、右手可轮换交替进行。

4)操作完毕,再次核对,协助患者取舒适体位,整理床单位。

7. 记录

(1)患者的一般情况和按摩局部皮肤情况。

(2)腹部按摩时间。

(3)患者的反应、病情变化、异常情况、处理措施及效果。

【注意事项】

(1)操作前修剪指甲以防护损伤患者皮肤。预先去除局部有碍操作的物品。

(2)按摩的体位以舒适、便于操作为宜,以仰卧为主。

(3)按摩手法力度均匀、柔和、渗透、有力、持久,随时观察患者表情,及时调整手法力度。

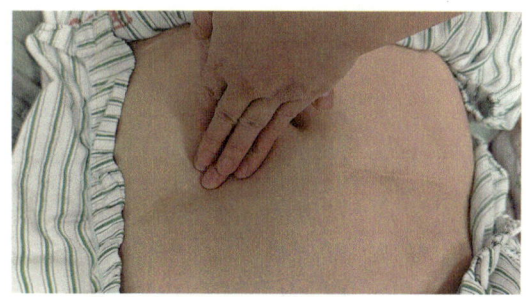

图 2-29 按法

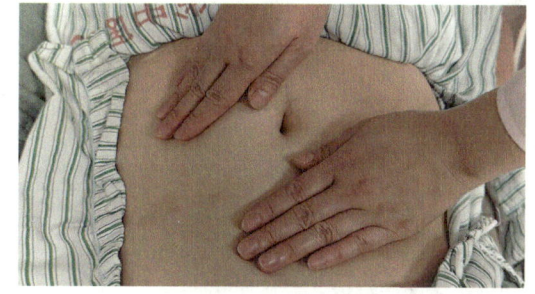

图 2-30 摩法

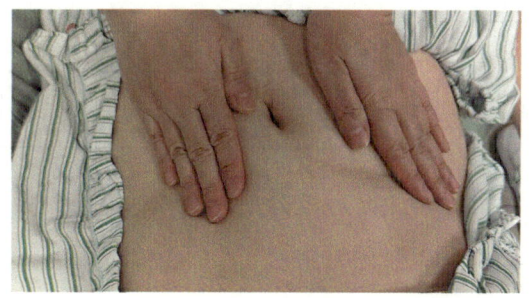

图 2-31 推法

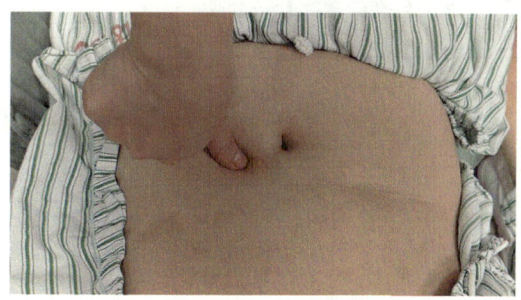

图 2-32 颤法

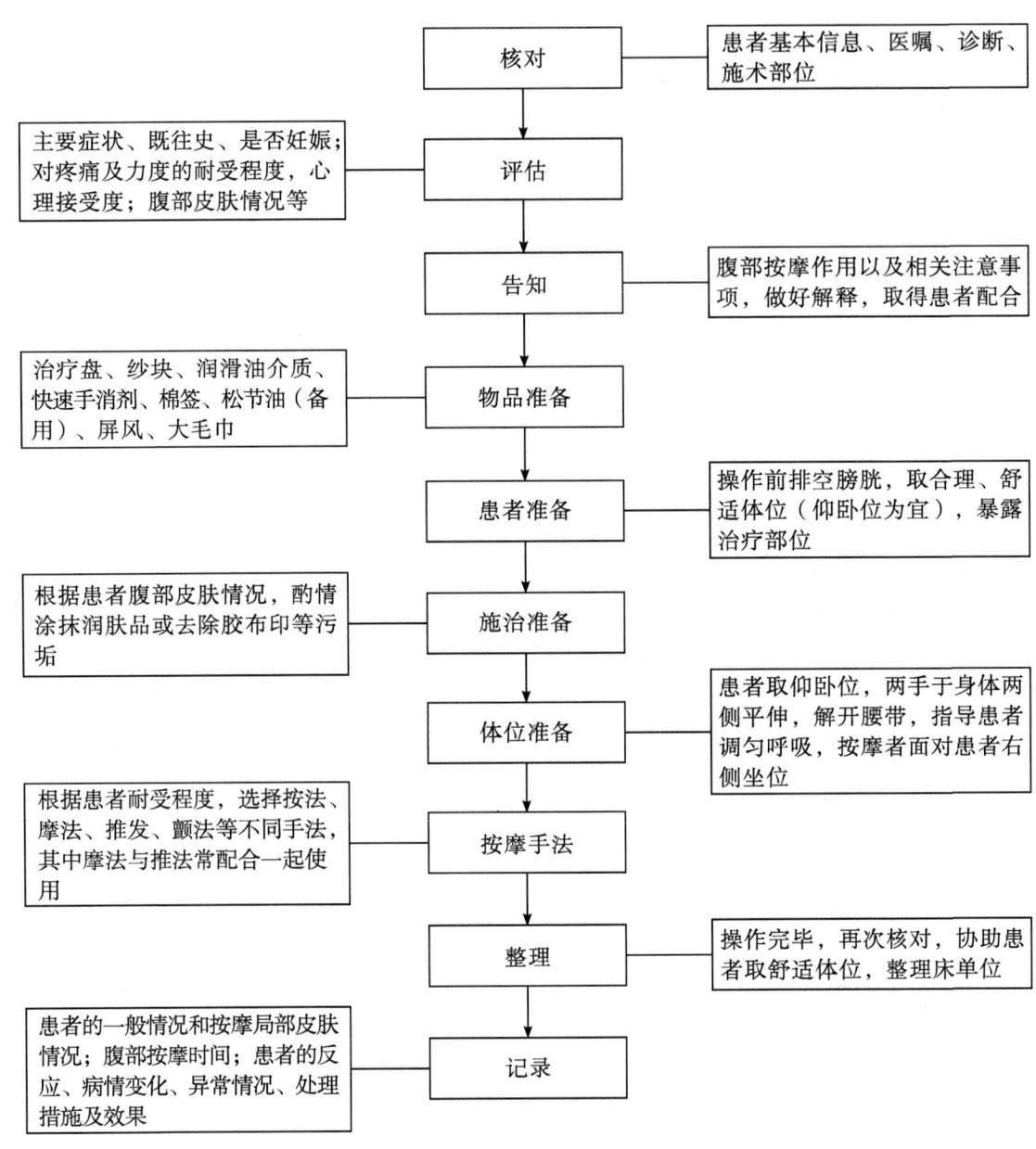

图 2-33 腹部按摩操作流程

(吴巧玲 姚曼 陆雅晴)

第三章 饮食调护

食物是人体生命活动中的主要物质来源。中医饮食调护是在中医辨证基础上对患者实施药补、食补，调节肿瘤患者身体机能，补充其所需营养，辨证施食，相因相生。遵循"寒者热之，热者寒之，虚则补之，实则泻之"的原则，注意患者体质，做到因证、因食、因人给予食物。

第一节 饮食调护的目的及原则

一、肿瘤患者饮食调护的目的

肿瘤患者的营养不良可导致患者住院时间延长、抗肿瘤治疗敏感性减弱、并发症增加、治疗费用提高、生活质量及生存率下降，也可导致肿瘤患者体内发生严重的代谢稳存失衡，是抗肿瘤治疗失败、生活质量恶化的根源。

在临床治疗肿瘤疾病时，中医饮食调护对患者的疾病治疗和身体康复有着协同增效作用，故其在肿瘤治疗中拥有独特的临床价值，是中医肿瘤治疗学的重要组成部分。中医饮食调护主要有以下五个目的：

（一）辅助抗肿瘤治疗

养病防病，贵在饮食适宜。均衡的饮食有利于肿瘤的治疗，减少肿瘤并发症的发生，这是因为合理的饮食可避免某些致病因素的不良影响，提高机体的抗病能力，具有扶正培本之效，从而有利于机体脏腑阴阳气血平衡的恢复。

《黄帝内经》云："大毒治病，十去其六；常毒治病，十去其七；小毒治病，十去其八；无毒治病，十去其九。"药的使用不要太过，否则会伤害人的正气，反而不利于疾病的康复。近代医家张锡纯也在《医学衷中参西录》中指出："食物，病人服之，不但疗病，并可充饥；不但充饥，更可适口，用之对症，病自渐愈，即不对症，亦无他患。"利用药食同源的食物特性，将其有针对性地用于某些病症的治疗或辅助治疗，调整阴阳使之趋于平衡，有助于疾病的治疗和身心的康复。

（二）调养肿瘤患者体质

体质理论认为，相对固定的饮食习惯、膳食营养结构可通过脾胃的运化功能影响脏腑、气血阴阳的平衡状态，从而形成稳定的体质特征。在药物治疗的过程中，采用适当的食物调养可以滋养人体精气，恢复正气，减轻诸如肿瘤长期消耗带来的恶病质等不利影响，提升肿瘤治疗效果。

中医在调养肿瘤患者体质中具有其独特的优势。《黄帝内经·素问》"脏气法时论"篇明确指出："毒药攻邪，五谷为养，五果为助，五畜为益，五菜为充。气味合而服之，以补精益气。"这是说凡是药物，其性味之偏较大，多有毒，作用猛烈，所以一般用来攻邪；而食物性味之偏较小，平和无毒，可用来补精益气，强身健体。

（三）改善肿瘤患者的预后

唐代名医孙思邈在《千金方》中说道："凡欲疗疾，先以食疗。"越来越多的证据表明肿瘤患者的营养状况和预后密切相关。中医认为，脾胃为后天之本，为气血生化之源，有胃气则生，无胃气则死。肿瘤患者往往体质虚弱，脏腑阴阳失调，加上情志抑郁，胃口纳食往往不佳，甚至影响预后。

在现代辨证论治思想指导下，中医饮食调护更加注重整体性和系统性，改变患者的不良饮食和营养，从而改变肿瘤生长的内外环境，修复肿瘤破坏的脏器结构和功能，补充肿瘤消耗的能量，改善消瘦、贫血、乏力等恶病质症状，延长肿瘤患者的生存期。

（四）提高肿瘤患者的生存质量

生存质量是人们对其整个生活条件和状况的满意度的评价，包括物质层面和精神层面。当前治疗肿瘤的经典手段是手术切除、放射治疗以及化学治疗，此外还有免疫疗法、生物疗法等。这些抗肿瘤治疗会给患者带来诸如厌食、食欲下降、恶心、呕吐、腹胀、腹泻、便秘、消瘦及骨髓抑制所致的白细胞减少、贫血等症状，严重时出现肝、肾中毒等不良反应，并可导致机体免疫功能一过性低下，有的甚至难以逆转。这些症状长期困扰着患者，影响患者的正常生活和社会交际，严重降低生存质量。

循证医学表明，在常规抗肿瘤治疗基础上，增加中医饮食调护辅助抗肿瘤治疗，不但能提高治疗效果，还能减轻不良反应，延长肿瘤患者的生存期。相关研究结果表明，接受中医饮食调护的患者，在改善厌食、食欲下降、恶心、呕吐等方面具有明显的疗效。基于中医理论的中医饮食调护临床研究已逐步显示出其在肿瘤康复治疗中的积极作用，中医治疗包括饮食调护应该贯穿于肿瘤康复治疗的全过程。

（五）预防肿瘤复发

肿瘤患者通过各种方式治疗后，确实存在着"虚"象，而饮食调护具有的补益和免疫调节作用，可以促进患者身体康复，有效预防肿瘤的复发和转移。

中医认为，阴阳失调、正气虚弱是疾病产生的重要因素。有些肿瘤患者经过治疗后虽然肿瘤得到了控制，但机体内在的脏腑气血阴阳失调并未得到解决，一段时间后肿瘤可能卷土重来。所以需调整患者的阴阳气血，帮助患者预防肿瘤的复发，中医饮食调护是其中不可或缺的一环。应深入研究药食同源理论,实行饮食调护并因证、因食、因人地进行调整,以实现滋身强体的目标。

二、肿瘤患者饮食调护的原则

"营养"的概念在《黄帝内经》中贯穿始终,"天食人以五气,地食人以五味",营养从自然中摄取,是人体生命物质及功能活动的来源;同时强调平衡饮食,"谨和五味",指出营养摄入应得当,若营养摄取不当,会导致体内产生气滞、血瘀、痰湿与邪毒胶结的病理状态。肿瘤患者的饮食调护原则有以下七点:

(一)饮食有节

饮食应有节制,不可过饥或过饱。过饥则气血来源不足,过饱则易伤脾胃之气。进食要有规律,三餐应定时、定量,并遵循"早吃好,午吃饱,晚吃少"的原则,切忌饥饱不调、暴饮暴食,以免伤及脾胃。肿瘤患者应防止其他病变的产生,康复患者应防止肿瘤复发。《黄帝内经·素问》"热论"篇道:"食肉则复,多食则遗。"应少食易引起肿瘤复发或转移的食物,如牛羊肉、虾蟹等发物。

(二)饮食有方

饮食要有正确的方法,进食时宜细嚼慢咽,不宜进食过快;食物应软硬恰当、冷热适宜;食后不可即卧,宜进行散步等轻微活动以帮助脾胃的运化;睡前不宜进食;饮食不洁可导致胃肠疾病或加重原有病情,食物宜新鲜、干净,禁食腐烂、变质、污染的食物。

(三)适时定量

中医学认为,白天阳旺,活动量大,食量可稍多;夜晚阳衰阴盛,以休息为主,宜少食;强调"按时进食""按需进食",饮食要适时、定量,不可过饥过饱、食无定时或忍饥不食。否则,会扰乱胃肠消化的正常规律,使脾胃功能失调,消化能力减弱,影响营养的吸收和输送。

(四)荤素搭配,合理膳食

荤素搭配是饮食的重要原则之一,也是长寿健康的秘诀之一。合理的饮食结构应以碳水化合物、蔬菜、瓜果等素食为主,适当辅以禽肉、畜肉、蛋类、鱼类,不可过食油腻厚味。《黄帝内经·素问》提出:"毒药攻邪,五谷为养,五果为助,五畜为益,五菜为充。气味合而服之,以补益精气。"蔬菜水果富含维生素、矿物质和膳食纤维,建议饮食上多选择新鲜天然的蔬果。在膳食中增加充足蛋白质有益于缓解肿瘤相关乏症状,优质蛋白质指食物蛋白质的氨基酸模式接近人体蛋白质的氨基酸模式,容易被人体吸收利用。充足摄入果蔬、全谷类食物,减少红肉及加工肉类摄入,可显著延长患者的生存时间,改善患者功能状态及总体生活质量。

饮食宜多样化,搭配合理。人体的营养应来源于粮、肉、菜、果等各类食品,选择的食物营养成分应多样化并合理搭配,人体才能摄取必需的各种营养,维持气血阴阳的平衡。

（五）不可偏嗜

《黄帝内经·灵枢》"五味"篇曰："肝病禁辛，心病禁咸，脾病禁酸，肾病禁甘，肺病禁苦。"此乃避免有病之脏被所克之味进一步伤及。中医认为，食物有四气五味，各有归经，若饮食偏嗜则可导致人体脏腑阴阳失调而发生多种疾病，如过食肥甘厚味可助湿生痰、化热或生疮疡等症；过食生冷会损伤脾胃之阳气，而致寒湿内生，发生腹痛泄泻等脾胃寒证；经常食用过热的食物，易烫伤消化道，发生糜烂溃疡，日积月累易致癌变；偏食辛辣，可使胃肠积热而致大便干燥，或酿成痔疮下血之症等。因此，患者的饮食宜清淡，多样化，粗细相宜，寒热相适，质量兼顾，荤素搭配，比例适当，营养全面。

（六）辨证施膳

早在秦汉时期，《黄帝内经》就提出因时、因地、因人制宜。在肿瘤患者的饮食调护中，患者的膳食应根据治疗阶段、病情及个人情况而异。大体来说，手术后患者多食用流质及半流质食物；放化疗期间，饮食宜清淡，进食易消化之品；恢复期间，宜增加营养，均衡饮食。

（七）注意卫生

饮食调护中还应保证食物的新鲜，忌生冷、不洁的食物，养成良好的饮食卫生习惯，防止病从口入。饮食不洁或食有毒食物，可引起胃肠疾病和食物中毒，导致腹痛、吐泻，甚至严重中毒、危及生命。进食的环境宜整洁、宁静，气氛轻松愉快，有助于食物的消化吸收。指导患者饭前洗手、饭后漱口，不能食后即睡，饭后要避免剧烈运动，养成良好的饮食卫生习惯。

第二节　经典膳食方

一、肿瘤患者常见症状的饮食调护

（一）癌性疼痛

中医认为不同的食物有不同的性味，而不同的性味作用于不同的脏腑会产生不同的作用。所以，临床癌痛患者除了应尽量避免食过热、煎炒的食品外，在选择食物时应根据患者病情、体质及食物的性味，辨证用膳。例如，癌性疼痛属热毒壅盛者，可选择具有清热解毒作用的食物，如绿豆、芦根、苦瓜、白萝卜、竹笋等；癌性疼痛属寒盛者，应选用温性食物，如生姜、海参、牛肉、橘子、荞麦等；癌性疼痛无明显寒热者，可选择平性食物，如粳米、薏苡仁、木瓜、山药等。这样才能做到以五味调脏腑之偏，达到抗癌防痛的目的。膳食方如：甘草杭芍汤、大蒜田鸡鳝鱼汤、赤豆茯苓汤、乌药蜜饮、大黄红枣茶等。

（二）咳嗽咳痰

咳嗽咳痰的肿瘤患者除了应给予高蛋白、高维生素饮食外，还应忌辛辣刺激、肥甘厚味等助湿生痰之品。患者应多饮水，每天饮水量应大于1 500 mL。吸烟患者应当戒烟。还应注意加强口腔护理，保持患者口腔的清洁卫生。此外，还可进食具有增强机体免疫力的食物，如薏苡仁、茯苓、菱角、山药、大枣、乌梢蛇、四季豆、香菇、核桃、甲鱼等。

1. 气阴两虚型

宜食用益气养阴之品，忌辛辣食物，如韭菜、辣椒、葱、姜、蒜等，以免伤阴散气。膳食方如：枸杞山药乌鸡汤、黄芪虫草鸡汤等。

2. 痰热阻肺型

宜食用化痰清热之品，忌食辛辣等助热之品。膳食方如：川贝炖雪梨汤、百合杏仁赤豆汤、枇杷叶粥、鲜芦根粥、竹沥水等。

3. 瘀毒阻肺型

饮食宜清淡，宜食用健脾化痰之品，忌食生冷、刺激、油腻、过甜的食物。食疗可用蜂蜜萝卜汁、薏仁粥、山药粥、橘红糕等。中药汤剂宜温服。膳食方如：蜂蜜萝卜汁、沙棘蜂蜜汁等。

4. 肺脾气虚型

宜进食清淡、有营养的食物，忌食辛辣刺激的食物。中药汤剂宜温服。膳食方如：糯米阿胶粥、罗汉果猪肺汤、百合粥、木耳粥、沙参麦冬茶等。

（三）便秘

有便秘的肿瘤患者应摄入一定量的纤维素，减少高脂肪、高蛋白食物的摄入，必要时可补充膳食纤维制剂，但应注意大剂量的膳食纤维制剂可导致腹胀，肠梗阻患者应禁用。早期可为患者制订科学的饮食计划，以清淡、易消化食物为主，少吃辛辣、热性较强的食物，少食多餐，同时多饮水，每天饮水2 000～3 000 mL。对气虚的患者，可以食用人参、党参、薏苡仁等；对于血虚的患者，可以食用当归、桂圆等；对于阳虚的患者，可以食用牛羊肉、杜仲等；对于阴虚的患者，可以食用银耳、百合等。

1. 肠胃积热

膳食方如：生大黄茶、空心菜马蹄汤、番泻叶茶等。

2. 气机郁滞

膳食方如：沙参佛手粥、苏麻粥等。

3. 阴寒积滞

膳食方如：葱汁牛奶等。

4. 脾肺气虚

膳食方如：锁阳桑葚饮等。

5. 血液亏虚

膳食方如：菠菜粥、首乌粥等。

6. 阴津不足

膳食方如：沙参老鸭汤、郁李仁粥等。

（四）腹胀、腹水

有腹胀、腹水的肿瘤患者宜进食清淡、营养丰富、柔软易消化的食物，少食多餐，切忌暴饮暴食；忌辛辣、刺激、生冷、肥甘厚腻、坚硬粗糙的食物；宜低盐或无盐饮食。有神昏先兆的患者应限制蛋白质的摄入，限制入水量，保持每天入水量为前一天尿量加 500 mL。

1. 气滞湿阻

宜进食疏肝利气、行湿散满之品，如白萝卜、大蒜、韭菜、香菇、柑橘等，以及鲫鱼、薏苡仁、赤小豆、冬瓜等利尿的食物；应少食产气、易阻气机的食物，如豆类、牛奶、番薯、过甜的食物等。

2. 湿寒凝聚

宜进食温阳利湿之品，如赤小豆、薏苡仁、山药、冬瓜、绿豆等；忌生冷、刺激的食物。

3. 温热蕴结

宜进食偏凉、滑利之品，如赤小豆、葫芦、黄花菜、莲藕、荸荠、西瓜、梨、柑橘等，多食新鲜蔬菜、水果或果汁；忌食用肥甘厚味、辛辣刺激的食物。

4. 脾肾阳虚

宜进食温补脾肾之品，如板栗、核桃、大枣、南瓜、扁豆、山药、牛肉、羊肉、牛肝、羊肝、鸡、鱼等，可多用葱、姜、蒜、胡椒等调料；少食易产气的食物，如豆类、牛奶、番薯等。

（五）失眠

失眠患者饮食上以清淡、易消化、滋阴为宜，应以富含钙、蛋白质和维生素的食物为主，少食肥甘厚腻之品；忌辛辣、刺激性食物，如浓茶、咖啡、辣椒；晚餐不宜过饱。可适量食用有助于安神的食物，如猪心、猪脑、百合、小米、核桃、红枣、桂圆等。膳食方如：莲子粥、清蒸猪脑、酸枣仁粥等。

（六）癌因性疲乏

癌因性疲乏属于中医学"虚劳"的范畴。患者受肿瘤侵袭及放化疗、靶向治疗等药毒影响，机体正邪相争，阴阳失调，脏腑气血亏损，最终久虚不复而成劳。正确合理的饮食对肿瘤患者的康复有重要作用。有助缓解癌因性疲乏的膳食方如：黄芪母鸡汤等。

二、化疗期间的饮食调护

恶性肿瘤患者在化疗期间，由于常有胃肠反应或食欲不振，加上化学药物对机体产生的毒性作用，使身体相对虚弱，因此一般给予高蛋白、高热量、富含维生素而又易于消化的食物，并宜少量多餐，中医饮食调护原则为补益虚损，健脾生血。某些化疗药物可能引起较为严重的消化系统不良反应，使食欲明显减退，或有恶心呕吐，甚至出现腹痛或腹泻，中医饮食调理原则为补中健脾、消食开胃。如化疗中出现造血系统抑制，有白细胞减少乃至明显贫血症状、眩晕心悸、短气乏力等，中医饮食调理原则为填精益髓、滋阴补血。

（一）恶心呕吐

宜少量多餐，避免进食过饱，尽量多饮水以促进代谢物排出，但应避免就餐时及餐后一次性饮水过多。化疗前后 1～2 小时应避免进食进水。餐后可适当站立、轻度活动，避免立即平卧休息，以免食物反流。出现恶心呕吐时不强求患者进食，并应避免接触正在进食或烹调的人，避免食物气味刺激。若患者呕吐剧烈，可暂停进食进水，必要时可遵医嘱给予静脉营养，待恶心呕吐症状减轻后再循序渐进恢复进食。膳食方如：陈皮梅茶、柠檬姜茶、山药鸡内金粥、佛手粥等。

（二）骨髓抑制

化疗药物对造血系统产生的不良反应表现为白细胞减少，也可见红细胞及血红蛋白减少、血小板下降，有出血倾向，甚至出现明显的贫血症状。某些中药对造血系统抑制有较好的治疗作用。可用于提升白细胞的有黄芪、黄精、女贞子、枸杞子、菟丝子等；可用于提升红细胞的有党参、当归、大枣、龙眼肉、阿胶、枸杞子、人参等；可用于提升血小板的有女贞子、山茱萸、大枣、龟胶、黑大豆等。膳食方如：桂圆红枣粥、黄芪枸杞甲鱼汤、金针菇炖鳗鱼等。

（三）化疗性口腔黏膜炎

化疗后因恶心、呕吐、食欲不振、口腔黏膜炎等不良反应，患者进食量减少，营养摄入不足，易导致水电解质紊乱。患者饮食应避免刺激性食物，疼痛明显的患者可进食半流质或流质饮食。进食前可先含漱吗啡漱口液、利多卡因黏性溶液等缓解疼痛。中医学自古以来就有"药食同源"理论，认为许多食物同时也是药物，有防治疾病的作用，例如，脾胃虚弱型的口腔黏膜炎患者，可进食健脾补气的膳食，如黄芪山药粥，或用蜂蜜含服。

三、放射治疗期间的饮食调护

放射治疗中常见的不良反应有头晕、烦躁、失眠、口干口苦、恶心或呕吐。面溺黄、大便结、舌苔干黄、脉滑数者，为热伤肺胃，应避免烟、酒及刺激性食物，多吃高蛋白质、含丰富维生素和清润滋补的食物，饮食要多样化而又易于消化，宜多饮汤水。中医饮食调理原则为清肺滋阴、养胃健脾。在放射末期或放射治疗后，出现眩晕疲乏、嗜睡口淡、食欲减退或大便溏薄，白细胞减少或有明显贫血症状、舌质晦暗、脉细或细数无力者，为脾肾亏虚，可适量食用人参、黄芪、女贞子、枸杞子、龙眼肉、大枣等。

（一）口干

《随息居饮食谱》谓："补气，滋肾液，益肝阴，强筋骨，止渴。"梨、竹蔗与葡萄含有丰富的维生素及多酚类物质，其抗氧化作用可辅助减轻放疗引起的氧化应激反应，对电离辐射导致的自由基损伤具有一定保护作用。膳食方如：梨汁蔗浆葡萄露、燕窝雪耳羹等。

（二）放射性皮炎

宜进食高蛋白质、高维生素、高热量的食品，并按照患者喜好制订个性化饮食方案，确保口味适宜，并注意色、香、味搭配；忌烟、酒，避免辛辣、油腻、腌制、生冷食物；多饮水，日饮水量应在 2 000 mL 以上。餐后适当活动，有利于食物消化。必要时可给予要素饮食或静脉高营养治疗。膳食方如：绿豆海带汤、芦笋玉米须粥、沙参鸡蛋汤、沙参茅根绿豆汤、五汁饮等。

（三）放射性口腔黏膜炎

饮食宜高热量、高蛋白、富含维生素，且食物宜温凉、柔软、易咀嚼吞咽，口腔疼痛时选择软食或半流质饮食，必要时配汤进食，疼痛严重时进食流质。常见柔软食物如嫩豆腐、豆花、巴沙鱼、果泥、土豆泥、五谷糊、藕粉、鸡蛋布丁、蛋羹等，常见流质匀浆有牛奶、米汤、奶粉、酸奶等。或可将日常食物处理成糊状并加适量汤稀释后进食。宜少量多次的饮水；宜戒烟戒酒；不吃煎炸、烧烤、腌制、霉变的食物；不吃对口腔产生刺激的食物，如辛辣、酸涩、多刺、坚硬、粗糙的食物；饮食不可过热或过冷；还应避免食用热性食物，如狗肉、羊肉、辣椒、八角、胡椒、桂皮、荔枝、榴梿等。膳食方如：臭草绿豆粥、椰子汁、蒲公英花茶等。

（四）放射性直肠炎

进食高蛋白、高热量食物可确保营养摄入，降低营养不良风险；低纤维素、低脂饮食可避免加重肠道刺激，有助于减轻症状；多饮水、适量进食蔬果可保持大便软烂、通畅，避免干结粪便摩擦损伤黏膜。此外，还可适当补充益生菌，以维持胃肠道菌群平衡，恢复肠道正常 pH，有助于减轻腹部症状。膳食方如：茯苓大枣粥、芡实鱼滑粥等。

四、靶向治疗期间的饮食调护

靶向药物导致的不良反应，以黏膜反应最常见，其次为消化道反应、骨髓抑制及神经毒性等，严重者常导致治疗中断、生活质量下降、感染等，从而影响治疗效果。中医从病因、病机出发，通过辨证施膳的手段，可降低不良反应的发生率，减轻治疗相关症状，提高患者的耐受性。

（一）皮疹

皮肤不良反应是表皮生长因子受体抑制剂（EGFR-TKIs）引起的最常见的不良反应之一，其中皮疹的发生率高达60%~80%。皮疹的出现，一方面是治疗获益的信号，另一方面也影响容颜，降低患者生活质量。临床上根据皮疹的轻重程度、病邪深浅，可参考温病卫气营血理论中斑疹性病变进行辨治，但总以肺胃热盛、血热风燥为主要的辨证依据。饮食上宜清淡，多吃蔬菜、水果，忌吃或少吃煎炒、辛辣、油腻、刺激性的食物。对于靶向药引起的皮疹，中医饮食调护的原则为宣肺清热、凉血解毒。膳食方如：生地土茯苓乌龟汤、海藻昆布绿豆粥等。

（二）腹泻

腹泻是 EGFR-TKIs 类药物除皮疹外最常见的不良反应，其发生率为 6.7%～58.2%。患者饮食以健脾为主，忌吃或少吃寒凉、煎炒、辛辣、油腻、刺激性食物。中医饮食调护原则为健脾补肾、渗湿止泻。

1. 寒湿泻

寒湿泻者宜进食温热、清淡之品，可食炒米粉、炒面，以燥湿止泻。膳食方如：防风粥等。泄泻较重者，可服用藿香正气水或紫苏叶藿香水。中药汤剂宜热服。

2. 湿热泻

湿热泻者宜进食清热、利湿之品，多饮水果汁或瓜果煎汤。膳食方如：竹叶粥等。因泄泻导致口腔溃疡者，可用藿香或金银花甘草煎水漱口，预防感染。中药汤剂宜凉服。

3. 伤食泻

严重泄泻者应控制饮食或禁食，待宿食泻净后可进食细软流质或半流质，少食多餐。膳食方如：焦米粥、酸梅汤、萝卜汤、麦芽汤等。中药汤剂宜温服，少量多次服用。

4. 脾虚泻

脾虚泻者应饮食有节，定时定量，少食多餐，进食温热细软的食物，多食健脾补中之品，如山药、牛肉、羊肉、鸡肉、桂圆等，适当增加胡椒、姜葱等调味，以增加食欲，并能温中散寒，健脾补中。中药汤剂宜空腹服用。

（三）手足综合征

靶向药物所导致的神经毒性最常见的为手足综合征，表现为手足麻木、感觉异常、皮肤色素沉着、肿胀或红斑、脱屑、皲裂、硬结样水疱等，部分患者手足综合征甚至蔓延至全身。虽然手足综合征仅局限于肢端，并不会危及生命，但往往给患者带来痛苦，造成生活质量的下降，甚至导致治疗的中断或终止。中医认为其病机属血行不畅、脉络瘀滞、气血不能达于四末，其中医饮食调护原则为温经通络、养血活血。

1. 风寒湿痹

宜进食温性食物，忌生冷。宜多吃羊肉、猪肉、排骨、蛋类、番茄、豆豉、蚕蛹等，可多使用姜、椒等温热性调料，以助散寒。可酌量饮用药酒，如五加皮酒、桂心酒、木瓜酒等，以通筋活络。宜进食除湿通络、祛风散寒之品，如薏苡仁、鲫鱼、扁豆、蚕豆、赤小豆。中药汤剂宜饭前饮用，并注意观察服药后反应。

2. 风湿热痹

宜进食清热疏利之品，多食新鲜水果，多饮用清凉饮料，忌辛辣、刺激性食物，宜多食冬瓜、莲藕、丝瓜、苋菜、绿豆、西瓜、香蕉等。中药汤剂宜饭前偏凉服用，服用后宜卧床休息，减少活动，并注意观察服药后反应。

（吴巧玲　李祎琳）

第四章 情志调护

第一节 情志调护概述

一、概述

情志是一个中医心理学的重要概念,它指的是机体对外界环境刺激产生的不同情绪反应。具体来说,情志包含了七种基本的情绪活动,即喜、怒、忧、思、悲、恐、惊,这七种情绪也被称为"七情"。情志调护属于中医心理护理范畴,在临床工作中,患者的康复离不开心理护理,而情志调护是心理护理的核心。因此,护理人员应积极主动为患者创造一个宽松和谐的住院环境,减少外界环境的影响;针对患者存在的情志问题,讲解有关的医学知识,帮助他们消除顾虑,使之认识到忧思悲观、喜怒不节、情志内伤之弊及保持性格开朗和情绪稳定,这对其病情有益,也会达到使患者主动配合进行临床治疗和护理的目的。

二、中医情志的发展

(一)秦汉时期是中医情志学说的雏形阶段

《黄帝内经》是中医药学的第一部经典著作,为中医学发展奠定了理论基础,从病因病证到情志疗法都有较为详尽和系统的阐述,其确立的治疗原则至今仍指导着医疗实践,历代均为之训解。其认为脏腑化生气血,是情志活动之物质基础,情志异常则气血逆乱致使脏腑失调以致积病。《黄帝内经·素问》"阴阳应象大论"篇云"人有五脏化五气,以生喜、怒、悲、忧、恐""喜伤心,怒伤肝,思伤脾,悲伤肺,恐伤肾"。《黄帝内经·素问》"举痛论"篇认为"百病生于气也,怒则气上,喜则气缓,悲则气消,恐则气下,寒则气收,灵则气泄,惊则气乱,劳则气耗,思则气结",阐述了情志变化同发病之间的关系。

在《黄帝内经·灵枢》"师传"篇中有这样一段话:"人之情,莫不恶死而乐生,告之以其败,语之以其善,导之以其所便,开之以其所苦。"这段话不仅表达了对人性的解读与关怀,还对情志疗法的原理进行了精辟的阐释,更透视出中国古代情志疗法对人性的全面关照。

（二）初步形成于隋唐时期

《黄帝内经》的情志治疗思想对后世医家产生了极大的影响，一些医家在中医情志致病等方面提出了独到的见解，是情志学说的初步形成阶段。

隋代名医杨上善在《黄帝内经太素》中指出："病有生于风寒暑湿、饮食男女，非心病者可以针石汤药去之；喜怒忧思伤神为病者，先须以理，清神明性，去喜怒忧思，然后以针药神而助之。"

（三）成熟及完善于宋金元时期

宋金元时期是百家争鸣的时期，也是把中医情志学说带向成熟的阶段。南宋的陈无择在《金匮要略》三因论的基础上，结合《黄帝内经》"五志太过致病"学说，写成《三因极——病证方论》，明确提出了"七情"的概念，突出强调了情志因素在疾病发展中起到的重大作用，使中医的"七情学说"达到了成熟。

金元时期，朱丹溪创立"气、湿、痰、热、血、食"之六郁学说，对抑郁致病进行了专门探究。其著作《丹溪心法》认为，"郁证"的本质为"气血怫郁"，而六郁以气郁为先，六郁之间密切相连，日久可相兼为病或变生他病。七情过极可致气郁，气滞血瘀，痰湿内聚，食不下化热，相互转化可变生肿瘤。如《格致余论》认为"忧怒抑郁，朝夕积累，脾气消阻，肝气积逆，遂成隐核……又名乳岩"，更明确提到夫妻关系不和的女子发病多，曰"憔不得于夫者，有之妇以夫为天，失于所天，乃生乳岩"。

（四）医家广泛接受并受到重视的明清时期

明清时期是中医情志理论的完善时期。通过对古籍的整理研究，对前代的理论进行全面的总结，中医学体系渐趋完善，众多医家对情志致病的认识落实到具体脏腑以及更多的病证。如《医宗必读》认为，噎膈"大抵气血亏损，复因悲思忧患，则脾胃受伤，血液渐耗，郁气生痰，痰则塞而不通，气则上而不下，妨碍道路，饮食难进，噎塞所由成也"。明代的万全在儿科情志病方面颇有建树。到了清代，情志学说已广为人知，许多医家专列情志病进行研究，情志学说得到了普遍应用。林佩琴的医史文献《类证治裁》和沈金鳌的《杂病源流犀烛》明确指出精神治疗在情志病中的重要地位，认为："人有病在七情者，非药石可治，还当以情治之。"

三、情志与肿瘤的相关性

人具有喜怒哀乐等情绪，不同的情绪反映了人对客观事物的不同反应。七情是指喜、怒、忧、思、悲、恐、惊几种不同的人类情绪活动的基本状态，也就是人的心理活动。七情所伤，气化受阻，气机不畅，可致气滞血瘀，影响脏腑的正常生理功能，使人体的抗病能力虚弱，这是肿瘤形成的主要因素。七情致人生病，主要包括七情过激、刺激太大、时间太长等原因引发疾病。如《妇人良方大全》记载："若初起，内结小核，或如鳖、棋子，不赤不痛。积之岁月渐大，峻岩崩破如熟石榴，或内溃深洞，血水滴沥，此属肝脾郁怒，气血亏损，名曰乳岩"。清代高秉钧的《疡科心得集》曰："舌疳者……因心绪烦扰则生火,思虑伤脾则气郁,郁甚而成斯疾,其证最恶"。清代高思敬的《外科问答》曰:"筋瘤,此症得自郁怒伤肝,忧思伤脾伤肺"。从各种医书中可以看出,历代医家在分析肿瘤的发病因素时,都十分重视情志因素。七情内伤不仅可以直接引起机体阴阳失调、脏腑经络气血功能障碍等因素,还可引起肿瘤的发生。

中医学上还认为气滞则血瘀,血瘀又阻碍气机,日久气滞血瘀成块,随瘀滞部位不同而形成各种瘤块。气血阻滞,气机不畅,会导致脾胃运化失常,更助长痰湿凝聚,两者互为因果,这也是肿瘤形成和发展的因素之一。火热之邪内蕴体内,客于血肉,雍聚不散,则可酿成痈脓,发生为肿瘤邪之所凑。

四、肿瘤患者不同的情志问题

(一)喜——回忆癌症带来的"好处"

对于如何与癌症和解这个问题,有的患者说:"哭也一天,笑也一天,我还是选择笑吧。"有的患者说:"我还有心愿没了,所以我常常忘记自己是一个癌症患者,我时常想的是如何在有生之年完成它。"还有的患者说:"反正已经得病了,随它去吧,怎么轻松、怎么开心就怎么活吧。"

对于这些情况,护理上应重视对患者的积极情绪引导,鼓励患者分享自己的感受,并通过有效的沟通、积极的心理辅导以及适当的情感支持,帮助患者建立和维持乐观的态度,这对于整个治疗过程至关重要。

(二)怒——为什么癌症偏偏找到我

被确诊为癌症对患者来说无疑是巨大的打击,去接受它是痛苦又艰难的过程。很多患者会说:"我为什么得癌?"有些患者说:"为什么别人跟我一样抽烟、喝酒却不得癌,唯独就是我,凭什么!"有些患者更不解地说:"为什么我不抽烟、不喝酒,也没有什么坏习惯,癌症就找上我。"癌症只是一种病,不是惩罚。应该正确了解有关癌症的相关知识,正确认识癌症,消除谈癌色变的心理。

对于这类患者,在护理时要给予足够的耐心。当患者情绪出现波动时,应表现出耐心与忍让,允许患者宣泄出心中的愤懑。待患者情绪平复后,再对患者进行正向引导,告知患者不要被负面情绪所影响,要适当控制好自己的情绪;情绪难以控制时,可通过深呼吸、冥想的方式,放松身体的肌肉,排解压力,保持身心愉悦,情绪平和。

(三)忧——我的病情要不要让别人知道

人吃五谷杂粮,哪有不生病的,生病是人生中难以预料的事情。在大多数人的意识里,癌症等于死亡。接到癌症的诊断书,就如同接到了死亡判决书,那感觉,就像在坐船一样,明明已经踩实站稳了,可船却一直在晃,会感到不安恐惧。

面对压力和遭遇,护理上应指导患者通过转移注意力,如阅读、运动、聊天和学习新的技能,做任何自己喜欢做的事情,去调节自身的压力,将压力转化成动力,从容地对待疾病。

(四)思——我离肿瘤转移或复发还远吗

大多数患者被确诊为癌症后,无论治疗情况如何,自身情绪上都会产生巨大的波动，最容易产生的就是焦虑、抑郁情绪。有些患者在治疗期间心态很平和，治疗结束或告一段落后反而会增加担心和不安，害怕肿瘤扩散或转移，这种心理阴影始终笼罩在心上久久不能散去。每次复查，医生也并不能给出"以后不会复发"的保证，肿瘤复发的可能性会让患者的内心很焦虑。对未来的不确定让患者感到无助和苦恼。感冒、发热、身体的不明疼痛都会让患者十分紧张，草木皆兵，误以为是肿瘤复发的信号。

当患者表达对自身病况的忧虑时，护理人员应该在简要解答后，有意识地将话题引导至患者感兴趣的事情上，分散患者的注意力，减轻其焦虑情绪；鼓励患者进行适当的兴趣活动，分散其对自身病情的过度关注。

（五）悲——我活着还有意义吗

大多数癌症患者都有疲倦症状的出现，从最开始轻度的缺乏活力到极度的疲倦以至于不能下床完成日常的活动。一些患者是这样描述他们的疲倦："就算是抬一抬手指也要费好大的力气"。这种情况一般会持续几天甚至几个月的时间。

在日常护理过程中，应以沟通为主，为患者传递乐观、积极和阳光的情绪，并为患者提供一些内容轻松愉快的书刊、影视资料，构建积极乐观的病房环境。

（六）恐——我会死于癌症吗

癌症患者的大脑由于受到一些药物不良反应的影响，很容易出现思维不清或暂时性的精神错乱。可能在那时患者也不知道自己是谁，自己在做什么，甚至产生一种别人要伤害自己的幻觉。对待有恐惧情绪的患者，护理上应主动向患者说明其病情、治疗过程中可能出现的不良反应以及应对措施等，对患者进行心理安抚；同时建议患者少喝茶、咖啡等刺激性饮品，并建议患者在晚上睡觉前泡脚，按摩脚部涌泉穴，以稳定肾气。

（七）惊——接受晴天霹雳的坏消息

得知癌症诊断的2周内，临床上称为"情绪的休克期"。患者往往一时半会难以接受癌症的诊断，会感到震惊、极力否认、回避或不相信，各种担心、焦虑、抑郁等负面的情绪都有可能出现。有的患者心理上不承认癌症的诊断，照常地工作和学习；有的患者怀疑医生的诊断是否正确，家属有没有隐瞒病情；有的患者会产生恐惧癌症和死亡的心理状态。

在这些情绪状态下，患者可能出现食欲缺乏、睡眠困难、注意力难以集中和难以维持日常生活的情况。对于大多数患者，这些症状会在7～10天内消失，有的患者需要更长的时间。不同的患者在不同的心理状态下会表现出不同的行为。有的患者认为是医生把检查结果弄错了，会到不同的医院重复检查；有的患者逃避现实，把医生开具的检查单扔在一边，拒绝做检查。总之，如何接受晴天霹雳似的坏消息，是每个癌症患者必须闯的第一道心理难关。

面对这些患者，护理上应多些耐心，鼓励患者多与外界沟通，积极培养乐观的态度，做到"气和志达，荣卫通利"；同时及时识别患者不同情志状态，与患者和家属有效沟通，以帮助患者缓解不良情绪。

第二节 中医情志调护

一、五行音乐疗法

目前，肿瘤已成为全球人类身心健康的重大威胁之一。五行音乐因疗效明显、操作简便、成本低廉，已被广泛运用于肿瘤治疗当中。"五志"为中医五行学说的组成部分，根据五行理论，"五志"与"五脏"相配（表4-1）。

表4-1 五行音乐详情

五行	五音	五志	五脏	特性	证型	功效主治	代表曲目
木	角（3—mi）	怒	肝	悠扬舒畅	肝郁化火证	疏肝泻热	《行街》《庄周梦蝶》《江南丝竹乐》《草木青青》《绿叶迎风》等
火	徵（5—sol）	喜	心	轻松欢快	心胆气虚证	养心安神	《花好月圆》《渔歌》《茉莉花》《花节序曲》《采茶舞曲》等
土	宫（1—do）	思	脾	和平雄伟	心脾两虚证	健脾益气	《良宵》《空山鸟语》《秋湖月夜》《闲居吟》《满庭芳》等
金	商（2—re）	忧	肺	肃静嘹亮	痰热内扰证	清肺化痰	《高山流水》《长清》《阳光三叠》《广陵散》《慨古吟》等
水	羽（6—la）	恐	肾	清幽澄静	阴虚火旺证	补肾固摄	《塞上曲》《江河水》《昭君怨》《乌夜啼》《寒江残月》等

注：mi、sol、do、re、la 为简谱音符的唱名。

（一）喜

对于此类患者，应该通过与患者闲聊的方式评估其心理状态，了解其心理障碍及其原因，耐心开导，使其认识到良好情绪的益处；了解患者害怕之处，给予关心，让患者感受到温暖及安全感。采取暗示疗法，通过护士的积极语言暗示对患者心理、行为产生影响，积极语言有助于患者心情舒畅，振奋精神。采取积极语言转移患者注意力，减轻患者的心理包袱。采取五行音乐疗法，选择徵调曲目《花好月圆》《采茶舞曲》等，每天上午和睡前进行循环聆听，每次 30 分钟，音量控制在 40～50 dB。聆听音乐时闭上双眼，保持愉悦心情，想象美好事物。

（二）怒

对于此类患者，采用安神定志法放松心情：静坐，配合呼吸，吸气时紧握双拳，呼气时缓慢放松，通过吸气、呼气感受放松，紧张心理，调节情绪，放松身心。每天练习 2 次，每次 20 分钟。选择《天韵五行乐》（北京高教音像出版社出版）进行五行音乐疗法，选择角调曲目《庄周梦蝶》《江南丝竹乐》等，每天上午和睡前进行循环聆听，每次 30 分钟，音量控制在 40～50 dB。聆听音乐时闭上双眼，保持愉悦心情，想象美好事物。

（三）思

对于此类患者主要采取移情法，与患者交流过程中有意识将话题转移至患者兴趣爱好上，鼓励患者多参加感兴趣的活动，培养兴趣爱好，分散患者的注意力，转移对疾病的过度关注。嘱咐家属准备适量开胃健脾食物。采取五行音乐疗法，选择宫调曲目《空山鸟语》《秋湖月夜》等，每天上午和睡前聆听，每次 30 分钟，音量控制在 40～50 dB。聆听音乐时闭上双眼，保持愉悦心情，想象美好事物。

（四）忧

对于此类患者主要采取情志相胜法，以情胜情，在与患者沟通中多谈论一些积极向上的事物，包括书刊、影视、音乐、幽默笑话等，营造一种健康、乐观的氛围，培养乐观的态度，以达到"气和志达，荣卫通利"。采取五行音乐疗法，选择商调曲目《高山流水》《广陵散》等，每天上午和睡前聆听，每次 30 分钟，音量控制在 40～50 dB。聆听音乐时闭上双眼，保持愉悦心情，想象美好事物。

（五）恐

对于此类患者，应该积极进行心理安抚，采用释疑解惑法，通过生动的语言耐心解答患者的问题，让患者充分了解疾病的发生、发展过程和治疗，可能发生的并发症等情况，让其有心理准备，提高战胜疾病的信心。采取移情暗示法，通过安排联谊活动、积极参与身体锻炼、看电视等方式转移患者的注意力，保持身心放松。采取五行音乐疗法，选择羽调曲目《寒江残月》《江河水》等，每天上午和睡前聆听，每次 30 分钟，音量控制在 40～50 dB。聆听音乐时闭上双眼，保持愉悦心情，想象美好事物。

二、冥想训练疗法

（一）中医与冥想的关系

中医的理念中，人体的身、心、灵三者相互联系，互为影响。冥想作为一种精神修炼方式，被认为可以平衡身心健康，促进人体的整体健康发展。

首先，冥想可以调整人体的气血运行。气血是维持人体正常运行的重要物质，气血不畅时常会导致身体疾病的发生。而冥想通过调整呼吸、专注意识等方式，从而起到调整人体气血运行的作用。

其次，冥想可以调整人的心态。中医注重人的整体健康，包括身体和心理健康。而冥想作为一种精神修炼方式，可以帮助人们减少压力、缓解焦虑、提升专注力等，从而改善人们的心理状态。中医认为，身体和心理健康是相辅相成的，只有身心平衡，才能达到真正的健康境界。

（二）冥想的操作方法

训练前向患者及家属介绍冥想放松训练的好处及方法，并取得患者配合。

具体方法：选择一个安静的地点，舒适地坐下或躺下；闭上眼睛，深吸气，然后缓慢地呼气（重复2~3次）；聚焦于呼吸，轻轻地吸气呼气；引导患者想象身处蓝天、大海、小溪、绿地等令人心旷神怡的场景下，体验微风拂面、小溪潺潺的感觉；然后再次聚焦到呼吸上，安静地坐一会；准备结束时，深呼吸，轻轻睁开眼睛。每天干预2次，每次10分钟。

三、移情易性疗法

肿瘤患者消极情绪往往较为明显，不良的情绪可能是癌症发生的精神因素，精神常处于压抑状态可能增加癌症进展的危险性。护理上需要一方面分散患者的注意力，从对疾病的过度关注转移到他处，排除患者内心杂念，改变其错误的认知与不良情绪；另一方面积极改变患者的周围环境，使其脱离不良因素的刺激，给患者制造一种安静、祥和而又温馨的环境。例如，采取音乐疗法，对于脾气急躁者，选取角调音乐，以泻肝火；对于性格沉闷者，选取徵调音乐，以助其释放心情。嘱患者坚持音乐疗法，每次30分钟，每天1次，音量大小以患者感到耳膜舒适为宜。也可采取运动疗法，对于情绪易激动者，指导患者通过打五禽戏、八段锦等方式来缓解精神紧张。

四、情志相胜疗法

情志相胜法是以中医"七情"理论为指导，通过强化一种正性情志去制约或调节另一种不良情志的干预方法。如对忧思较重的患者，可事先与患者家属沟通，了解患者过去曾经取得的成就或现阶段引以为豪的事情，有目地引导患者谈论相关话题，如谈论患者子孙辈的学习成绩，谈论其聪明可爱的孙子的趣事，或将有明显好转的检查指标及时告知患者，引导其以轻松、愉悦的心情加入谈话中，从而调畅其脏腑气机，达到"喜胜忧"的目的。每天干预1~2次，每次15分钟左右。

五、经络疗法

（一）拍打心包经

拍打心包经可以清心除烦、活血化瘀，适用于心烦易怒、失眠不安、口干舌燥等症状。中医认为心包经是心经的护卫，当情绪出现问题，邪气最先侵犯的是心包经，拍打心包经，可以让邪气通过心包经而被祛除。

心包经位于双上肢内侧的正中线上，拍打时自上而下以空掌拍打双上肢的正中间。重点拍打双上肢的肘部，经过5~8分钟的拍打，可以看到一些红点或黑点，这些就是邪气出表的象征。

（二）搓揉手脚心

一部分焦虑患者可表现为兴奋或疲倦交替出现的症状，夏天手心发热，冬天手脚冰凉，夜间失眠多梦等症状。可以让患者每天临睡前用热水泡脚 15～30 分钟，然后静坐在床上，用左手掌心（劳宫穴，握拳后中指所对的位置）对准右脚心（涌泉穴，脚底两个小肉球的交际处），搓揉 10～15 分钟，再用右手掌心搓揉左脚心。

六、运动疗法

（一）八段锦

八段锦是将肢体动作、呼吸和意念三者融为一体的综合性锻炼，以肢体动作为主。分为站式和坐式两种。站式八段锦可强身健体、舒筋活络，对于急性病痛有针对性的调治作用；坐式八段锦适用于慢性、虚弱性疾病患者，特别是中晚期癌症患者。运动前最好热身，做完后要注意收功。

（二）五禽戏

五禽戏是中国传统养生的一个重要功法，是模仿虎、鹿、熊、猿、鸟五种动物的动作和神志，组编而成的一套锻炼身体的功法，由我国古代著名医家华佗整理总结，根据"象其形，取其意"创编而成。其中，"取其意"的意思是指人的情志，要像虎一样威猛、像鹿一样奔放、像熊一样敦厚、像猿一样机警、像鸟一样飘逸。五禽戏对于失眠、抑郁患者有一定的预防和治疗作用。

（吴巧玲　杨玉）

第五章
相关评价量表

一、疼痛强度评估

临床上统一采用数字评定量表评估患者的疼痛，特殊情况可采用视觉模拟评分法、口述分级评分法和 Wong-Baker 面部表情疼痛评分法。

（一）数字评定量表（Numerical Rating Scale，NRS）

数字评定量表（NRS）用 0～10 代表不同程度的疼痛，0 为无痛，10 为剧痛。评估时应询问患者：你的疼痛有多严重？或让患者自己圈出一个最能代表自身疼痛程度的数字。疼痛程度分级标准为：0 为无痛；1～3 为轻度疼痛；4～6 为中度疼痛；7～10 为重度疼痛。此方法在国际上较为通用。（图 5-1）

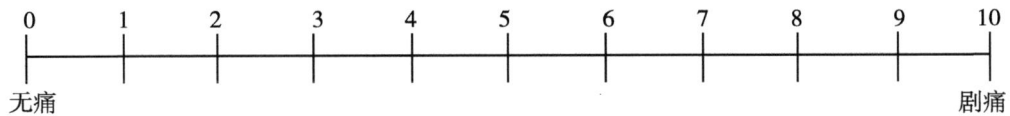

图 5-1 数字分级法（NRS）

（二）视觉模拟评分法（Visual Analogue Scale，VAS）

画一条长线（一般长为 100 mm），线上不应有标记、数字或词语，以免影响评估结果。首先要确保患者理解两个端点的意义，一端代表无痛，另一端代表剧痛。让患者在线上在最能反映自己疼痛程度之处画一个"×"。评估者根据患者划"×"的位置估计患者的疼痛程度。部分患者如老年人和文化教育程度较低者使用此评分法可能有困难，但大部分人可以在训练后使用。（图 5-2）

无痛 剧痛

图 5-2 视觉模拟评分法（VAS）

（三）口述分级评分法（Verbal Rating Scale，VRS）

口述评分法是根据患者口述疼痛的程度分级法。

0级：无疼痛。

1级（轻度）：有疼痛但可忍受，生活正常，睡眠无干扰。

2级（中度）：疼痛明显，不能忍受，要求服用镇痛药物，睡眠受干扰。

3级（重度）：疼痛剧烈，不能忍受，需用镇痛药物，睡眠受严重干扰可伴自主神经紊乱或被动体位。

（四）Wong-Baker面部表情疼痛评分法（Wong-Baker faces pain scale revision，FPS-R）

对婴儿或无法交流的患者用前述方法进行疼痛评估可能比较困难。可通过画有不同面部表情的图画评分法来评估临床观察，如叹气、呻吟、出汗、活动能力。此外，心率、血压等生命体征也会提供有用的信息对疼痛程度评估。（图5-3）

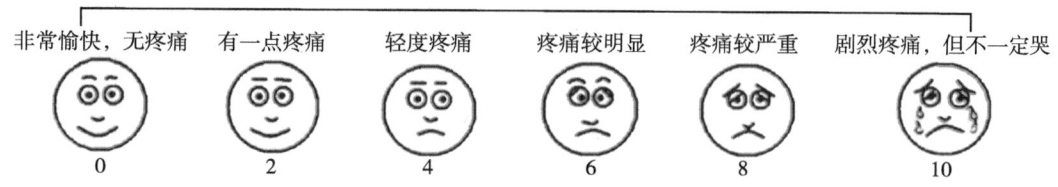

图5-3 Wong-Baker面部表情疼痛评分法（FPS-R）

二、恶心呕吐评估

（一）分级

国际上常用的恶心呕吐分级法有WHO恶心呕吐分级（表5-1）、美国NCI的CTCAE 5.0版恶心呕吐分级（表5-2）、欧洲临床学术会议标准恶心呕吐分级（表5-3）。

表5-1 WHO恶心呕吐分级

评级	0	Ⅰ	Ⅱ	Ⅲ	Ⅳ
症状	无恶心、呕吐	只有恶心、无呕吐	一过性呕吐伴恶心	呕吐需要治疗	难控制性呕吐

表5-2 CTCAE 5.0版恶心呕吐分级

评级		1	2	3	4	5
不良反应	恶心	食欲降低，不伴进食习惯改变	经口摄食减少不伴明显的体重下降、脱水或营养不良	经口摄入能量和水分不足；需要鼻饲、全肠外营养或者住院	—	—
	呕吐	不需要进行干预	门诊静脉补液；需要进行医学干预	需要鼻饲、全胃肠外营养或住院治疗	危及生命	死亡

表 5-3 欧洲临床学术会议标准恶心呕吐分级

评级		0	I	II	III
症状	恶心	无恶心	轻度恶心，但不影响日常生活及进食	影响日常生活及进食	频繁严重恶心，需要卧床休息
	呕吐	无呕吐	每天呕吐 1~2 次	每天呕吐 3~5 次	每天呕吐超过 5 次

（二）评估工具

1. MASCC 止吐评价工具（MASCC Antiemesis Tool，MAT）

MAT 是由癌症支持治疗多国协作组研制推出的化疗所致恶心呕吐（chemotherapy-induced nausea and vomiting，CINV）自评量表。该表包括 2 个子量表共 8 个条目，分别在化疗后第 1 天、第 7 天评估急性和延迟性 CINV。条目 1、3、5、7 评估 CINV 是否发生；条目 2 和 6 记录呕吐发生频率；条目 4 和 8 评估症状的严重程度。使用简单、便捷是 MAT 量表最大的优点，且每个化疗周期评估 2 次即可，减轻了患者以及医护人员每天进行评估所带来的负担。同时，MAT 是首个将急性和延迟性 CINV 分开来评估的工具，利于医护人员评价不同时段实施止吐治疗后的效果。（表 5-4）

表 5-4 MASCC 止吐评价工具（MAT）

请在化疗后第二天填写该问卷。

化疗后第一个 24 小时您的恶心与呕吐的情况：
（这一页主要反映您化疗后 24 小时内的情况）
1. 化疗后 24 小时内，您是否有呕吐的情况？ 有□　　没有□（选择 1 个）
2. 如果您在化疗后 24 小时内出现呕吐，您呕吐了多少次？ □　　（写下您呕吐的次数）
3. 化疗后 24 小时内，您是否有恶心的感觉？ 有□　　没有□（选择 1 个）
4. 如果您有恶心的情况，请圈出或者写下最能够体现您恶心严重程度的数字，在过去的 24 小时内，您恶心的情况有多严重？ □　　（在方框内填写数字） 　　0　1　2　3　4　5　6　7　8　9　10 　没有恶心　　　　　　　　　　　　　　极度恶心

这一页是要了解您在化疗结束 24 小时后到化疗结束后第 4 天的情况，因此所有问题问的都是化疗结束后 24 小时之后的情况。

续表 5-4

请在化疗结束 4 天后填写这张问卷
延迟性呕吐与恶心
5. 化疗结束 24 小时之后您有呕吐反应吗？ 有□　　没有 □（选择 1 个）
6. 如果在此期间您有呕吐，您呕吐了多少次？ □　　（写下您呕吐的次数）
7. 化疗结束 24 小时之后您有恶心反应吗？ 有□　　没有 □（选择 1 个）
8. 如果您有恶心反应，请圈出或者写下最能够体现您恶心严重程度的数字，在过去这段时期，您恶心的情况有多严重？ □　　（在方框内填写数字） 0　1　2　3　4　5　6　7　8　9　10 没有恶心　　　　　　　　　　　　　极度恶心

2. 罗德恶心呕吐指数量表（Index of Nausea and Vomiting and Retching，INVR）

INVR 是由美国密苏里大学 Rhodes 等学者研制的自评量表，用于评估化疗患者恶心、呕吐、干呕的发生情况。它包含 8 个条目 3 个维度，即症状发生频率、经历时间（呕吐量）以及严重程度，评估的是过去 12 小时内 3 个症状发生的情况，不特别针对某一类恶心呕吐，应用于多种类型的恶心呕吐的评估。该量表的特色是将干呕症状进行了单独的评估。INVR 于 2002 年译成中文版，可用于我国癌症患者恶心、呕吐及干呕症状的评估。（表 5-5）

表 5-5　罗德恶心呕吐指数量表（INVR）

条目	0 分	≤3 分	≤6 分	≤9 分	≤12 分
1. 在过去的 12 小时中，我呕吐了（　　）次	没有吐	1～2 次	3～4 次	5～6 次	>7 次
2. 在过去的 12 小时中，因为干呕，我觉得（　　）不舒服不能忍受	没有	一点	中等程度	十分	非常严重

续表 5-5

条目	0 分	≤3 分	≤6 分	≤9 分	≤12 分
3. 在过去的 12 小时中，因为呕吐，我觉得（　）不舒服不能忍受	没有	一点	中等程度	十分	非常严重
4. 在过去的 12 小时中，胃里恶心的感觉持续（　）多久	没有	<1 小时	2~3 小时	4~6 小时	>6 小时
5. 在过去的 12 小时中，因为恶心我觉得（　）不舒服不能忍受	没有	一点	中等程度	十分	非常严重
6. 在过去的 12 小时中，我每次呕吐的量大约有（　）	没有吐	少 <半杯水	中等 0.5~2 杯水	多 2~3 杯水	很多 >3 杯水
7. 在过去的 12 小时中，我感觉恶心（　）次	没有	1~2 次	3~4 次	5~6 次	>7 次
8. 在过去的 12 小时中，我干呕（想吐却吐不出来）（　）次	没有	1~2 次	3~4 次	5~6 次	>7 次

条目	评分等级				
	0 级	Ⅰ 级	Ⅱ 级	Ⅲ 级	Ⅳ 级
恶心（4.5.7）	0 分	≤3 分	≤6 分	≤9 分	≤12 分
呕吐（1.3.6）	0 分	≤3 分	≤6 分	≤9 分	≤12 分
干呕（2.8）	0 分	≤2 分	≤4 分	≤6 分	≤8 分

三、咳嗽咯痰评估

（一）分级

痰液的黏稠度可根据表 5-6 进行分级。

表 5-6　痰液黏稠度分级表

分度		Ⅰ 度	Ⅱ 度	Ⅲ 度
症状	痰质	稀痰	中度黏痰	重度黏痰
	痰形	米汤或呈现泡沫样	稀米糊状	黏稠成块状、坨状

（二）评估工具

1. 视觉模拟评分（Visual Analogue Scale，VAS）

VAS 评分可作为测评咳嗽、疼痛等症状强度的评估工具，且可评估症状的困扰程度。用一条长 10 cm 的直线，在直线两端分别标明"没有咳嗽""极度咳嗽"或"能够

想象的最严重的咳嗽",让患者根据自身感受在直线上标记咳嗽的严重程度,然后由护士测量标记离直线最左端的距离。(图5-4)

没有咳嗽   极度咳嗽

图5-4 视觉模拟评分(VAS)

2. 咳嗽症状积分表

采用咳嗽症状积分表对咳嗽的程度和疗效进行临床评定。咳嗽症状积分表分为日间积分和夜间积分两部分,即咳嗽症状积分(总积分=白天+夜间)。(表5-7)

表5-7 咳嗽症状积分

分值	日间咳嗽症状积分	夜间咳嗽症状积分
0	无咳嗽	无咳嗽
1	偶有短暂咳嗽	入睡时短暂咳嗽或偶有夜间咳嗽
2	频繁咳嗽,轻度影响日常活动	因咳嗽轻度影响夜间睡眠
3	频繁咳嗽,严重影响日常活动	因咳嗽严重影响夜间睡眠

注:咳嗽消失,或日间、夜间咳嗽积分≤1分为"临床控制";日间咳嗽、夜间咳嗽积分减少≥2分为"显效";咳嗽症状减轻不明显,咳嗽评分变化不大为"无效"。

四、便秘评估

(一)分级

便秘分级采用CTCAE 5.0版便秘分级(表5-8)。

表5-8 CTCAE 5.0版便秘分级

评级		1	2	3	4	5
不良反应	便秘	偶然或间断性出现;偶尔需要使用粪便软化剂,轻泻药,饮食习惯调整或灌肠	持续症状,需要有规律的使用轻泻药或灌肠;借助于工具的日常生活活动受限	需手工疏通的顽固性便秘;自理性日常生活活动受限	危及生命;需要紧急治疗	死亡

(二)评估工具

1. Wexner评分系统

Wexner评分系统是由美国学者Agachan等于1996年创立的,主要由大便次数、困难、排空、疼痛、排便时间、协助排便、排便失败、病史8项内容组成,分值范围0~30分,目前在国际上广泛应用。(表5-9)

表 5-9　Wexner 评分系统

项目	分值	项目	分值	项目	分值	项目	分值
大便次数		排空：不完全排空		排便时间：每次排便蹲厕时间/分钟		排便失败：每24小时不能成功的次数	
1～2次/1～2天	0	从不	0	<5	0	从不	0
2次/周	1	很少	1	5～10	1	1～3	1
1次/周	2	有时	2	10～20	2	3～6	2
<1次/周	3	常常	3	20～30	3	6～9	3
<1次/月	4	总是	4	>30	4	>9	4
困难：排便时很痛苦		疼痛：腹痛		协调排便：协助类型		病史：便秘病程/年	
从不	0	从不	0	没有协助	0	0	0
很少	1	很少	1	刺激性泻药	1	1～5	1
有时	2	有时	2	手指排便或灌肠	2	5～10	2
常常	3	常常	3			10～20	3
总是	4	总是	4			>20	4

注：Wexner 评分总分数为 0～30 分，分数越高，便秘症状越严重。

2. Bristol 粪便性状评估（Bristol Stool Form Scale，BSFS）

BSFS 是由 Lewis 等于 1997 年编制的粪便性状的单纬量表，包括 7 个条目，分数越低，便秘越严重。（表 5-10）

表 5-10　BSFS 评估量表

分数	大便形状
1 分	分离的硬团
2 分	团块状
3 分	干裂的香肠便
4 分	柔软的香肠便
5 分	软的团块
6 分	泥浆状
7 分	水样便

五、腹胀评估

(一) 腹胀数字评分量表

腹胀数字评分量表是一种用于评估患者腹胀程度的工具，通过量化的方式帮助医护人员更好地了解患者的疾病状况，以便制订更合适的治疗方案。该量表一般采用 10 分制，其中 1 分代表腹胀程度最轻，10 分代表腹胀程度最重。(表 5-11)

表 5-11 腹胀数字评分量表

评分	内容
1 分	无腹胀
2 分	腹胀，但腹部尚可承受
3 分	腹胀明显，腹部轻度不适
4 分	腹胀较重，腹部不适感明显
5 分	腹胀严重，腹部疼痛，影响活动
6 分	腹胀非常严重，腹部剧烈疼痛，严重影响活动
7 分	腹胀极度严重，腹部疼痛难忍，无法活动
8 分	腹胀极度严重，腹部疼痛无法忍受，出现休克症状
9 分	腹胀极度严重，腹部疼痛无法忍受，出现意识障碍
10 分	腹胀极度严重，腹部疼痛无法忍受，出现生命危险

(二) 胃肠道症状评定量表 (Gastrointestinal Symptom Rating Scale，GSRS)

GSRS 是由 SVEDLUND 等于 1988 年创制，用于评估患者的胃肠道相关症状，在国际上被广泛应用。该量表包含 15 个条目，采用 Likert 4 点评分法，正向计分，分数越高代表症状严重程度越高，分数越低代表健康程度越高。(表 5-12)

表 5-12 胃肠道症状评定量表 (GSRS)

过去 1 周是否有以下症状	评分						
	完全没有	稍微有	少量有	中等程度	较明显不适	比较严重	特别严重
1. 腹痛	1	2	3	4	5	6	7
2. 烧心	1	2	3	4	5	6	7
3. 反酸	1	2	3	4	5	6	7
4. 腹部饥饿痛	1	2	3	4	5	6	7
5. 恶心和呕吐	1	2	3	4	5	6	7
6. 肠鸣	1	2	3	4	5	6	7
7. 腹胀	1	2	3	4	5	6	7
8. 打嗝（嗳气）	1	2	3	4	5	6	7

续表 5-12

过去1周是否有以下症状	评分						
	完全没有	稍微有	少量有	中等程度	较明显不适	比较严重	特别严重
9. 排气增多	1	2	3	4	5	6	7
10. 排便次数减少	1	2	3	4	5	6	7
11. 排便次数增多	1	2	3	4	5	6	7
12. 大便不成形	1	2	3	4	5	6	7
13. 大便硬结	1	2	3	4	5	6	7
14. 排便急迫感	1	2	3	4	5	6	7
15. 排便不尽感	1	2	3	4	5	6	7

六、失眠评估

(一) 匹兹堡睡眠质量指数 (Pittsburgh Sleep Quality Index，PSQI)

PSQI 用于评价睡眠质量，由 19 个自评和 5 个他评条目构成，其中第 19 个自评条目和 5 个他评条目不参与计分，参与计分的 18 个自评条目组成 7 个成分，每个成分按 0~3 等级计分，累积得分为 PSQI 总分，总分范围为 0~21 分，得分越高表示睡眠质量越差。(表 5-13)

表 5-13 匹兹堡睡眠质量指数 (PSQI)

根据最近 1 个月的睡眠情况，请选择或填写最符合近 1 个月实际情况的答案。请回答下列问题：

1. 近 1 个月，晚上上床睡觉通常____点钟				
2. 近 1 个月，从上床到入睡通常需要____分钟				
3. 近 1 个月，通常早上____点起床				
4. 近 1 个月，每夜通常实际睡眠____小时（不等于卧床时间）				
对下列问题请选择 1 个最适合您的答案				
5. 近 1 个月，因下列情况影响睡眠而烦恼，在相应位置打"√"：				
a. 入睡困难（30 分钟内不能入睡）	无	<1 次/周	1~2 次/周	≥3 次/周
b. 夜间易醒或早醒	无	<1 次/周	1~2 次/周	≥3 次/周
c. 夜间去厕所	无	<1 次/周	1~2 次/周	≥3 次/周
d. 呼吸不畅	无	<1 次/周	1~2 次/周	≥3 次/周
e. 咳嗽或鼾声高	无	<1 次/周	1~2 次/周	≥3 次/周
f. 感觉冷	无	<1 次/周	1~2 次/周	≥3 次/周
g. 感觉热	无	<1 次/周	1~2 次/周	≥3 次/周
h. 做噩梦	无	<1 次/周	1~2 次/周	≥3 次/周

续表 5-13

i. 疼痛不适	无	<1 次/周	1～2 次/周	≥3 次/周
j. 其他影响睡眠的事情 如有，请说明：	无	<1 次/周	1～2 次/周	≥3 次/周
6. 近 1 个月，总的来说，您认为自己的睡眠质量	很好	较好	较差	很差
7. 近 1 个月，您用药物催眠的情况	无	<1 次/周	1～2 次/周	≥3 次/周
8. 近 1 个月，您常感到困倦吗？	无	<1 次/周	1～2 次/周	≥3 次/周
9. 近 1 个月，您做事情的精力不足吗？	没有	偶尔有	有时有	经常有
10. 近 1 个月有无下列情况（请问同寝者）：高声打鼾	无	<1 次/周	1～2 次/周	≥3 次/周
a. 睡眠中，您有呼吸较长时间的暂停（呼吸憋气）现象吗？	无	<1 次/周	1～2 次/周	≥3 次/周
b. 睡眠中，您因腿部不适必须踢腿或活动腿吗？	无	<1 次/周	1～2 次/周	≥3 次/周
c. 睡眠中，您有转向或睡迷糊的情况吗？	无	<1 次/周	1～2 次/周	≥3 次/周
d. 您在睡眠过程中，有无其他特殊情况	无	<1 次/周	1～2 次/周	≥3 次/周

（二）阿森斯失眠量表（Athens Insomnia Scale，AIS）

AIS 评分是国际公认的睡眠质量自测量表。以对睡眠的主观感受为主要评定内容，用于记录患者对遇到过的睡眠障碍的自我评估。该量表共 8 个条目，主要包括入睡时间、夜间苏醒、比期望的时间早醒、总睡眠时间、总睡眠质量、白天情绪、白天身体功能、白天思睡，每条从无到严重为 0～3 分四级评分，总得分在 0～24 分，分数越高表明睡眠质量越差。（表 5-14）

表 5-14 阿森斯失眠量表（AIS）

症状	评分标准		评分
入睡时间（关灯后到睡着的时间）	0 分：没问题 2 分：显著延迟	1 分：轻微延迟 3 分：延迟严重或没有睡觉	
夜间苏醒	0 分：没问题 2 分：显著影响	1 分：轻微影响 3 分：严重影响或没有睡觉	

续表 5-14

症状	评分标准		评分
比期望的时间早醒	0分：没问题 2分：显著提早	1分：轻微提早 3分：严重提早或没有睡觉	
总睡眠时间	0分：足够 2分：显著不足	1分：轻微不足 3分：严重不足或没有睡觉	
总睡眠质量（无论睡多长）	0分：满意 2分：显著不满	1分：轻微不满 3分：严重不满或没有睡觉	
白天情绪	0分：正常 2分：显著低落	1分：轻微低落 3分：严重低落	
白天思睡	0分：无思睡 2分：显著思睡	1分：轻微思睡 3分：严重思睡	
白天身体功能（体力或精神；如记忆力、认知力和注意力等）	0分：足够 2分：显著影响	1分：轻微影响 3分：严重影响	

注：AIS 总评分 <4 分为无睡眠障碍；AIS 总评分 4～6 分为可疑失眠；AIS 总评分 >6 分为失眠。

七、呃逆评估

（一）呃逆症状评分

呃逆症状评分参照《神经病学临床评定量表》拟定，评定患者饮食情况、睡眠质量、精神状况的评分。评分标准为 A：1 分；B：2 分；C：3 分；D：4 分；E：5 分。评分越低，表明症状越重。（表 5-15）

表 5-15 呃逆症状评分

	评分标准：A：1 分；B：2 分；C：3 分；D：4 分；E：5 分		
指标名称	食欲情况	睡眠质量	精神状况
状态严重程度	A：几乎不能进食或不欲饮食	A：难以入睡	A：很差
	B：食量＜正常的 1/2	B：入睡困难，且易醒，睡眠浅，多梦	B：较差
	C：食量是正常的 1/2	C：睡眠质量较差，易醒或醒后不解乏	C：有影响，时好时差
	D：食欲略减	D：略差	D：尚好，影响不大
	E：食欲正常	E：大致正常	E：无影响，精神正常
评分			

（二）中医证候评分

中医证候评分根据《胃肠疾病中医证候评分表》对患者 24 小时呃逆的次数进行评分，按照正常、轻、中、重 4 级分别计为 0 分，3 分，6 分，9 分。（表 5-16）

表 5-16　中医证候评分

证候	正常	轻	中	重
呃逆	0 次/天	偶有呃逆，每日 <4 次	经常呃逆，每日 4～10 次	频繁呃逆，每日 >10 次
分数	0 分	3 分	6 分	9 分
得分				

（三）中医伴随症状评分

中医伴随症状评分根据《胃肠疾病中医证候评分表》对患者 24 小时呃逆发作期间出现的胸胁满闷、脘腹胀满、嗳气、肠鸣矢气进行量化评分，按照正常、轻、中、重 4 级分别计分。（表 5-17）

表 5-17　中医伴随症状评分

评价指标	评价标准	分值	实际得分
胸胁满闷	无胸胁满闷	0	
	轻度：每天偶有胸胁胀满或疼痛，1 小时内可自行缓解	1	
	中度：每天胸胁胀满或疼痛，持续 1～3 小时才能缓解	2	
	重度：每天明显感胸胁胀满或疼痛，每次持续 >3 小时，服药后才能缓解	3	
脘腹胀满	无脘腹胀满	0	
	轻度：每天偶有脘腹胀满，多在进食后，每次持续 <1 小时	1	
	中度：经常有脘腹胀满，或餐后经常发生，每次持续 1～3 小时	2	
	重度：脘腹胀满程度重，每次 >3 小时，服药后才能缓解	3	
嗳气	无嗳气纳减	0	
	轻度：偶有嗳气，每日 ≤4 次	1	
	中度：经常嗳气，每日 4～10 次	2	
	重度：频繁嗳气，每日 >10 次	3	
肠鸣矢气	无肠鸣矢气	0	
	轻度：肠鸣音 4 次左右，矢气增多	1	
	中度：肠鸣音增多，矢气频繁	2	
	重度：肠鸣音声音响亮且频繁，矢气增多	3	

八、骨髓抑制评估

(一) 骨髓抑制的分度

目前骨髓抑制的分度采用的是 WHO 抗癌药物急性及亚急性毒性反应分度标准。(表 5-18)

表 5-18 骨髓抑制的分度

血液指标	正常	Ⅰ	Ⅱ	Ⅲ	Ⅳ
血红蛋白/(g/L)	≥110	95~109	80~94	65~79	<65
白细胞/($\times 10^9$/L)	≥4.0	3.0~3.9	2.0~2.9	1.0~1.9	<1.0
中性粒细胞/($\times 10^9$/L)	≥2.0	1.5~1.9	1.0~1.4	0.5~0.9	<0.5
血小板/($\times 10^9$/L)	≥100	75~99	50~74	25~49	<25

(二) 肿瘤治疗相关血小板减少症 (CTRT) 分级标准

CTRT 是指由抗肿瘤治疗导致的血小板生成减少或(和)破坏增加,临床表现为外周血中血小板计数低于 100×10^9/L。根据血小板减少的程度,参考 CTCAE 5.0 版进行分级。(表 5-19)

表 5-19 肿瘤治疗相关血小板减少症 (CTRT) 分级标准

级别	血小板计数/($\times 10^9$/L)
1 级	≥75 且 <100
2 级	≥50 且 <75
3 级	≥25 且 <50
4 级	<25

(三) WHO 出血程度分级标准 (2022 版)

WHO 出血程度分级标准 (2022 版) 根据出血特征、血流动力学状态和症状表现对出血程度进行了分级。(表 5-20)

表 5-20 WHO 出血程度分级标准 (2022 版)

分级	出血特征
1 级	1~2 个孤立、散在、未融合成片的局部瘀点或紫癜
	口咽、鼻出血,出血时间 <30 分钟

续表 5-20

分级	出血特征
2级	黑便、呕血、咯血、大便含鲜血、肌肉骨骼或软组织出血，出血发生后24小时内无须输注红细胞，血流动力学稳定
	口咽、鼻出血，出血时间>30分钟
	有症状或出血的口腔黏膜血泡
	多处瘀斑，每处>2 cm，或有1处>10 cm
	弥漫性瘀点或紫癜
	目视检查可见血尿
	侵入性操作或手术部位异常出血
	阴道意外出血，出血24小时内血液浸透2块以上护垫
	体腔液目视检查可见有少量血液
	视网膜出血，但视力不受影响
3级	出血发生后24小时内需要将输注红细胞作为出血的针对治疗措施，血流动力学稳定
	体腔液目视检查可见含有大量血液
	计算机断层扫描显示脑出血，但无神经症状和体征
4级	出血导致身体虚弱，包括视网膜出血导致视野缺损
	非致命性脑出血伴有神经症状和体征
	出血导致血流动力学不稳定（低血压，收缩压或舒张压降低>30 mmHg）
	任何部位的致命性出血

九、周围神经毒性评估

（一）分级

国际上常用的周围神经毒性分级法有WHO周围神经毒性分级（表5-21）、美国国家癌症研究所毒性分级标准（NCI-CTC）（表5-22）、美国东部肿瘤协作组分级标准（ECOG）4.0版分级标准（表5-23）。

表5-21 WHO周围神经毒性分级

分级	症状
0级	正常
1级	肌腱反射减退，轻度感觉异常
2级	中度感觉异常，轻度无力，但不影响正常活动
3级	肌腱感觉明显异常影响四肢活动，严重者可有运动功能障碍
4级	完全瘫痪

表 5-22　NCI-CTC 4.0 版分级标准

项目	0 级	1 级	2 级	3 级	4 级	5 级
运动神经	正常	无症状，但在检查中显示异常	轻微症状，不影响日常生活活动能力评定	轻度影响 ADL，需借助辅助性工具	危及生命	死亡
感觉神经	正常	无症状的肌腱反射丧失或感觉异常，但不影响功能活动	感觉异常，但不影响日常生活活动能力评定	轻度影响 ADL，需借助辅助性工具	功能丧失	死亡

表 5-23　ECOG 分级标准

分级	症状
0 级	正常
1 级	患者轻度运动变弱、便秘和感觉异常以及腱反射减弱
2 级	患者中度运动变弱、腱反射缺失以及具有严重程度的感觉异常和便秘
3 级	运动明显减弱、感觉缺失、严重的神经疼痛、膀胱功能障碍和便秘
4 级	呼吸功能障碍、瘫痪和需要手术的顽固性便秘

（二）评估工具

1. 患者神经毒性问卷（Patient Neurotoxicity Questionnaire，PNQ）

PNQ 是由 Hausheer 等于 2006 年研制的评定癌症患者神经毒性严重情况的自评问卷。由 2 套患者的自我评估问卷组成。其中一套问卷用于评估紫杉醇、卡铂和顺铂引起的神经毒性，另一套问卷用于评估草酸铂引起的神经毒性。2 套问卷均包括 2 个条目，第一个条目测评患者的感觉障碍，第二个条目测评患者的运动障碍。患者的回答分为 A（没有周围神经病变）至 E（严重的周围神经病变）5 个级别。（表 5-24）

表5-24 患者神经毒性问卷（PNQ）

患者神经毒性问卷
1. 请指出下列哪一条描述最适合您？ A. 手足没有麻木、疼痛、刺痛感觉改变； B. 手足有轻微的麻木、疼痛、刺痛感觉改变，但没有影响我的日常生活； C. 手足有中度的麻木、疼痛、刺痛感觉，但没有影响我的日常生活； D. 手足有中度的麻木、疼痛、刺痛感觉，并影响了我的日常生活； E. 手足有中度的麻木、疼痛、刺痛感觉，并完全妨碍我进行大多数日常活动
2. 请指出下列哪一条描述最适合您？ A. 手足没有虚弱无力； B. 有轻度手足虚弱无力，但没有影响我的日常生活； C. 有中度手足虚弱无力，但没有影响我的日常生活； D. 有中度至重度手足虚弱无力，并影响了我的日常生活； E. 有重度虚弱无力，并完全妨碍我进行大多数日常活动

2. **FACT/GOG-Ntx 量表**

该量表依据美国结局研究与教育中心（Center on Outcomes Research and Evaluation，CORE）研制的癌症治疗功能评价系统（Functional Assessment of Cancer Therapy，FACT）的中文版，由11个条目组成，包括感觉4个条目、听觉2个条目、运动3个条目和功能障碍2个条目。所有条目均采用Likert 5级评分，0＝从来没有，1＝有一点，2＝有些，3＝相当，4＝非常，得分范围为0～44分，分数越高表明神经病变越严重。（表5-25）

表5-25 FACT/GOG-Ntx 量表

过去1周的症状	评分				
	无	一点	一些	相当	非常多
1. 手有麻木或刺痛感	0	1	2	3	4
2. 脚有麻木或刺痛感	0	1	2	3	4
3. 手感到不适	0	1	2	3	4
4. 脚感到不适	0	1	2	3	4
5. 关节痛或肌肉痉挛	0	1	2	3	4
6. 感到疲惫	0	1	2	3	4
7. 听力下降	0	1	2	3	4
8. 耳鸣	0	1	2	3	4
9. 扣纽扣困难	0	1	2	3	4
10. 手感知小物体的形状困难	0	1	2	3	4
11. 行走困难	0	1	2	3	4

十、癌因性疲乏评估

(一) 简明疲乏量表 (Brief Fatigue Inventory，BFI)

BFI 由 Mendoza 等设计，包括 9 个条目。前 3 个条目评估当前的疲乏程度、过去 24 小时疲乏的一般水平和最坏水平，后 6 个条目评估疲乏对生活不同方面的影响。采用线段评分法，线段两端分别为 0 分和 10 分，0 分表示无疲乏，10 分表示疲乏最严重，1～3 分为轻度疲乏，4～6 分为中度疲乏，7～10 分为重度疲乏。此量表简单、易于理解，且能区分疲乏的严重程度，但受测量维度的限制，不能测量生活质量等方面。(表 5-26)

表 5-26　简明疲乏量表 (BFI)

内容	评分
1. 请选择一个能够描述你现在疲乏程度的数值： 没有疲乏　　　　　　　　　　　　　　　　　　极度疲乏 0　1　2　3　4　5　6　7　8　9　10	
2. 请选择一个能够描述你过去 24 小时内异常疲乏程度的数值： 没有疲乏　　　　　　　　　　　　　　　　　　极度疲乏 0　1　2　3　4　5　6　7　8　9　10	
3. 请选择一个能够描述你过去 24 小时内最差疲乏程度的数值： 没有疲乏　　　　　　　　　　　　　　　　　　极度疲乏 0　1　2　3　4　5　6　7　8　9　10	
4. 请选择过去 24 小时内疲乏影响你的方式： A. 对日常活动的影响： 没有影响　　　　　　　　　　　　　　　　　　完全影响 0　1　2　3　4　5　6　7　8　9　10	
B. 对情绪的影响： 没有影响　　　　　　　　　　　　　　　　　　完全影响 0　1　2　3　4　5　6　7　8　9　10	
C. 对行走能力的影响： 没有影响　　　　　　　　　　　　　　　　　　完全影响 0　1　2　3　4　5　6　7　8　9　10	
D. 对日常生活 (包括日常家务和正常工作) 的影响： 没有影响　　　　　　　　　　　　　　　　　　完全影响 0　1　2　3　4　5　6　7　8　9　10	

续表 5-26

内容	评分
E. 对与他人关系的影响： 没有影响　　　　　　　　　　　　　　　　　完全影响 0　1　2　3　4　5　6　7　8　9　10	
F. 对日常兴趣的影响： 没有影响　　　　　　　　　　　　　　　　　完全影响 0　1　2　3　4　5　6　7　8　9　10	
总分	

注：疲乏分值为总分除以9。0分表示无疲乏，10分表示疲乏最严重，1~3分为轻度疲乏，4~6分为中度疲乏，7~10分为重度疲乏。

（二）Piper 疲乏自评量表（Piper Fatigue Scale，PFS）

PFS 是由美国学者 Piper 于 1987 年设计制定的疲乏自评量表，共 27 项条目。1998年，Piper 对量表进行了修订，修订后的 PFS 共有 4 个维度和 22 个条目。该量表用于评估患者当前的主观疲乏。评估感觉与情绪方面分别有 5 项，认知与行为方面分别有 6 项。各项评分为 0~10 分的计分法，0 分表示无变化，10 分表示变化非常严重。总分由 4 个维度的平均分得出，0~3 分为轻度疲乏，4~6 分为中度疲乏，7~10 分为重度疲乏，另有 1 个附加项目是评估患者疲乏的持续时间。PFS 主要用于乳腺癌患者的疲乏评估。该量表简便易行，评价疲乏的主观感受，允许评估干预策略；其缺点在于该量表只用于评估患者当前的疲乏状况（表 5-27）。

表 5-27　Piper 疲乏自评量表（PFS）

内容	评分
1. 您现在感到疲乏吗？ □有　　　　　　　　　　　□没有（无须回答以下的问题）	
2. 您现在所感到的疲乏维持多久了？（只填以下其中 1 个） 分钟　　　小时　　　星期　　　月，其他（请注明）：	
3. 您现在感到的疲乏，为您带来了多大程度的忧虑？ 毫不忧虑　　　　　　　　　　　　　　　　　非常忧虑 0　1　2　3　4　5　6　7　8　9　10	

续表 5-27

内容	评分
4. 您现在感到的疲乏，有没有妨碍您完成工作或影响学习活动的能力？影响有多大？ 毫无影响　　　　　　　　　　　　　　　　　　　　　　　影响非常大 0　　1　　2　　3　　4　　5　　6　　7　　8　　9　　10	
5. 您现在感到的疲乏，有没有妨碍您探望朋友或与朋友的社交活动？影响有多大？ 毫无影响　　　　　　　　　　　　　　　　　　　　　　　影响非常大 0　　1　　2　　3　　4　　5　　6　　7　　8　　9　　10	
6. a. 您现在感到的疲乏，有没有妨碍您的性生活？ 　□有（请回答 b 题）　　□没有（请回答 7 题）　　□不适用（请回答 7 题） b. 影响有多大？ 毫无影响　　　　　　　　　　　　　　　　　　　　　　　影响非常大 0　　1　　2　　3　　4　　5　　6　　7　　8　　9　　10	
7. 总体而言，您现在感到的疲乏有没有妨碍您做自己喜欢的事情？影响有多大？ 毫无影响　　　　　　　　　　　　　　　　　　　　　　　影响非常大 0　　1　　2　　3　　4　　5　　6　　7　　8　　9　　10	
8. 您如何形容您现在感到的疲乏？您疲乏的频率和严重程度密度是怎样的？ 轻度　　　　　　　　　　　　　　　　　　　　　　　　　严重 0　　1　　2　　3　　4　　5　　6　　7　　8　　9　　10	
您如何形容您现在感到的疲乏？您所感到的疲乏有多大程度是： 9. 令自己愉快的　　　　　　　　　　　　　　　　　　　令自己不愉快的 　　0　　1　　2　　3　　4　　5　　6　　7　　8　　9　　10 10. 并不惹自己讨厌的　　　　　　　　　　　　　　　　惹自己讨厌的 　　0　　1　　2　　3　　4　　5　　6　　7　　8　　9　　10 11. 没有破坏性的　　　　　　　　　　　　　　　　　　有破坏性的 　　0　　1　　2　　3　　4　　5　　6　　7　　8　　9　　10 12. 正面的　　　　　　　　　　　　　　　　　　　　　负面的 　　0　　1　　2　　3　　4　　5　　6　　7　　8　　9　　10 13. 正常的　　　　　　　　　　　　　　　　　　　　　异常的 　　0　　1　　2　　3　　4　　5　　6　　7　　8　　9　　10	

续表 5-27

内容	评分
您现在有多大程度感到： 14. 躯体强壮　　　　　　　　　　　　　　　　　　　　躯体虚弱 　　0　1　2　3　4　5　6　7　8　9　10 15. 清醒　　　　　　　　　　　　　　　　　　　　　　有睡意 　　0　1　2　3　4　5　6　7　8　9　10 16. 有冲劲　　　　　　　　　　　　　　　　　　　　　懒洋洋 　　0　1　2　3　4　5　6　7　8　9　10 17. 有精神　　　　　　　　　　　　　　　　　　　　　疲倦 　　0　1　2　3　4　5　6　7　8　9　10 18. 有活力　　　　　　　　　　　　　　　　　　　　　无活力 　　0　1　2　3　4　5　6　7　8　9　10 19. 有耐性　　　　　　　　　　　　　　　　　　　　　不耐烦 　　0　1　2　3　4　5　6　7　8　9　10 20. 轻松　　　　　　　　　　　　　　　　　　　　　　紧张 　　0　1　2　3　4　5　6　7　8　9　10 21. 开心　　　　　　　　　　　　　　　　　　　　　　抑郁 　　0　1　2　3　4　5　6　7　8　9　10 22. 能够集中精神　　　　　　　　　　　　　　　　　　难以集中精神 　　0　1　2　3　4　5　6　7　8　9　10 23. 记忆力良好　　　　　　　　　　　　　　　　　　　记忆力很差 　　0　1　2　3　4　5　6　7　8　9　10 24. 能够清晰地思考　　　　　　　　　　　　　　　　　不能清晰地思考 　　0　1　2　3　4　5　6　7　8　9　10	
总分	

注：疲乏总分为 0～220 分，平均分值为总分除以 22 所得到的数值，0 分表示没有，10 分表示很严重，0～3 分为轻度疲乏，4～6 分为中度疲乏，7～10 分为重度疲乏。

十一、化疗性口腔黏膜炎评估

口腔黏膜炎的临床表现形式多样，无论是临床护理还是实践研究，都应对口腔黏膜炎进行客观、准确、有效的评估。目前已有多种评估口腔黏膜炎的工具被应用于临床实践和研究中，这些工具由 4 级或 5 级计分法的量表组成，根据黏膜外观、疼痛程度、与口腔状态相关的功能（如进食能力）对口腔的整体状态进行分级描述。大部分评估量表都是基于 WHO 癌症治疗患者临床评估量表演变而来。

(一) WHO 口腔黏膜炎分级量表

该量表源自 WHO,是应用最广泛的口腔黏膜炎评估标准,从症状(疼痛)、体征(红斑、溃疡)、功能(进食类型)几个方面进行评估。(表 5-28)

表 5-28 WHO 口腔黏膜炎分级量表

分级	症状
0 级	无口腔黏膜炎
1 级	黏膜红斑、疼痛
2 级	黏膜有溃疡、能吃固体食物
3 级	黏膜有溃疡、只能进食流质
4 级	黏膜有溃疡,不能进食

(二) 美国国家癌症研究所(NCI)口腔黏膜炎分级量表

该量表由 Troti 等开发,评价要素包括体征(溃疡、红斑、水肿)、症状(疼痛)、功能改变(进食、吞咽)。(表 5-29)

表 5-29 NCI 口腔黏膜炎分级量表

分级	症状
1 级	无痛性溃疡、红斑、或没有病变的轻微疼痛
2 级	疼痛性红斑、水肿或溃疡,但可以进食或吞咽
3 级	疼痛性红斑、水肿或溃疡,需要静脉补液
4 级	严重的溃疡,或需要肠外或肠内营养支持,或预防性插管
5 级	因相关毒性而死亡

(三) 口腔黏膜炎口腔评估指南

该评估指南由 Eiers 等编制,是用于成年肿瘤患者化疗性口腔黏膜炎评估的结构化量表,评价要素包括声音、吞咽、唇、舌、唾液、黏膜、牙龈和牙齿。(表 5-30)

表 5-30 口腔黏膜炎口腔评估指南

类别	评估工具	评估方法	数字和描述性分级		
			1	2	3
声音	听觉	与患者交谈	正常	深沉或沙哑	说话困难或疼痛
吞咽	观察	请患者吞咽	正常吞咽	吞咽时有些疼痛	无法吞咽
唇	视诊/触诊	观察并感受组织	光滑、粉红、湿润	干裂	溃疡或流血
舌	视诊/触诊	感觉并观察组织外观	呈粉红、湿润、乳突状	舌苔厚或乳突消失,外观有光泽,有或无发红	起疱或皲裂

续表 5-30

类别	评估工具	评估方法	数字和描述性分级		
			1	2	3
唾液	压舌板	用压舌板触碰舌中和口底	潮湿	黏稠	唾液过少
黏膜	视诊	观察组织外观	粉红、湿润	变红或覆盖白膜，不伴有溃疡	溃疡伴或不伴出血
牙龈	压舌板和视诊	用压舌板顶端轻按组织	粉红、有斑点	水肿伴或不伴发红	自发性出血或压力性出血
牙齿	视诊	观察牙齿外观	清洁无杂质	局部区域（牙齿之间）有牙菌斑或碎屑	牙龈线处出现牙菌斑或碎屑

（四）西方癌症护理研究联盟（Western Consortium for Cancer Nursing Research, WCCNR）口腔黏膜炎分级系统

由 Olsen 等编制的口腔黏膜炎分级系统根据皮损的数量、黏膜红斑和出血情况来鉴别口腔黏膜炎。（表 5-31）

表 5-31 WCCNR 口腔黏膜炎分级系统

分数	皮损数量	黏膜红斑	出血
0	没有	50%或以上是粉红色的	没有
1	1～4	50%或以上轻微发红	没有
2	>4	50%或以上中度发红	吃东西或护理口腔时出血
3	超过50%被侵蚀	50%或以上非常红	自发性出血

十二、手足综合征评估

（一）分级

国际上对手足综合征有多种分级方法，较常用的为美国 NCI 手足综合征分级标准（表 5-32）、WHO 手足综合征分级标准（表 5-33）、加拿大国家癌症研究院（National Cancer Institute of Canada, NCIC）CTG 手足综合征分级标准（表 5-34）。

表 5-32 NCI 手足综合征分级标准

分级	症状
Ⅰ级	轻微皮肤改变或皮炎伴感觉异常，但不影响日常活动
Ⅱ级	皮肤改变如前，伴疼痛，轻度影响日常活动，皮肤表面完整
Ⅲ级	溃疡性皮炎或皮肤改变伴剧烈疼痛，严重影响日常生活，具有明显的组织破坏（如脱屑、水疱、水肿、出血）

表 5-33　WHO 手足综合征分级标准

分级	症状
Ⅰ级	手足感觉迟钝或感觉异常，麻刺感；可见红斑，组织学可见表皮网状组织血管扩张
Ⅱ级	持物或行走时不适，无痛性肿胀或红斑，还可出现红肿
Ⅲ级	掌和跖部痛性红斑和肿胀，甲周红斑和肿胀，可见皮肤皲裂，组织学示表皮见孤立坏死的角质细胞
Ⅳ级	脱屑、溃疡、水疱、剧烈疼痛，组织学示表皮完全坏死

表 5-34　NCIC CTG 手足综合征分级标准

分级	症状
1级	不痛，红斑或肿胀、麻木、感觉迟钝、感觉异常和麻刺感，不影响日常生活
2级	疼痛，红斑伴肿胀，水疱或溃疡直径 <2 cm，影响日常生活
3级	严重疼痛，皮肤潮湿、脱屑、水疱、溃疡，严重影响日常生活
4级	病变弥散或局部进展引起感染并发症，卧床或住院

（二）评估工具

1. 手足皮肤反应患者生活质量量表（The Hand-Foot Skin Reaction and Quality of Life Questionnaire，HF-QoL）

HF-QoL 由 Anderson 等于 2015 年首次发表，专门用于评估抗肿瘤药物相关的手足皮肤不良反应对生活质量的影响，后经我国学者翻译形成中文版 HF-QoL。该量表包含了症状、体力状况、自理能力、社交及心理等方面共 18 个条目，每个条目从"完全不"到"总是"依次赋 0~4 分，最后计算总分，分值越高表明手足综合征对患者的生活质量影响越大，患者的生活质量越低。（表 5-35）

表 5-35　手足皮肤反应患者生活质量量表（HF-QoL）

您的皮肤反应引起以下情况的频率	评分				
	完全不	很少	有时	经常	总是
1. 避免可引起汗出的剧烈体力活动	0	1	2	3	4
2. 做繁重的家务活有困难	0	1	2	3	4
3. 行走速度低于平时	0	1	2	3	4
4. 上下楼有困难	0	1	2	3	4
5. 举起或携带重物（例如一袋杂货）有困难	0	1	2	3	4
6. 使用手指（例如系上衬衫的纽扣，或者拾起物品）有困难	0	1	2	3	4
7. 在家里或者工作上完成的事情比您希望的少	0	1	2	3	4

续表 5-35

您的皮肤反应引起以下情况的频率	评分				
	完全不	很少	有时	经常	总是
8. 用餐具进食或者从玻璃杯喝东西有困难	0	1	2	3	4
9. 洗澡或清洁自己有困难	0	1	2	3	4
10. 需要穿不同于往常的衣服或鞋子	0	1	2	3	4
11. 需要全天或大部分时间都保持坐下或躺着的状态	0	1	2	3	4
12. 在社交活动中感觉不如平时舒服	0	1	2	3	4
13. 感觉与他人隔绝	0	1	2	3	4
14. 您的社交活动减少	0	1	2	3	4
15. 缺乏克服困难的信心	0	1	2	3	4
16. 被平时不能困扰您的事情所困扰	0	1	2	3	4
17. 无助	0	1	2	3	4
18. 沮丧和悲伤	0	1	2	3	4

2. 皮肤病生活质量指数（Dermatology Life Quality Index，DLQI）

DLQI 是一个专门用于皮肤疾病的生活质量量表。由 Finlay 和 Khan 于 1994 年制定，适用于 16 岁以上成人进行自测。该量表共有 10 个问题，每个问题有 3~5 个备选答案，对皮肤病患者在过去 1 周的时间内的生活质量进行评测，包括生理（如瘙痒、刺痛）、心理（如缺乏自信、沮丧）、社会活动、人际交往及职业限制（接触性皮炎）、家庭（如限制其照顾家人、性生活）、治疗（时间、副作用及经济负担等）6 个方面，计分为 0~3 分，总分 30 分。该量表是目前国际上使用最广泛的皮肤病的生活质量量表。（表 5-36）

表 5-36 皮肤病生活质量指数（DLQI）

填表说明：这份问卷的目的是衡量上周内您的皮肤问题对您的生活造成了多大的影响，请在每个问题后选择一项打"√"。

内容
1. 上周内，您的皮肤感到痒、触痛、疼痛、刺痛了吗？ 非常多 □　许多 □　一点 □　完全没有 □
2. 上周内，由于您的皮肤问题，您感到尴尬或自卑吗？ 非常多 □　许多 □　一点 □　完全没有 □
3. 上周内，因为皮肤问题，对您购物、做家务、整理庭院影响程度如何？ 非常多 □　许多 □　一点 □　完全没有 □　无关 □
4. 上周内，皮肤问题对您穿衣服影响程度如何？ 非常多 □　许多 □　一点 □　完全没有 □　无关 □

续表 5-36

内容
5. 上周内，皮肤问题对您的社交或休闲生活有多大的影响？ 非常多 □　许多 □　一点 □　完全没有 □　无关 □
6. 上周内，皮肤问题对您运动有多大妨碍？ 非常多 □　许多 □　一点 □　完全没有 □　无关 □
7. 上周内，皮肤问题是否让您无法上班或学习？ 是 □　不是 □ 如果选择"不是"，那么上周内您的皮肤问题对工作或学习有多大影响呢？ 许多 □　一点 □　完全没有 □
8. 上周内，皮肤问题妨碍了您和爱人、亲密的朋友、亲戚间的交往了吗？ 非常多 □　许多 □　一点 □　完全没有 □　无关 □
9. 上周内，皮肤问题给您的性生活造成了多大影响？ 非常多 □　许多 □　一点 □　完全没有 □　无关 □
10. 上周内，由于治疗您皮肤的毛病，给您造成了多少麻烦，如把家里弄得一团糟或占用了您很多时间？ 非常多 □　许多 □　一点 □　完全没有 □　无关 □

十三、放射性皮炎评估

（一）放射治疗肿瘤组织分级系统

放射治疗肿瘤组织分级系统由美国肿瘤放射治疗协作组（Radiation Therapy Oncology Group，RTOG）于 1995 年发行，包括基于客观皮肤变化的 0～4 个级别，将放射性皮炎分为 5 级。RTOG 适合所有放射性皮炎患者，是目前最具临床参考价值的放射性皮炎分级标准。我国普遍采用 RTOG 标准对放射性皮炎进行分级及评估。（表 5-37）

表 5-37　放射治疗肿瘤组织分级系统（RTOG）

症状	评级				
	0	1	2	3	4
急性放射性皮炎	无变化	滤泡样、淡红或暗红斑；脱发；干性脱皮；少汗	触痛性或鲜色红斑，片状湿性脱皮；凹陷性水肿	皮肤皱褶以外部位的融合的湿性脱皮；凹陷性水肿	溃疡；出血，坏死
慢性放射性皮炎	无变化	轻度皮肤萎缩；色素改变；脱发	片状萎缩；中度毛细血管扩张；完全脱发	显著皮肤萎缩；粗大毛细血管扩张	溃疡

(二) 不良事件常用术语标准 (CTCAE) 5.0 版

美国 NIC 的 CTCAE 5.0 版是一种描述性术语,主要用于肿瘤治疗不良反应的评估,其中将放射性皮炎分为 5 级。(表 5-38)

表 5-38 CTCAE 5.0 版放射性皮炎分级标准

症状	评级					
	0	1	2	3	4	5
放射性皮炎	无变化	轻度红斑或干性脱皮	中度到重度红斑;片状湿性脱皮,多局限在皱纹和皱褶处;中度水肿	湿性脱皮不局限于皱纹和皱褶;轻伤或摩擦可引起出血	危及生命;皮肤坏死或真皮层溃疡;受损部位出血;需要皮肤移植	死亡

(三) WHO 放射性皮肤损伤分级标准

WHO 放射性皮肤损伤分级标准是根据放射性照射引起的皮肤损伤的严重程度进行分类的一套标准。该标准将放射性皮肤损伤分为 4 个等级。(表 5-39)

表 5-39 WHO 放射性皮肤损伤分级标准

症状	评级			
	Ⅰ	Ⅱ	Ⅲ	Ⅳ
放射性皮炎	皮肤色素沉着,继之出现红斑	皮肤干性脱皮	湿性脱皮,渗液,水疱形成,继之糜烂,表皮脱落	溃疡

(四) 急性放射性皮炎反应评估量表 (Radiation-Induced Skin Reaction Assessment Scale, RISRAS)

RISRAS 由新西兰 R. Noble-Adams 于 1999 年编制,由 2 个部分组成。第一部分为患者主观症状评分表,由患者填写打分,包括放射野皮肤的紧绷不适或疼痛、痒感、灼热感,以及放疗引起的皮肤反应或症状影响患者日常活动的程度 4 项,分值越高表明患者主观症状越严重。第二部分为医务工作人员专业评分表,由医务研究人员填写打分,包括红斑程度、干性脱皮面积、湿性脱皮面积、坏死面积 4 项,分值越高表明皮损越严重。最后由医务人员将这 2 部分的得分汇总到持续评估表。该量表适用于急性放射性皮炎患者,优势在于能够评估患者的主观症状,但其对于放射性皮炎的客观评估部分过于简单。(表 5-40)

表 5-40 急性放射性皮炎反应评估量表（RISRAS）

第一部分 患者主观症状感受评分表

症状	一点都没有	一点点	有一些	非常
你感觉放射部位皮肤有任何紧绷、不适或疼痛感吗？	0	1	2	3
你感觉放射部位皮肤痒吗？	0	1	2	3
你感觉放射部位皮肤有灼热感吗？	0	1	2	3
你觉得放疗引起的皮肤反应或症状在多大程度上影响了你的日常活动？	0	1	2	3

第二部分 医务工作人员专业评分表

	0（正常）	1	2	3	4
红斑（E）	0（正常）	1（淡红斑）	2（灰红斑）	3（鲜艳红斑）	4（深紫红斑）
干性脱皮（DD）	0（正常）	1（<25%）	2（>25%~50%）	3（>50%~75%）	4（>75%~100%）
湿性脱皮（MD）	0（正常）	1.5（<25%）	2（>25%~50%）	3（>50%~75%）	4（>75%~100%）
坏死（N）	0（正常）	2.5（<25%）	2（>25%~50%）	3（>50%~75%）	4（>75%~100%）

持续评估量表

日期	编号	E	DD	MD	N	疼痛	痒感	灼热感	活动度	总分
治疗										

使用说明：

（1）至少每周评估患者 1 次，记录日期、编号以及接受的放射剂量。

（2）红斑：根据颜色的改变来评分。

（3）干性脱皮、湿性脱皮、坏死：评估放疗部位发生皮肤反应的比例。

（4）第一部分由患者填写，第二部分由医务人员填写，最后由医务人员将第一部分和第二部分的各项得分填写至"持续评估量表"中。

十四、放射性口腔黏膜炎评估

（一）分级

放射性口腔黏膜炎分级的主要依据见表5-41、表5-42、表5-43和表5-44。

表5-41 WHO分级

症状	评级				
	0	1	2	3	4
放射性口腔黏膜炎	无变化	疼痛、红斑	红斑、溃疡，患者可吞咽固体食物	溃疡伴广泛红斑，患者不能吞咽固体食物	黏膜炎到不能口服营养的程度

表5-42 放射治疗肿瘤组织分级系统（RTOG）

症状	评级				
	0	1	2	3	4
急性放射性口腔黏膜炎	无变化	黏膜红斑	斑片状反应<1.5 cm，不相邻	融合溃疡>1.5 cm，连续	坏死或深度溃疡，或出血

表5-43 西方癌症护理研究联合会（WCCNR）量表

症状	评级			
	1	2	3	4
口腔黏膜炎	口腔黏膜粉红色，没有黏膜炎病灶和出血	口腔黏膜轻度发红，1～4个黏膜炎病灶，无出血	口腔黏膜中度发红，≥4个黏膜炎病灶，进食和清洁口腔时有出血	口腔黏膜重度发红，融合的口腔黏膜炎，自发性出血

表5-44 CTCAE 5.0版分级

症状	评级				
	1	2	3	4	5
口腔黏膜炎	无症状或轻症；不需要治疗	中度疼痛或者溃疡；不影响经口进食；需要调整饮食	重度疼痛；影响经口进食	危及生命；需要紧急治疗	死亡

（二）评估工具

放射性口腔黏膜炎是头颈癌放疗患者常见的不良反应之一，因此需要对患者的生活质量进行评估。目前常用的评估工具有华盛顿大学生存质量调查表（University of

Washington Quality of Life Questionnaire，UW-QoL）和头颈部肿瘤患者生命质量测评量表（FACT-H&N），前者最为常见。

华盛顿大学生存质量量表（UW-QoL）：由华盛顿大学的 Hassan 等研发，是针对头颈肿瘤的特异性量表，广泛用于头颈部肿瘤尤其是口腔肿瘤的生活质量调查。2009 年公布 UW-QoL 第四版，同年该版本被汉化为中文版。UW-QoL 量表有 12 个疾病相关条目和 3 个综合问题，每个问题分 3～5 个等级计分法，每项得分范围为 0～100 分。12 个条目分别为疼痛、外貌、活动、娱乐、吞咽、咀嚼、语言、肩膀、味觉、唾液、情绪、焦虑，受测者可选择对自身功能感受影响最大的 3 个条目。此外，受试者还可以补充条目。12 个条目分数累加后即为量表总分，分值越低表示功能感受越差。（表 5-45）

表 5-45 华盛顿大学生存质量调查表（UW-QoL）（第四版）

该问卷所提问的是您在最近 7 天里的你的健康与生活质量。请在每个问题后选择一项打"√"，并回答所有的问题
疾病相关条目
1. 疼痛 □ A. 我没有疼痛； □ B. 我有轻微的疼痛但不需要药物； □ C. 我有中度疼痛，一般止痛药物（如索米痛片）可以控制； □ D. 我有剧烈疼痛，只有医生处方止痛药（如吗啡）可以控制； □ E. 我有剧烈疼痛，没有任何药物可以控制
2. 外貌 □ A. 我的外貌没有变化； □ B. 我的外貌有轻微的改变； □ C. 我为外貌感到烦恼，但我仍然积极活跃； □ D. 我觉得自己明显变形走样，而且我的活动因此而受到限制； □ E. 由于我的外貌，我不能与其他人在一起
3. 活动 □ A. 我和以前一样活跃； □ B. 有时我无法保持以前的步伐，但不经常； □ C. 我常常感到疲倦而且/或活动比以前缓慢，但我仍然外出； □ D. 我不能外出因为我没有力气； □ E. 我通常都躺在床上或坐在椅子上而且不能离开家里

续表 5-45

4. 娱乐 □ A. 无论在家或者在外都没有娱乐活动上的限制； □ B. 有某些事情我不能做，但我仍能外出和享受娱乐活动； □ C. 很多时候我希望我能多点外出，但是我做不到； □ D. 我所能做的娱乐活动非常有限，大多数时间我都待在家里看电视； □ E. 我无法参与任何娱乐活动
5. 吞咽 □ A. 我能和以前一样吞咽； □ B. 某些固体的食物我无法吞咽； □ C. 我只能吞咽流质食物； □ D. 我无法吞咽，因为食物会落入错误的通道而导致我窒息
6. 咀嚼 □ A. 我能与以前一样吃东西； □ B. 我能吃软的食物但不能咬某些食物； □ C. 即使是软的食物我都咬不动
7. 语言 □ A. 我说话和以前一样； □ B. 我说某些词有困难，但是我打电话别人能听得懂； □ C. 只有我的家人与朋友能听懂我说的话； □ D. 我说的话没有人听得懂
8. 肩膀 □ A. 我的肩膀没有问题； □ B. 我的肩膀很紧但对我的活动或用力没有影响； □ C. 我肩膀的疼痛或者无力使我不得不改变我的工作（或家务劳动）或者爱好； □ D. 由于我的肩膀问题，我无法工作（或家务劳动）也无法做我爱好的事
9. 味觉 □ A. 我能正常的品尝出食物的味道； □ B. 我能品尝出大多数食物的味道； □ C. 我能品尝个别食物的味道； □ D. 我不能吃出任何食物的味道

续表 5-45

10. 唾液 □ A. 我的唾液正常； □ B. 我的唾液量比正常少，但是足够； □ C. 我的唾液量太少； □ D. 我没有唾液
11. 情绪 □ A. 我的心情很好而且不受我得病的影响； □ B. 我的心情大致是好的，只是偶尔会受我得病的影响； □ C. 我没有好心情但也没有因我得病而感到抑郁； □ D. 我有部分因我得病而感到抑郁； □ E. 我对我得病感到非常的抑郁
12. 焦虑 □ A. 我没有因为得病而感到焦虑； □ B. 我有一点因为得病而感到焦虑； □ C. 我因为得病而感到焦虑； □ D. 我因为得病感到非常焦虑
选择在过去 7 天里对你影响最大的 3 个项目： □疼痛　　□外貌　　□活动　　□娱乐　　□吞咽　　□咀嚼　　□语言　　□肩膀　　□味觉 □唾液　　□情绪　　□焦虑
综合问题
1. 与您得病之前的 1 个月相比，你如何评价你现在的健康相关生存质量？ □ 比以前好多了；□ 比以前好一点；□ 和以前差不多；□ 比以前差一些；□ 比以前差远了
2. 总的说来你认为你过去 7 天的健康相关生存质量怎样？ □ 极好；□ 比较好；□ 一般；□ 比较差；□ 极差
3. 总体生存质量不仅包括身体健康和心理健康，还包括一些其他因素，如家庭、朋友、精神、个人娱乐活动等一些对你享受生活有重要意义的因素。考虑对你的个人生活有影响的所有事情，评价过去 7 天里你的总体生存质量。 □ 极好；□ 比较好；□ 一般好；□ 较差；□ 极差
其他：请叙述在我们的问题中没有充分涉及，但对你的生存质量很重要的其他医学的或非医学的问题，如果必要可附加额外的纸张

十五、免疫性皮炎评估

2019年4月，中国临床肿瘤学会（Chinese Society of Clinical Oncology，CSCO）基于国际已有的美国国家综合癌症网络（NCCN）指南、欧洲肿瘤内科学（European Socitey for Medical Oncology，ESMO）等，并结合我国国情发布了我国首部《CSCO免疫检查点抑制剂相关的毒性管理指南》。2023年，随着免疫检查点抑制剂在临床上的应用日益广泛，以及相关研究的不断进展，CSCO对《免疫检查点抑制剂相关的毒性受理指南》进行了第三次更新。该指南将皮肤相关不良反应按照斑丘疹/皮疹、瘙痒、大疱性皮炎/Stevens-Johnson综合征（Stevens-Johnson syndrome，SJS）/中毒性表皮坏死松解症（toxic epidermal necrolysis，TEN）等分为3类。（表5-46）

表5-46 2023年CSCO免疫检查点抑制剂相关的毒性管理指南

	G1	G2	G3	G4
斑丘疹/皮疹	斑疹/丘疹＜10%全身体表面积，伴或不伴症状（如瘙痒、灼痛或紧绷）	斑疹/丘疹区域占10%～30%全身体表面积，伴或不伴症状（如瘙痒、灼痛或紧绷）；日常使用工具受限	斑疹/丘疹区域＞30%全身体表面积，伴或不伴症状（如红斑、紫癜或表皮脱落）；日常生活自理受限	
瘙痒	轻微或局限	强烈或广泛，间歇性；抓挠至皮肤受损（如水肿、丘疹、脱屑苔藓化、渗出/结痂）；日常活动受限	强烈或广泛，持续性；日常生活自理明显受限或影响睡眠	
大疱性皮炎/Stevens-Johnson综合征（SJS）/中毒性表皮坏死松解症（TEN）	无症状，水疱区域＜10%全身体表面积	水疱覆盖占10%～30%全身体表面积，伴疼痛，日常使用工具受限	①水疱覆盖＞30%全身体表面积；日常生活自理明显受限。②SJS或者TEN	①水疱覆盖＞30%全身体表面积；合并水电解质紊乱。②致死性SJS或者TEN

十六、靶向相关性皮疹评估

(一) 分级

靶向药物引起的皮疹以痤疮样皮疹、斑丘疹为主,国际上针对痤疮样皮疹、斑丘疹的分级主要依据 CTCAE 5.0 版。CTCAE 5.0 版是一种描述性术语,主要用于肿瘤治疗不良反应的评估。(表 5-47、表 5-48)

表 5-47 CTCAE 5.0 版痤疮样皮疹分级

不良事件	1	2	3	4	5
痤疮样皮疹	丘疹和/或脓疱小于10%全身体表面积,伴或不伴有瘙痒或压痛症状	丘疹和/或脓疱覆盖10%~30%的全身体表面积,可能伴有/不伴有瘙痒和压痛;伴心理影响;影响工具性日常生活活动	丘疹和/或脓疱覆盖大于30%全身体表面积伴有中到重度症状;影响自理性日常生活活动;伴局部二重感染,需要口服抗生素治疗	危及生命;丘疹和/或脓疱遍布全身表面,可能伴有/不伴有瘙痒和压痛;伴广泛的二重感染,需要静脉给予抗生素治疗	死亡

表 5-48 CTCAE 5.0 版斑丘疹分级

不良事件	1	2	3
斑丘疹	全身斑丘疹覆盖小于10%全身体表面积,伴有/不伴有症状(如瘙痒、灼烧感、紧绷感)	斑丘疹覆盖全身体表面积10%~30%,伴有/不伴有症状(如瘙痒、灼烧感、紧绷感);影响工具性日常生活活动;皮疹覆盖全身体表面积大于30%,伴或不伴有轻微症状	丘疹和/或脓疱覆盖大于30%全身体表面积伴有中到重度症状;影响自理性日常生活活动

(二) 评估工具

1. 皮肤病生存质量指数(Dermatology Life Quality Index, DLQI)

详见本章"十二、手足综合征评估"相关内容。

2. 痤疮特异性生活质量调查表(Acen-Specific Quality of Life Scale, Acne-QoL)

Acne-QoL 是一种用于评估痤疮对患者生活质量影响的量表,由 Laurent Misery 等开发,旨在帮助医生更全面地了解患者对于痤疮的感受和受困扰程度。该量表包含 15 个问题,涵盖了痤疮对患者生活影响的各个方面,包括对外貌的影响、对情感状态的影响、对社交活动的限制等。患者需要根据自己的感受选择相应的答案,从而评估痤疮对其生活质量的影响程度。该量表是调查近 1 周的生活质量,分值为 0~42 分,分数越高表明生活质量受痤疮影响越严重。(表 5-49)

表5-49 痤疮特异性生活质量调查表（Acne-QoL）

此份问卷调查的目的是度量在过去1周内所发生的事件，包括自我感知、情感功能与社会功能3个部分。请根据您的个人感受，在每一条问题的其中一个空格画"√"。

		3分	2分	1分	0分
自我感知	1. 是否由于痤疮，你经常感到注意力不能集中	绝大多数□	比较多□	偶尔□	无□
	2. 是否由于痤疮，你经常感到尴尬、压抑或易发怒	绝大多数□	比较多□	偶尔□	无□
	3. 对你目前皮肤外观状况的感觉	非常差□	很差□	比较差□	轻微□
	4. 痤疮对你的自信心产生多大不良影响	非常严重□	严重□	有些□	无□
情感功能	1. 对于每天花许多时间来清洗和处理痤疮，是否使你感到厌烦	非常□	有一些□	有一点□	无□
	2. 是否对痤疮影响容貌改变而不满意	非常□	有一些□	有一点□	无□
	3. 是否担心痤疮的长期影响	非常□	有一些□	有一点□	无□
	4. 是否担心痤疮药物的疗效	非常□	有一些□	有一点□	无□
社会功能	1. 由于痤疮，你是否刻意避免在公共场所的活动	非常□	有一些□	有一点□	无□
	2. 是否由于痤疮，妨碍了你日常的社交休闲	非常□	有一些□	有一点□	无□
	3. 由于痤疮，对你日常的学习和工作的影响有多大	非常□	有一些□	有一点□	无□
	4. 由于痤疮，对你日常的运动和锻炼的影响有多大	非常□	有一些□	有一点□	无□
	5. 痤疮对你与亲戚、朋友相处造成多大影响	非常□	有一些□	有一点□	无□
	6. 痤疮对你与异性相处产生多大影响	非常□	有一些□	有一点□	无□
	总分：				

十七、营养评估

(一) 筛查工具

1. 营养风险筛查 2002（Nutritional Risk Screening 2002, NRS2002）

营养风险筛查 2002（NRS2002）由欧洲肠外肠内营养学会（European Society for Clinical Nutrition and Metabolism, ESPEN）以 Kondrup 为首的专家开发，是国际上第一个采用循证医学方法开发的营养筛查工具。肿瘤临床中应用该量表的目的是发现营养风险。步骤：①初步营养风险筛查。询问患者"是否 BMI < 20.5 kg/m²？""过去 3 个月有体重下降吗？""在过去的 1 周内有摄食减少吗？""有严重疾病吗？"，有 1 项肯定回答者，需接受再次筛查。②最终营养风险筛查。评估疾病严重程度、营养状态受损情况及年龄 3 项。总分 ≥ 3 分，说明患者存在营养风险，需要进行进一步的营养状态评估。总分 < 3 分，1 周后筛查，每周筛查 1 次。（表 5-50）

表 5-50 营养风险筛查 2002（NRS2002）

NRS2002 第一步：初步营养风险筛查。

序号	项目	是/否
1	BMI < 20.5 kg/m²	
2	近 3 个月内体重是否有下降？	
3	过去 1 周是否有摄食减少？	
4	是否患有严重疾病（如需 ICU 治疗）？	
以上任一问题回答"是"，直接进入第二步筛查；所有的问题回答"否"，1 周后复查，每周复查 1 次		

NRS2002 第二步：最终营养风险筛查。

项目	评分标准	得分
A. 营养状况受损评分		
正常营养状态	0	□
近 3 个月内体重下降 > 5%，或近 1 周内食物摄入比正常需要量降低 25%~50%	1	□
近 2 个月内体重下降 > 5%，或近 1 周内食物摄入比正常需要量降低 50%~75%	2	□
近 1 个月内体重下降 > 5%（3 个月内体重下降 > 15%），或 BMI < 18.5 kg/m² 且一般情况差，或近 1 周内食物摄入比正常需要量降低 75%~100%	3	□

续表 5-50

项目	评分标准	得分
B. 疾病严重程度		
正常营养需要量	0	□
髋骨骨折、慢性疾病有急性并发症（如肝硬化、慢性阻塞性肺疾病）、血液透析、糖尿病、一般恶性肿瘤	1	□
腹部大手术、脑卒中、重度肺炎、血液恶性肿瘤	2	□
颅脑损伤、骨髓移植、APACHE 评分大于 10 分的 ICU 患者	3	□
若不符合上述明确诊断者，按以下标准进行疾病严重程度评分		
慢性病患者因出现并发症入院，非卧床，蛋白质需求轻度增加，但可以通过强化膳食或口服营养补充满足	1	□
由于疾病如大手术或感染，患者卧床，蛋白质需求增加，但仍可以通过人工营养满足	2	□
接受呼吸机、血管活性药物等治疗的重症患者，蛋白质需求明显增加，且无法通过人工营养满足，但营养支持可以减缓蛋白质分解及氮消耗	3	□
C. 年龄		
年龄 <70 岁	0	□
年龄 ≥70 岁	1	□
营养风险总评分（A+B+C）： 分		

2. 营养不良通用筛查工具（Malnutrition Universal Screening Tool, MUST）

MUST 由英国肠外肠内营养协会（British Association for Parenteral and Enteral Nutrition, BAPEN）多学科营养不良咨询小组于 2004 年正式发表。该工具主要用于蛋白质热量营养不良及其发生风险的筛查，主要包括三方面的评估内容：①BMI；②体重减轻；③疾病所致的进食量减少。通过部分评分得出总分，0 分为低营养风险状态，1 分为中等营养风险状态，2 分及以上为高营养风险状态。（表 5-51）

表 5-51 营养不良通用筛查工具（MUST）

评分项目	分值		
	0 分	1 分	2 分
BMI/（kg/m^2）	>20	18.5~20	<18.5
过去 3~6 个月内体重下降程度	<5%	5%~10%	>10%
疾病原因导致近期禁食时间	—	—	≥5 天
合计总评分			

(二) 评估工具

微型营养评估(Mini Nutritional Assessment,MNA)

MNA由SGA发展而来。20世纪90年代,Guigoz等创立和发展了MNA。MNA快速简单、易操作,专门用于对65岁以上健康老年人和住院患者的营养风险筛查和营养不足评估。(表5-52)

表5-52 微型营养评估(MNA)

营养筛检	分数
1. 既往3个月内是否由于食欲下降、消化问题、咀嚼或吞咽困难而摄食减少? 0=食欲完全丧失　　1=食欲中度下降　　2=食欲正常	
2. 近3个月内体重下降情况 0=>3 kg　　1=1~3 kg　　2=无体重下降　　3=不知道	
3. 活动能力 0=需卧床或长期坐着 1=能不依赖床或椅子,但不能外出 2=能独立外出	
4. 既往3个月内有无重大心理变化或急性疾病? 0=有　　1=无	
5. 神经心理问题 0=严重智力减退或抑郁　　1=轻度智力减退　　2=无问题	
6. BMI: 0=<19 kg/m²　　1=19~20.9 kg/m²　　2=21~22.9 kg/m²　　3=≥23 kg/m²	
筛检分数(小计满分14):>12表示正常(无营养不良危险性),无须以下评价 　　　　　　　　　　<11提示可能营养不良,请继续以下评价	
一般评估	分数
7. 独立生活(无护理或不住院)? 0=否　　1=是	
8. 每日应用处方药超过3种? 0=是　　1=否	
9. 压疮或皮肤溃疡? 0=是　　1=否	
10. 每日可以吃几餐完整的餐食? 0=1餐　　1=2餐　　2=3餐	

续表 5-52

营养筛检	分数
11. 蛋白质摄入情况 ＊每日至少 1 份奶制品？（A）是　（B）否 ＊每周 2 次或以上蛋类？（A）是　（B）否 ＊每日肉、鱼或家禽？（A）是　（B）否 0＝0 个或 1 个"是"　　0.5＝2 个"是"　　1＝3 个"是"	
12. 每日食用 2 份或 2 份以上蔬菜或水果？ 0＝否　　1＝是	
13. 每日饮水量（水、果汁、咖啡、茶、奶等） 0＝≤2 杯　　0.5＝3～5 杯　　1＝≥6 杯	
14. 进食能力 0＝无法独立进食　　1＝独立进食稍有困难　　2＝完全独立进食	
15. 自我评定营养状况： 0＝营养不良　　1＝不能确定　　2＝营养良好	
16. 与同龄人相比，你如何评价自己的健康状况？ 0＝不太好　　0.5＝不知道　　1＝好　　2＝较好	
17. 中臂围（cm）： 0＝＜21　　0.5＝21～21.9　　1＝≥22	
18. 腓肠肌围（cm） 0＝＜31　　1＝≥31	
一般评估分数（小计满分 16）： 营养筛检分数（小计满分 14）： MNA 总分（量表总分 30）：	
MNA 分级标准：总分≥24 表示营养状况良好；总分 17～23 为存在营养不良的危险；总分≤16 明确为营养不良	

十八、心理评估

（一）焦虑自评量表（Self-Rating Anxiety Scale，SAS）

SAS 由 W. K. Zung 于 1971 年编制，用于评估有焦虑症状的个体的主观感受，并作为衡量焦虑状态的轻重程度及其变化的依据。SAS 含有 20 个反应焦虑的项目，将 20 个项目的各个得分相加得到总分,再乘以 1.25 后取得整数部分,即得到标准分。分数越高表示焦虑的症状越严重。一般来说,焦虑总分低于 50 分者为正常,50~59 分者为轻度,60~69 分者是中度,70 分以上为重度焦虑。(表 5-53)

表 5-53 焦虑自评量表(SAS)

请根据您最近 1 周的实际感受进行评分。答案没有对错之分,对于您的资料我们将严格保密!

您的姓名(　　) 性别(　　) 出生日期(　　) 职业(　　) 文化程度(　　)

症状	从无	很轻	经常	持续
1. 我觉得比平常容易紧张和着急	1	2	3	4
2. 我无缘无故地感到害怕	1	2	3	4
3. 我容易心里烦乱或觉得惊恐	1	2	3	4
4. 我觉得我可能将要发疯	1	2	3	4
5. 我觉得一切都很好,也不会发生什么不幸	1	2	3	4
6. 我手脚发抖打战	1	2	3	4
7. 我因为头疼、头颈痛和背痛而苦恼	1	2	3	4
8. 我感到容易衰弱和疲乏	1	2	3	4
9. 我觉得心平气和,并且容易安静坐着	1	2	3	4
10. 我觉得心跳得很快	1	2	3	4
11. 我因为一阵阵头晕而苦恼	1	2	3	4
12. 我有晕倒发作或觉得要晕倒似的	1	2	3	4
13. 我呼气、吸气都感到很容易	1	2	3	4
14. 我手脚麻木和刺痛	1	2	3	4
15. 我因为胃痛和消化不良而苦恼	1	2	3	4
16. 我常常要小便	1	2	3	4
17. 我的手脚常常是干燥温暖的	1	2	3	4
18. 我脸红发热	1	2	3	4
19. 我容易入睡,并且一夜睡得很好	1	2	3	4
20. 我做噩梦	1	2	3	4

(二)抑郁自评量表(Self-Rating Depression Scale,SDS)

SDS 由 W. K. Zung 于 1965 年编制,为美国教育卫生福利部推荐的用于精神药理学研究的量表之一。SDS 含有 20 个反映抑郁主观感受的项目,每个项目按症状出现的频度分为 4 级评分,其中 10 个为正向评分,10 个为反向评分。SDS 标准分的分界值为 53 分,53~62 分为轻度抑郁,63~72 分为中度抑郁,73 分以上为重度抑郁。(表 5-54)

表 5-54 抑郁自评量表（SDS）

请根据您最近 1 周的实际感受进行评分。答案没有对错之分，对于您的资料我们将严格保密！

您的姓名（　　）　性别（　　）　出生日期（　　）　职业（　　）　文化程度（　　）

症状	从无	很轻	经常	持续
1. 我感到情绪沮丧、郁闷	1	2	3	4
2. 我感到早晨心情最好	1	2	3	4
3. 我要哭或想哭	1	2	3	4
4. 我夜间睡眠不好	1	2	3	4
5. 我吃饭像平时一样多	1	2	3	4
6. 我的性功能正常	1	2	3	4
7. 我感到体重减轻	1	2	3	4
8. 我为便秘烦恼	1	2	3	4
9. 我的心跳比平时快	1	2	3	4
10. 我无故感到疲劳	1	2	3	4
11. 我的头脑像往常一样清楚	1	2	3	4
12. 我做事情像平时一样不感到困难	1	2	3	4
13. 我坐卧不安，难以保持平静	1	2	3	4
14. 我对未来感到有希望	1	2	3	4
15. 我比平时更容易被激怒	1	2	3	4
16. 我觉得决定什么事很容易	1	2	3	4
17. 我感到自己是有用的和不可缺少的人	1	2	3	4
18. 我的生活很有意义	1	2	3	4
19. 假若我死了别人会过得更好	1	2	3	4
20. 我仍旧喜爱自己平时喜爱的东西	1	2	3	4

（吴巧玲　刘杨　徐娴）

参考文献

[1] 包小英，何远梅，张莉玲，等. 耳穴压豆联合穴位贴敷对女性乳腺癌化疗所致恶心呕吐的效果分析［J］. 内蒙古中医药，2022，41（12）：127-129.

[2] 曹兆铭，孙文静，李萍，等. 铂类化疗药物所致恶心呕吐的预防及治疗进展［J］. 护理实践与研究，2021，18（18）：2721-2727.

[3] 陈娇健，王立森. 黄金昶刺血拔罐治疗化疗相关性血小板减少症经验［J］. 湖北中医杂志，2023，45（7）：25-29.

[4] 陈娇健. 刺血拔罐治疗化疗相关性血小板减少症的临床疗效观察［D］. 济南：山东中医药大学，2023.

[5] 程凯，周立群. 耳穴诊治学［M］. 北京：人民卫生出版社，2021.

[6] 黄俊斐. 中医营养支持管理结合中医护理在肿瘤科患者中的应用［J］. 中医药管理杂志，2023，31（10）：163-165.

[7] 黄银凤，罗磊，宋丽丽，等. 揿针联合胃复安穴位注射治疗化疗相关恶心、呕吐［J］. 中医学报，2022，37（02）：413-416.

[8] 解璇莹，王海云，程永波. 放射性肠炎的发生机制及治疗的研究进展［J］. 临床医学进展，2023，13（12）：19422-19428.

[9] 康宁，王宇立，方志红. 基于"诸寒收引，皆属于肾"探讨从肾论治胃癌化学疗法后骨髓抑制［J］. 上海中医药杂志，2023，57（11）：17-21.

[10] 李世伟，李苏宜. 营养不良肿瘤患者营养支持治疗临床建议路径［J］. 肿瘤学杂志，2022，28（12）：1003-1006.

[11] 林美珍，魏琳. 中医护理技术手册［M］. 上海：上海科学技术出版社，2023.

[12] 刘畅，刘新如，张浩，等. 肿瘤放化疗引起的口腔黏膜炎中西医发病机制研究进展［J］. 中医药临床杂志，2023，35（12）：2450-2454.

[13] 聂晶，李元文，李雪，等. 从毒论治放射性皮炎经验［J］. 中医杂志，2023，64（13）：1400-1404.

[14] 彭丞，柴可群，陈嘉斌，等. 不同饮食模式在肿瘤中的研究进展［J］. 中国现代医生，2023，61（23）：114-116.

[15] 宋璟, 程玲, 王小璞, 等. 肿瘤治疗所致血小板减少症的中医药全程管理及诊疗策略 [J]. 中医杂志, 2023, 64 (21): 2184-2187.

[16] 覃雪, 丁莉, 蒋蜀梅. 肝动脉灌注化疗栓塞术联合信迪利单抗治疗晚期原发性肝癌近期疗效及远期生存率 [J]. 安徽医药, 2024, 28 (2): 390-395.

[17] 王林, 丛明华, 崔久嵬, 等. 肿瘤营养治疗的基本原则 [J]. 肿瘤代谢与营养电子杂志, 2022, 9 (6): 727-734.

[18] 王萌, 周永学. 中医郁病理论的源流与发展 [J]. 中华中医药杂志, 2022, 37 (4): 1878-1881.

[19] 吴冠中, 曹军, 吴云腾, 等. 中医药抗肿瘤治疗致骨髓抑制的研究进展 [J]. 山东中医杂志, 2023, 42 (12): 1347-1353.

[20] 肖静, 贺海霞, 胡向丹. 中医特色疗法在妇科肿瘤的运用 [M]. 北京: 人民卫生出版社, 2021.

[21] 谢虹亭, 段可欣, 龙思丹, 等. 基于"补虚泻实"法探讨中西医结合治疗肿瘤营养不良 [J]. 中国医药导报, 2023, 20 (23): 152-155.

[22] 薛飞, 吴明海, 王锐, 等. 鼻咽癌生物靶向及免疫治疗研究进展 [J]. 医学研究生学报, 2022, 35 (9): 982-986.

[23] 薛飞, 张婷, 王锐, 等. 鼻咽癌的临床特征及诊断治疗进展 [J]. 医学研究生学报, 2022, 35 (11): 1213-1218.

[24] 闫慧颖, 洪志超, 张玉皎, 等. 肿瘤治疗引起口腔黏膜炎的治疗研究进展 [J]. 现代肿瘤医学, 2023, 31 (12): 2347-2352.

[25] 杨秀, 李静. 颊针镇痛的临床应用进展 [J]. 内蒙古中医药, 2022, 41 (9): 162-164.

[26] 叶艳欣, 秦岚, 骆佳慧, 等. 肺癌患者化疗相关症状群的发生现状及影响因素分析 [J]. 中华护理杂志, 2023, 58 (18): 2230-2238.

[27] 袁宇红, 赵敏, 李涛, 等. 平衡火罐技术操作规范探析 [J]. 新中医, 2023, 55 (3): 204-207.

[28] 张力文, 李柳宁, 何春霞, 等. 温经止痛方治疗肺癌骨转移患者癌痛的临床观察 [J]. 重庆医学, 2019, 48 (8): 1327-1329.

[29] 张启富, 周开斌, 陈在娟, 等. 鼻咽癌放疗后常见并发症的发病机制与康复评定及治疗进展 [J]. 中国耳鼻咽喉颅底外科杂志, 2023, 29 (4): 102-107.

[30] 张颖, 梁丹, 陈清霞, 等. 改良火龙灸治疗肾阳虚型乳腺癌癌因性疲乏的临床研究 [J]. 黑龙江中医药, 2022, 51 (1): 357-359.

[31] 张雨佳, 程慧斌, 郑伟, 等. 基于数据挖掘探析刺络拔罐法的临床应用规律 [J]. 河北中医, 2023, 45 (12): 2093-2098.

[32] 赵秦禹. 呃逆中医外治法取穴用药规律及系统评价研究 [D]. 济南: 山东中医药

［33］赵赢，张宁苏，邢向荣，等．肺癌骨转移相关因素与中医证型研究［J］．中医临床研究，2022，14（27）：104－107．

［34］中国抗癌协会肿瘤营养专业委员会，中华医学会肠外肠内营养学分会．肺癌患者的营养治疗专家共识［J］．肿瘤代谢与营养电子杂志，2023，10（3）：336－341．

［35］中华医学会肿瘤学分会肿瘤支持康复治疗学组．肿瘤治疗相关血小板减少症的临床管理专家共识［J］．肿瘤，2021，41（12）：812－827．

［36］周迪，周永明．肿瘤化疗相关性血小板减少症的中医病机特点及治疗对策［J］．上海中医药杂志，2022，56（2）：6－9．

［37］ATWIINE F，KYOMYA J，ATUKUNDA E C，et al．Prevalence and risk factors of chemotherapy-induced oral mucositis among adult cancer patients at the cancer unit of Mbarara Regional Referral Hospital［J］．Asia-Pacific journal of clinical oncology，2024，20（3）：354－364．

［38］LU S X，CHENG Y H，HAO C，et al．Splenomegaly in predicting the survival of patients with advanced primary liver cancer treated with immune checkpoint inhibitors［J］．Cancer medicine，2022，11（24）：4880－4888．

［39］MA Y C，ZHAO J，QIAN Y K，et al．Analysis of nutritional risk，skeletal muscle depletion，and lipid metabolism phenotype in acute radiation enteritis［J］．World journal of gastrointestinal surgery，2023，15（12）：2831－2843．

［40］TARA B，PIERLUIGI B，PARTHA P，et al．Multinational Association of Supportive Care in Cancer（MASCC）clinical practice guidelines for the prevention and management of acute radiation dermatitis：international Delphi consensus-based recommendations［J］．The lancet oncology，2023，24（4）：e172－e185．

［41］ZHANG Y，WANG T，DONG X，et al．Salivary Amylase-Responsive Buccal Tablets Wipe Out Chemotherapy-Rooted Refractory Oral Mucositis［J］．Advanced science，2024，11（11）：e2308439．

［42］ZHOU X，LEI C，WEI X，et al．Patient's experiences of coughing after lung cancer surgery：a multicenter qualitative study［J］．Cancer medicine，2024，13（2）：e6993．